冠心病防治问答

GUANXINBING FANGZHI WENDA

——冠心病合理治疗答疑

（第2版）

主　审　胡大一

主　编　马建林

副主编　王天松　马向杰　李施勇　李天发　王小刚

编　者　曾广民　韦迎娜　乔　平　方　明　刘时武

　　　　叶胜业　王　青　石伟艳　王国敏　张毅杰

　　　　陈小紫　陈　兰

冠心病的科学防治方法在于

针对主要危险因素

采取合理干预措施

达到事半功倍效果

实现最佳预期目的

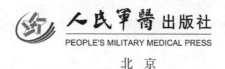

人民军醫出版社

PEOPLE'S MILITARY MEDICAL PRESS

北　京

图书在版编目（CIP）数据

冠心病防治问答：冠心病合理治疗答疑／马建林主编. －2 版. －北京：
人民军医出版社，2015.8

ISBN 978-7-5091-8568-1

Ⅰ.①冠… Ⅱ.①马… Ⅲ.①冠心病－防治－问题解答 Ⅳ.①R541.4-44

中国版本图书馆 CIP 数据核字（2015）第 159218 号

策划编辑：杨德胜 文字编辑：秦 珑 黄维佳 责任审读：郁 静
出版发行：人民军医出版社 经销：新华书店
通信地址：北京市 100036 信箱 188 分箱 邮编：100036
质量反馈电话：（010）51927290；（010）51927283
邮购电话：（010）51927252
策划编辑电话：（010）51927300－8065
网址：www.pmmp.com.cn

印、装：北京华正印刷有限公司
开本：710mm×1010mm 1/16
印张：20 字数：222 千字
版、印次：2015 年 8 月第 2 版第 1 次印刷
印数：5001－9500
定价：32.00 元

内 容 提 要

　　本书在第 1 版基础上修订而成，共分 7 章，简要介绍了冠心病的基本概念及诊断，重点阐述了冠心病的治疗原则、常用药物和介入治疗的方法与注意事项；冠心病的护理和冠心病患者的饮食、睡眠、运动等日常生活问题，讲述了冠心病的预防措施。本版增加了近 2 年来心血管界新的信息，如 2014 年 ESC 指南和内皮功能检查，以及新型抗血小板药物治疗、强化他汀类争议、介入诊疗动态、最新循证医学研究等内容。本书资料丰富，内容科学而新颖，由浅入深，通俗易懂，对提高预防心血管疾病意识和冠心病诊治水平，具有很强的实用价值和指导意义，适于各级医院心内科医师、基层全科医师临床参考，亦可供冠心病患者及其家属阅读查询。

第 2 版序

近年来，全球动脉粥样硬化性心血管疾病（ASCVD）仍不断增多，尤其是我国冠心病的发病率仍在迅速升高。而欧美国家冠心病的死亡率早已出现下降的拐点，这主要归功于全社会对心血管疾病预防与健康保健意识的重视，从根源上建设健康的社会环境和生活方式干预，从 ASCVD 的一级预防开始，联手康复与二级预防的结果。虽然我国的介入技术和介入治疗数量近年来剧增，但 ASCVD 的死亡率仍呈上升趋势，这给我们新的启迪：首先是我国 ASCVD 防治的健康教育不到位，人们的健康意识淡漠，ASCVD 的一级、二级预防不落实，其次就是没有很好的按照指南合理使用药物，造成不必要的医疗资源浪费和不合理用药，耽误了疾病的治疗。

当前，ASCVD 的治疗已进入循证医学时代。国内外已根据大规模、多中心、随机对照试验的结果，从循证医学角度出发，通过科学的数据分析，相应制订出一系列的 ASCVD 防治指南，然而，参照国外指南时，一定要结合我国实际，譬如强化降脂治疗就不符合我国国情。同时，做好 ASCVD 的防治工作，还需全社会共同参与，通过各种形式的健康教育，采取积极防治措施，遏制 ASCVD 流行，这是每个医务工作者义不容辞的责任。

由海南省人民医院心内科马建林主任等编写的《冠心病防治问答——冠心病合理治疗答疑》一书的第 2 版，继续以问答形式向读者介绍了冠心病的易患因素、诊断、治疗及护理知识。同时，对原版进行了修改和补充，增加了新的抗血小板药应用、女性冠心病特点和治疗、强化降脂治疗的争议、介入治疗新进展和再评价、ACC/AHA2014 年冠心病治疗指南、2014 年心血管疾病防治指南及血管内皮功能检测等新内容。此外，还增加了内皮功能检测及 2014 年 ESC 指南两章，以期使读者获取最新的心血管防治常识。

　　本书内容丰富，科学实用，以问答的形式编写，通俗易懂。受作者之邀继续为本书作序并向广大读者推荐，希望本版像第 1 版那样受到广大读者的欢迎和喜爱，能更好地普及冠心病防治知识，遏制冠心病病情蔓延，降低其死亡率。

2015 年 6 月 20 日

第 1 版序

近年来，全球心脑血管疾病不断增多，尤其是冠心病的发病率迅速升高，流行病学表明，2000 年动脉粥样硬化相关性疾病引起的心肌梗死、脑卒中的病死率，在所有疾病病死率中分别排列第 5 位和第 6 位，预计 2020 年分别上升至第 1 位和第 4 位。在我国，由于人民的生活水平提高、膳食结构不合理、体力活动减少等因素，导致国人心血管病发病率和病死率逐年上升。据世界卫生组织"全球疾病负担研究"的统计数据预示，到 2020 年，中国每年因心血管疾病死亡的人数有可能达到 300 万。如何让越来越多的心血管患者得到更有效的治疗，降低其病死率，已成为国际医学界共同关注的问题，更是我国医学工作者必须面对和努力解决的问题。

然而，当前人们对于心血管病的认知程度很令人担忧，许多人不知道冠心病的病因及危险因素是什么，对其危害性也认识不足，更不清楚预防措施。因此，做好冠心病的防治工作是一项艰巨而复杂的系统工程，需要全社会共同努力。作为医学工作者更有义务和责任，以各种形式加强健康教育，采取积极有效的措施，预防和控制心血管病危险因素，从而遏制冠心病的发病率。

由海南省人民医院心内科马建林主任等编写的《冠心病防治问答——冠心病合理治疗答疑》一书，向读者介绍了冠心病的易患因素、诊断、治疗及护理知识，尤其是用较大的篇幅介绍了日常生活中的预防措施，例如加强运动和锻炼、合理膳食、控制体重、减肥和戒烟等，以及加强"三级预防"工作，这些都是预防心血管病的有效方法。书中还向读者介绍了发生心绞痛、心肌梗死时的症状表现，以及怎样进行现场急救等常识。本书内容丰富，科学实用，以问答的形式编写，通俗易懂。受作者之邀为本书作序并向广大读者推荐，希望能更好地普及心血管疾病防治知识，从而达到控制冠心病发病率，减轻患者的病情、降低死亡率的目的。

胡大一

2010 年 8 月 20 日

第 2 版前言

与欧美国家相比，尽管我国的介入技术和介入治疗数量近年来呈倍数的增加，但我国的冠心病的死亡率却仍然呈上升趋势，而欧美国家其冠心病的死亡率早已出现下降的拐点，这就要求我们从中找出根本原因。作者倡导广大冠心病患者要做到人人懂得预防、人人了解治疗，积极配合医生，防患于未然。在本书的第 1 版中笔者也强调：冠心病患者要以预防为基本原则，配合合理的药物治疗、适宜的介入治疗，长期坚持控制饮食、坚持运动，干预危险因素，并适当掌握国内外最新诊疗动态。本书第 1 版发行 5 年以来，深受广大患者喜爱，已经收到多封读者来信，要求再版。近 5 年，随着各种新指南的出现，新药及各种药物临床试验的涌现，同时广大医务工作者在临床工作中经验的积累，人们对于各种新药、新技术有了新的看法等因素，迫使本书再版。作者遵循上述原则，参考最新的国内外指南，查阅了大量的文献，同时综合了近年来多项大规模药物临床试验，在原版基础上进行了修改和补充，增加了新的抗血小板药物应用、女性冠心病特点和治疗、血管内皮功能的检测、介入治疗新进展和再评价、ACC/AHA2014 年冠心病治疗指南、2014年心血管疾病防治指南和共识，他汀类药物安全性评价及强化降脂治疗的争议等新的内容。希望本版像上版那样受到广大读者喜爱。

本书仍采用问答形式，语言尽量通俗易懂，从循证医学角度出发，对当今冠心病研究话题展开讨论。希望本书能够为广大冠心病患者和医务人员提供一定的新知识、新内容，同他们一起把冠心病的防治工作做好，从而提高冠心病的防治效果。同时希望本书也能给心血管专业医护人员提供有价值的信息资料。

本书再次得到我国著名心血管病专家胡大一教授的精心审阅并为之作序，在此对他表示衷心的感谢！

由于作者的水平有限，对于书中可能存在的纰漏，敬请读者批评指正。

马建林

2015 年 6 月 2 日

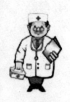

第 1 版前言

　　冠心病不但是心血管系统的常见病、多发病,更重要的是其发病率和病死率均呈上升的趋势。在我国,冠心病的患病率为 6.49%,是居民死因中上升最快的疾病,已成为威胁人民健康的严重疾病之一。初步统计,我国冠心病年死亡人数超过了 100 万,已超过癌症成为第一大致死原因,预计未来 10 年,我国冠心病的发病率仍将继续呈快速上升趋势,并且其发病年龄也有年轻化的趋势。尽管经过广大医务工作者和科研人员的共同努力,我们的冠心病诊疗水平和技术水平在不断提高,但由于宣传和教育的相对滞后以及人们对健康意识的相对淡薄,尤其是对高血压、高胆固醇、糖尿病、肥胖、不良生活方式(如吸烟)等危险因素的认识不足,使得我国极有可能在不久的将来成为发病率和病死率均超过西方国家的冠心病大国。故冠心病的防治工作迫在眉睫,它是一项艰巨而复杂的系统工程,这需要全社会的共同努力,以预防为主,采取积极有效的措施,并配合恰当的治疗手段,对心血管疾病的各种危险因素进行控制,以达到遏制冠心病发病率增长的趋势。

　　作者长期从事心血管临床工作,在总结冠心病防治实践经验的基础上,查阅国内外的大量文献,收集了冠心病防治的相关信息,编写出版《冠心病防治问答——冠心病合理治疗答疑》一书。本书采用问答形式,语言尽量通俗易懂,适当结合当今心血管界热门话题展开讨论。本书主要向读者介绍冠心病的概念、危险因素、临床表现、诊断要点、药物治疗、介入治疗及其进展、饮食疗法、日常起居、预防措施等内容，尤其对冠心病的预防做了详细重点的描述，以期广大冠心病患者和医务人员一道将冠心病的防治工作做好做细，从而提高冠心病的防治效果。同时希望本书也能给心血管专业医护人员提供有价值的参考资料。

由于作者的水平有限，对书中错漏，敬请读者批评指正。

马建林

2010 年 7 月 30 日

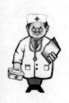

目　录

第二章　冠心病的诊断 / 32

冠心病防治问答

二、药物治疗 / 102

三、药物治疗的注意事项 / 147

四、介入性治疗 / 158

第五章 冠心病患者的护理 / 208

第七章　冠心病的预防 / 261

第一章　冠心病的基本概念

- 冠心病多数是由冠状动脉粥样硬化引起，少数由炎症、痉挛、栓塞及先天畸形所致。冠心病多发生于 40 岁以上的中老年人，但近年来发病年龄提前。
- 冠心病的危险因素有两类：不可变的因素是年龄、性别、家族史，可变因素是高血脂、高血压、糖尿病、吸烟和肥胖。
- 冠心病分为两大类：慢性冠状动脉病和急性冠状动脉综合征。
- 慢性冠状动脉病也称为慢性心肌缺血综合征，它包括稳定型心绞痛、缺血性心肌病和隐匿性冠心病。
- 急性冠状动脉综合征包括不稳定型心绞痛、非 ST 段抬高型心肌梗死、ST 段抬高型心肌梗死、猝死。
- 影响心肌梗死预后的因素：年龄、心肌梗死面积、胸痛持续时间、ST 段抬高幅度、心电图 Q 波的出现。

1. 什么是冠心病？

冠心病是冠状动脉性心脏病的简称。冠心病多数是由冠状动脉粥样硬化引起的，也有少数由于炎症、痉挛、栓塞及先天畸形所致。

既往将冠状动脉造影显示冠状动脉狭窄≥50%者诊断为冠心病。有文献报道：在大约 2/3 的急性心肌梗死患者中，与梗死相关的冠状动脉狭窄不到 50%，并且有一些冠状动脉造影其冠状动脉狭窄＜50%

1

的病例，经冠状动脉内超声检查，其狭窄程度可能会超过 50%，因此，仅用冠状动脉造影诊断冠心病具有一定的片面性。

目前冠心病的定义：冠状动脉结构和（或）功能异常引起的冠状动脉狭窄、痉挛和（或）闭塞，导致心肌缺血和（或）梗死的一组疾病，称为冠状动脉粥样硬化性心脏病，简称冠心病（coronary atherosclerotic heart disease，CHD）。而对于临床上无心肌缺血和（或）梗死的主、客观证据，冠状动脉狭窄＜50%的患者，应该诊断为冠状动脉疾病（CAD）。一旦出现了心肌缺血和（或）梗死的证据（心绞痛、心肌梗死），冠状动脉疾病便转变成冠心病。然而，所有的冠心病应该同时就是冠状动脉疾病。冠心病是中老年人最常见的一种心血管疾病。

2. 冠状动脉粥样硬化是怎样形成的？

冠状动脉粥样硬化是血液中脂质、钙质、复合糖类及增生的纤维组织形成粥样物质并逐渐在冠状动脉壁沉积，引起动脉血管壁硬化的病理过程，这一过程具体表现为受累冠状动脉病变从内皮损伤开始，先有脂质氧化和沉积，以及复合糖类积聚，再有出血及血栓形成、纤维组织增生及钙质沉着，并有动脉中层的逐渐退变和硬化。动脉粥样硬化病变常累及大、中动脉，有时可以阻塞动脉血管腔，最终导致所供应的组织或器官出现缺血或坏死。从病理学角度上讲，冠状动脉内膜积聚的脂质外观呈黄色粥样，故被称为冠状动脉粥样硬化。

3. 冠心病的发病概况如何？

冠心病是心血管系统的常见病、多发病，其发病率各国也不相同，美国与芬兰的发病率最高，中国与日本的发病率较低，是美国的 1/10。就我国而言，总的发病率较低，近年有上升趋势，其特点为北方发病率高于南方，其中华北地区发病率最高，男性多于女性，城市多于农村，脑力劳动者多于体力劳动者。美国等心血管疾病高发国家的冠心病病死率占总的心脏病病死率的 60%，其病死率为 130/10 万～200/10 万。我国 2002—2011 年冠心病死亡率总体上呈现上升态势，2011 年冠心病死亡率在城市为 95.97/10 万，农村为 75.72/10 万，较 2010 年（86.34/10 万、69.24/10 万）均有所上升。城市高于农村，男性高于女性。近 10～15 年，我国中青年人群冠心病的发病率上升了 150%。其中冠心病高发人群主要集中于"白、骨、精"，即白领、骨干、精英，主要因为这部分人是缺乏体力劳动的脑力劳动者，或是企业或单位的负责人，现代化的社会竞争促使这部分人工作繁忙、精神压力大、作息时间不规律、体力和精力过度透支等。此外，由于这部分人群生活水平较高，社会应酬较多，往往形成暴饮暴食、高脂高糖饮食，加上缺乏锻炼、吸烟等不良嗜好，这些因素都可以使心肌梗死、心律失常、心绞痛、心力衰竭和猝死等冠心病表现逐渐向年轻化发展。

4．冠心病的好发年龄是多少？

　　流行病学调查发现，冠心病多发生于 40 岁以上的中老年人，但近年来随着人们生活条件的提高，饮食结构的不合理，以及体力活动的减少，造成冠心病的发病年龄提前。同时，随着科学水平的提高，人们对于动脉粥样硬化也有了新的认识。医学研究发现：动脉粥样硬化始发于青壮年甚至少儿期，并随着年龄的增长逐渐加重，有的甚至20 岁后可造成严重的病理损害。

5．冠心病的常见发病机制有哪些？

　　目前人们对于冠心病的认识尚处于初级阶段，其病因复杂，有些方面并不十分清楚，比较明确的病因有以下几点。

　　（1）冠状动脉粥样硬化：尤其是位于心肌壁外冠状动脉的动脉粥

样硬化，从病理学角度研究可以看出，由于冠状动脉近侧段靠近心室，承受最大的收缩压撞击，冠状动脉血管树还可由心脏的形状而有多数方向改变，较其他器官承受较大的血流剪应力，故较其他部位更易产生动脉粥样硬化。除这些解剖学因素外，体内存在其他危险因素也可导致冠状动脉粥样硬化，这些因素包括如下几点。

①高脂血症：高脂血症是引起动脉粥样硬化的重要危险因素。高脂血症也可认为是高脂蛋白血症，通常以成人空腹 12～14h 血三酰甘油超过 1.7mmol/L，胆固醇超过 5.72mmol/L、低密度脂蛋白胆固醇超过 3.12mmol/L 为高脂血症。流行病学证明，血浆低密度脂蛋白（LDL）、极低密度脂蛋白（VLDL）水平持续升高与动脉粥样硬化的发病率成正比。最近几年，一部分学者开始改用纯的脂蛋白颗粒进行研究，例如脂蛋白（a）[Lp(a)]是一种混合颗粒，这种颗粒富含糖类，它通过影响脂质代谢参加动脉粥样硬化的发生。目前在我国，人们还是多以糖类为主食，而高糖膳食容易引发高三酰甘油血症，后者是动脉粥样硬化的独立危险因素。而高密度脂蛋白（HDL）可通过胆固醇逆向转运机制清除动脉壁的胆固醇，并且还有抗氧化作用，防止低密度脂蛋白被氧化，它还可通过竞争性控制阻抑低密度脂蛋白同内皮细胞的受体结合而减少其摄取，故高密度脂蛋白有抗动脉粥样硬化的作用。

②高血压：高血压也是促进动脉粥样硬化的危险因素。高血压时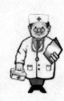血流对血管壁的剪应力相对较高，同时，高血压还可导致内皮损伤和（或）功能障碍，造成血管张力增高、脂蛋白渗入内膜、单核细胞黏附并迁入内膜、血小板黏附及刺激中膜平滑肌细胞（SMC）增生等一系列变化，加速动脉粥样硬化的发生。高血压还常伴有脂质及胰岛素代谢异常。有研究认为，高血压患者脂质异常较血压正常者多见，高

血压患者伴有高胰岛素血症及胰岛素抵抗都会引起动脉粥样硬化的发生。

③吸烟：与不吸烟者比较，吸烟者冠心病的发病率和病死率增高2～6倍，大量吸烟会导致体内低密度脂蛋白易于被氧化，并引起血内一氧化碳浓度升高，造成血管内皮缺氧性损伤。香烟内含有一种糖蛋白，可激活凝血因子Ⅶ及某种致突变物质，后者可引发血管壁平滑肌细胞增生。吸烟可导致血小板聚集功能增强及血液中儿茶酚胺浓度升高，引起不饱和脂肪酸及高密度脂蛋白水平降低。烟草所含尼古丁可直接作用于冠状动脉和心肌，引起冠状动脉痉挛和心肌受损。这些都促进动脉粥样硬化的发生。

④性别：女性的血浆高密度脂蛋白水平高于男性，而低密度脂蛋白水平却比男性低。故女性在绝经期前动脉粥样硬化的发病率低于同龄组男性，但在绝经期后这种性别差异很快消失，这是因为雌激素能影响脂类代谢，降低血浆胆固醇水平。

⑤糖尿病和高胰岛素血症：糖尿病患者的血液高密度脂蛋白水平相对较低，并且由于高血糖可致低密度脂蛋白糖基化及高三酰甘油血症，可产生小而密的低密度脂蛋白，这种低密度脂蛋白极易被氧化，氧化的低密度脂蛋白有利于血液单核细胞迁入内膜及转变为泡沫细胞。资料证明，高胰岛素血症也与动脉粥样硬化的发生密切相关。胰岛素水平越高，冠心病的发病率及病死率越高，反之，冠心病的发病率及病死率较低。高胰岛素血症还可促进动脉壁平滑肌细胞增生，降低高密度脂蛋白含量。

⑥遗传因素：遗传因素也是冠心病的危险因素。家族中有在年龄＜50岁时患冠心病者，其近亲得病的机会可5倍于无这种情况的家族。家族性高胆固醇血症是这些家族易患本病的因素，因为细胞的

低密度脂蛋白受体基因缺陷导致它的功能部分丧失，从而使血浆低密度脂蛋白水平极度升高。目前至少有 20 种遗传性脂蛋白疾病，除家族性高胆固醇血症外，还有如家族性高乳糜微粒血症、家族性脂蛋白脂酶缺乏症、家族性高三酰甘油血症及家族性联合高脂血症等。

（2）冠状动脉痉挛：冠状动脉痉挛是指在心率及血压未见增加的情况下，心肌壁外冠状动脉腔径发生一过性缩小导致心肌缺血。它是引起心绞痛及或心肌梗死的重要因素。有人从心肌梗死死亡病例中发现，由冠状动脉血栓形成引起的只有 30%，在发作后 12h 内死亡的患者中仅仅占 50%，所以至少有相当部分病例是因为冠状动脉痉挛导致的。心血管造影技术的开展，已经证明了冠状动脉痉挛可能导致心绞痛及心肌梗死。

（3）炎性冠状动脉狭窄：冠状动脉的炎症也会导致冠状动脉狭窄，甚至完全闭塞而导致缺血性心脏病，例如结节性多动脉炎、巨细胞性动脉炎、高安动脉炎、韦氏肉芽肿等均可累及冠状动脉。除此之外梅毒性主动脉炎也会导致冠状动脉口狭窄，但都不多见。

6. 女性冠心病的发病机制如何？

目前认为女性冠心病的发病机制可能还主要涉及以下两方面：一是冠状动脉结构的改变，包括冠状动脉的正性重构和微血管结构改变，目前认为性激素水平的改变可能与冠状动脉正性重构有关，但是其具体机制尚待进一步研究。二是冠状动脉功能异常，主要包括内皮功能和平滑肌功能的异常。越来越多的证据表明许多冠状动脉事件的发生并不完全归咎于冠状动脉机械性狭窄的程度，而是与冠状动脉的内皮功能异常有关。但是这些观点目前存在很多争议，尚需进一步研究证实。

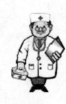

7．冠心病的危险因素有哪些？

医学人员将冠心病的危险因素概括为两大类。其中可变的因素既可预防，也可治疗控制；而不可变的因素虽无法控制，但提醒人们加以注意。

（1）不可变的危险因素：①年龄。冠心病多发于 40 岁以上的中老年人，尤其是男性大于 55 岁、女性大于 65 岁者。②性别。60 岁前男性多于女性，超过 60 岁则无性别差异。③家族史。资料表明冠心病具有明显的家族史，它是多因素共同干预的结果，其中遗传因素是冠心病发病的内因，其他因素均是冠心病发病的外因，冠心病常在内外因素结合下产生。

（2）可变的危险因素：①高血脂。血中总胆固醇升高尤其是低密度脂蛋白升高是冠心病独立危险因素，近来研究还证实，极低密度脂蛋白胆固醇及脂蛋白(a)升高与冠心病的发病密切相关。②高血压。收缩压和舒张压升高均与冠心病密切相关，根据中国 MONICA 方案有 44%的冠心病与高血压有关，高血压是冠心病最强的危险因素。③糖尿病。目前认为 40 岁以上的糖尿病患者约 50%患有冠心病，糖尿病患者的冠心病发病率是无糖尿病者 2 倍以上，并且糖尿病是冠心病的等危症。④吸烟。与冠心病发病密切相关，它是冠心病的独立危险因素。⑤其他危险因素还有肥胖、职业、饮食、微量糖尿病、A 型性格、血液成分、缺乏运动等。

8．冠心病的危险因素对我国心血管疾病的作用特征是什么？

根据我国 35-64 岁人群流行病学研究结果显示，各种危险因素对于心血管疾病的作用侧重点并不完全相同。

（1）各种疾病的发病率不同：急性冠心病事件、急性缺血性脑卒中事件和急性出血性脑卒中事件的累计人年发病率分别为 114/10 万、209/10 万和 73/10 万。

（2）对心血管疾病的影响、作用及作用强度不同：①对冠心病发病危险的影响因素根据强度依次为高血压、吸烟、高胆固醇血症和低高密度脂蛋白胆固醇血症；②对缺血性脑卒中发病危险的影响因素依次为高血压、糖尿病、低高密度脂蛋白胆固醇血症、吸烟和肥胖；③对出血性脑卒中发病危险的独立影响因素只有高血压。

由此可以看出，在这些心血管病的主要危险因素中，不同的危险因素对不同类型的心血管病发病危险的作用存在差别，我国人群不同危险因素的变化趋势将影响不同类型心血管疾病，其中高血压在各种心血管病中都是最强的危险因素，因此我们要控制的首要危险因素是高血压。

9. 女性冠心病的危险因素有何特异？

女性激素比例失调。近年来研究认为，绝经对冠心病的影响可能并非仅仅限于雌激素的变化，而是有着更复杂的病理生理意义。从更年期女性开始出现内分泌紊乱主要包括性激素分泌失调，表现为雌激素（E）水平的下降和雄激素（T）水平的增加，T/E 值的升高。已有研究证实，性激素对两性心血管系统特异性保护作用时体内性激素的平衡起关键作用。

近来许多研究表明，高敏 C 反应蛋白（HCY）是心脑血管疾病的一个独立的危险因素，血清高敏 C 反应蛋白水平越高，其冠状动脉病变的程度越严重。

代谢综合征是缺血性心血管疾病的首要危险因素。近期的妇女缺血综合征评价（WISE）研究表明，代谢综合征是与女性病死率和心血管事件的发生率密切相关的。

研究证实围绝经期和绝经后女性的阻塞性睡眠呼吸暂停低通气综合征（OSAS）发病率明显增加，这可能与女性体内雌激素的减少有关。围绝经期及绝经后女性睡眠呼吸紊乱可造成多器官功能损伤并与心脑血管疾病密切相关已成为一个独立的危险因素。

10．如何看待女性冠心病发病？

女性冠心病发病的特点如下：①女性冠心病发病率较低。如上海地区 1970—1989 年共 20 年的心肌梗死患者中男性与女性之比为2.74：1，这与北京地区 1977—1986 年急性心肌梗死住院患者资料分析的结果相似。②女性冠心病的年死亡率依年龄逐渐增加，直至 70岁。③女性冠心病表现为心绞痛为多见，而心肌梗死或猝死相对较少。④女性心肌梗死的易患因素与男性大体相同，但口服避孕药是女性心肌梗死一个额外的危险因素。资料表明，在危险因素相似的情况下，女性患心肌梗死的危险仅为同年龄男性的一半。值得注意的是，口服避孕药可以影响糖类和脂质代谢，大剂量雌激素可使血清三酰甘油增高，血清胆固醇也稍增高。另外，口服避孕药也增高血压且易致栓塞事件。长时间应用有增加患冠心病的危险。从血脂水平方面看，女性的血清胆固醇一般比男性的低，而到 60 岁后则相反。女性的高密度脂蛋白胆固醇也比男性为高。在 45 岁以后，女性较男性有易患高血压和糖尿病的倾向。⑤女性心肌梗死的预后要比男性的预后更差。与男性相比，梗死后第 1 个月的病死率＞7.5%，1 年的病死率和再梗死的危险也超过男性 1 倍。女性心肌梗死者的长期预后也较差，＞60岁组追踪 12 年的病死率大约为 50%。

11．肥胖会导致冠心病吗？

流行病学调查表明，肥胖是导致冠心病发病的独立危险因素之一。据美国有地区调查表明，肥胖者要比消瘦者的冠心病发病率高出 2～2.5 倍。目前一些医学家提出以体重指数[BMI＝体重（kg）／身高（m²）]来判断身体肥胖的程度，正常 BMI 为 20～25，＞25 为肥胖，＞40 为病态肥胖。目前已知肥胖者体内脂肪过多分布在内脏者更容易引起心血管疾病。可以用腰-臀比例来测算，腰围与臀围之比男性＞0.9、女性＞0.8 提示内脏脂肪组织过多。腰-臀比例增多与高血压、高三酰甘油血症的发病和高密度脂蛋白胆固醇的水平减低有关。此外，肥胖还可影响代谢，包括降低胰岛素的敏感性、产生高胰岛素血症、糖耐量降低、高胆固醇血症等多种冠心病危险因素，继而使血液的黏滞度增加，红细胞携氧能力减弱，心肌细胞供氧不足。故凡 BMI＞25，腰-臀比例超出以上数值者，应适当增加体育锻炼和节制饮食，若能将体重控制在正常范围内，则发生冠心病的危险性可减少 35%～45%。

12．冠心病有遗传性吗？

冠心病是否为遗传性疾病，目前还不明确，但国内外大量流行病学研究结果表明，冠心病发病具有明显的家族性。父母之一患冠心病者，其子女患病率为双亲正常者的 2 倍；父母均患冠心病者，其子女患病率为双亲正常者的 4 倍；若双亲在年轻时均患冠心病者，其近亲得病的机会可高于无这种情况家族的 5 倍。目前对其发病机制，尚不十分清楚，一般认为，可能与下列因素有关：①常染色体显性遗传所致的家族性高脂血症是这些家庭成员易患本病的原因之一；②一些冠心病的危险因素，如高血压、糖尿病、肥胖特点、性格特征等具有遗传倾向，这是家庭成员易患本病不可忽视的重要因素；③同一家族中

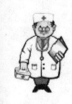

不良饮食和生活习惯的影响，诸如共同的高脂、高热量、高盐等饮食习惯，父母吸烟导致子女吸烟或被动吸烟的不良习惯等，均可造成冠心病的家族倾向。因此，冠心病发病虽具有明显家族性的特点，但很可能是多种因素共同作用的结果。如果冠心病患者家庭中所有成员共同改变不良的生活习惯，诸如控制高脂饮食以减少能量的摄入，养成正确的饮食习惯，加强锻炼以降低体重，戒除吸烟、限制饮酒，则冠心病的发病率是可以降低的。

13. 冠心病有哪几种类型？

目前国内外对于冠心病的分类方法较多，尚无统一的分类标准，根据我国具体情况，本书将冠心病分为以下五种类型。

（1）心绞痛型：根据心绞痛发作的频率和严重程度分为稳定型和不稳定型心绞痛。不稳定型心绞痛是介于稳定型心绞痛和急性心肌梗死之间的一种类型，这是冠心病最常见的一种类型，其病理变化表现为心肌细胞的缺血，尚无细胞坏死。

（2）心肌梗死型：这种类型的冠心病胸痛部位基本上与心绞痛部位一致，但持续时间更久，疼痛程度更重，休息和含服硝酸甘油均不能缓解。还有时表现为上腹部疼痛，容易与胃肠道疾病相混淆。心肌梗死发病时常伴有低热、烦躁不安、多汗和冷汗、恶心、呕吐、心悸、头晕、极度乏力、呼吸困难、濒死感，胸痛常常持续 30min 以上，可达数小时，这是冠心病最危险的一种类型，其病理变化表现为心肌细胞的坏死。

（3）无症状性心肌缺血型：此类型患者有广泛的冠状动脉病变却没有感到过心绞痛发生，甚至在心肌梗死时也没感到胸痛，还有部分患者发生心脏性猝死，经过常规尸检时才被发现。部分患者由于心电图呈现缺血表现，或运动试验阳性经过冠状动脉造影才得到证实，这种类型的患者也可以随时发生心脏性猝死和心肌梗死，故也要注意。

（4）心力衰竭和心律失常型：这种类型患者可以有心绞痛发作史，后来病变广泛，心肌广泛纤维化，心绞痛逐渐减少至消失。由于心肌细胞受损，呈现出心力衰竭的表现：气促、水肿、乏力等，或有各种心律失常，表现为心慌。也有些患者没有心绞痛病史，直接表现为心力衰竭和心律失常。

（5）猝死型：这种类型患者是指由于冠心病原因引起的意外死亡，表现为在急性症状出现以后 6h 内发生心脏停搏或心室颤动所致的死亡。其主要原因是由于广泛心肌细胞缺血造成其电生理活动异常，而并发严重心律失常导致，有些患者需要尸检才能证实。

14. 心绞痛的诱发因素有哪些？

心绞痛发生的机制是冠状动脉供血减少或心肌耗氧量增加所致的心肌细胞暂时缺血缺氧状态而产生的症状群，所有导致心肌细胞缺血缺氧增加的因素均可以是其诱因，临床上常见的主要诱因有：①各种运动，如快走、上坡、上楼、骑车、跑步等；②情绪变化，如焦虑、生气、悲伤或兴奋；③饱餐、酗酒，尤其是饱餐后活动；④生活不规律，不注意劳逸结合、失眠、疲乏，或昼夜颠倒；⑤气候变化、冷空气刺激、大量吸烟等；⑥全身疾病控制不佳，如甲状腺功能亢进、高血压、糖尿病、脑卒中、贫血、低氧血症、心律失常等。

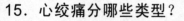

15. 心绞痛分哪些类型？

心绞痛为冠心病最常见的一种类型，世界卫生组织（WHO）将其分为以下类型。

（1）劳力型心绞痛：与劳力有关的心绞痛。包括稳定劳力型心绞痛、初发劳力型心绞痛、恶化劳力型心绞痛、卧位型心绞痛（因发病机制有其独特性，可作为劳力型心绞痛的独立类型）。

（2）自发型心绞痛：与劳力无关的心绞痛。包括单纯自发型心绞痛、变异型心绞痛。

（3）混合型心绞痛：有时与劳力有关也有时与劳力无关的心绞痛。

（4）梗死后心绞痛。

从广义上分类，除稳定劳力型心绞痛外，其余均为不稳定型心绞痛范畴，故它是冠心病最常见的一种类型，从病变严重程度上判断，它也是介于稳定型心绞痛和急性心肌梗死（acute myocardial infarction，AMI）之间的一种冠心病症候群。包括初发劳力型心绞痛，指心绞痛病程在 1 个月以内，以前从未发生过心绞痛的患者，由于此型心绞痛中多数患者兼有休息时或睡眠时心绞痛，故也称为初发心绞痛；恶化劳力型心绞痛，其特征为病情突然加重，表现为胸痛发作次数增加，持续时间延长，诱发心绞痛的活动阈值明显减低，按加拿大心脏病学会劳力型心绞痛分级（CCSC I–Ⅳ）加重 1 级以上并至少达到Ⅲ级，硝酸甘油缓解症状的作用减弱，病程在 2 个月之内；自发型心绞痛，其特征为心绞痛发生在休息或安静状态，发作持续时间相对较长，含硝酸甘油效果欠佳，病程在 1 个月内；梗死后心绞痛，其特征为急性心肌梗死发病后 1 个月内发生的心绞痛；变异型心绞痛，其特征为休息或一般活动时发生的心绞痛，其特征为静息心绞痛，发作时心电图显示 ST 段暂时性抬高，发病机制为冠状动脉痉挛引发的心绞痛。

16．如何从病理学角度看不稳定型心绞痛的发病因素？

不稳定型心绞痛是介于稳定型心绞痛和急性心肌梗死之间的一组症候群，由于冠状动脉循环存在严重的功能障碍，导致心肌细胞暂时性供血障碍，产生心绞痛症状，但其与稳定型心绞痛冠状动脉固定狭窄有一定的病理区别，导致心绞痛症状产生多样化。这些发病因素主要有：①冠状动脉粥样硬化斑块破裂、出血，诱发局部血小板聚集，形成不全堵塞性血栓，影响冠状动脉血流。这一类病例占50%～70%。②冠状动脉内膜损伤或斑块破裂诱发冠状动脉痉挛，使血管收缩，心肌供血突然减少。这类病例约占20%。③动脉硬化斑块脂质急剧增大，冠状动脉管腔狭窄明显加重，这种情况占10%～20%。

17. 不稳定型心绞痛的危险度如何分层？

由于不稳定型心绞痛病变的复杂性，各种类型的患者临床情况不同，其预后也不同，所以评价不稳定型心绞痛的危险程度，对其临床危险性进行分层极为重要，根据中华医学会《2007年不稳定型心绞痛诊断和治疗指南》做出如下分层（表1-1）。

表1-1　不稳定型心绞痛临床危险度分层

组　别	心绞痛类型	发作时ST段下降幅度	持续时间	肌钙蛋白T或I
低危险组	初发、恶化劳力型，无静息时发作	≤1mm	<20min	正常
中危险组	A：1个月内出现的静息心绞痛，但48h内无发作者（多数由劳力型心绞痛进展而来） B：梗死后心绞痛	>1mm	<20min	正常或轻度升高
高危险组	A：48h内反复发作静息心绞痛 B：梗死后心绞痛	>1mm	>20min	升高

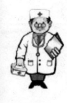

说明：①陈旧性心肌梗死患者其危险度分层上调一级，若心绞痛是由非梗死区缺血所致时，应视为高危险组；②当左心室射血分数（LVEF）<40%时，应视为高危险组；③若心绞痛发作时并发左心功能不全、二尖瓣反流、严重心律失常或低血压（收缩压<90mmHg），应视为高危险组；④如果横向各指标不一致，可按危险度较高的指标归类。如：心绞痛类型为低危险组，但心绞痛发作时ST段压低>1mm，应归入中危险组

18．影响不稳定型心绞痛预后的因素有哪些？

由于不稳定型心绞痛病理机制的复杂性，故其预后个体差别较大，并具有一定的不可预测性，一般而言，所有心血管病的危险因素都可以影响不稳定型心绞痛患者临床预后，并且危险因素越多其预后就越差，其中最重要的影响因素有4个。

（1）心功能状态：冠心病患者的心功能状态尤其是左心室功能状态是最强的独立危险因素，心脏功能越差，患者状况越差，其预后也就越差，因为这些患者很难耐受进一步的缺血和梗死。

（2）冠状动脉病变部位和范围：冠状动脉病变的部位和范围对冠心病患者也有一定的影响，表现为左冠状动脉主干病变最具危险性，三支冠状动脉病变的危险性大于双支或单支病变，前降支病变的危险性大于右冠状动脉和回旋支病变，以及近端病变的危险性大于远端病变的危险性。

（3）年龄因素：年龄也是一个独立危险因素，年龄越大，其冠心病的预后就越差，这主要与老年人的心脏储备功能和其他重要器官功能降低密切相关。

（4）合并其他器质性疾病因素：合并其他器官疾病越多，并发症越重，其冠心病的预后就越差，这些疾病主要有肾衰竭、慢性阻塞性肺疾病、未控制的糖尿病和高血压患者、脑血管病或恶性肿瘤等，这些疾病均可严重影响不稳定型心绞痛患者的近、远期预后。

19．什么是变异型心绞痛？变异型心绞痛有何特点？

变异型心绞痛也叫血管痉挛型心绞痛，其发作与心肌耗氧量的增加无明显关系，属自发型心绞痛的一种类型。1959年认为此型心绞痛系在冠状动脉粥样硬化部位的血管收缩所致，1962年首例经血管造影

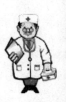

证实冠状动脉痉挛。20世纪70年代初发现冠状动脉痉挛引起的变异型心绞痛也可发生于正常的冠状动脉。目前，大量尸检证实，冠状动脉痉挛多发生于病变部位，偶见于正常冠状动脉。其主要特点为：①从发病年龄来看，偏于年轻化；②心绞痛发作与活动量无明显关系，多发生于休息时，偶发生于一般日常活动时；③清晨起床后，穿衣、叠被、洗漱和大小便时也易发作，但同等活动量于下午则不易诱发，冠状动脉造影显示清晨冠状动脉的主支的直径较小，其张力明显高于下午，表明变异型心绞痛患者血管运动能力有昼夜变化；④发作定时，且常呈周期性，几乎都在每天的同一时辰发生，尤以后半夜、清晨多见，可从睡眠中痛醒，也可于睡醒时出现，午休时或午休醒后也易发作；⑤变异型心绞痛发作的持续时间差异较大，短则几十秒，长则可达20～30min，但总的来说，短暂发作较长时间发作更为常见；⑥发作前无心率增快、血压增高等心肌需氧量增加的表现；⑦疼痛剧烈；⑧双嘧达莫（潘生丁）及运动负荷试验多为阴性；⑨发作时心电图表现为弓背向下型ST段抬高，并涉及邻近两个以上的导联；⑩含化硝酸甘油或硝苯地平可迅速缓解，且钙通道阻滞药效果相对较好。

20. 冠状动脉痉挛性心绞痛的发病机制有哪些？

（1）神经-体液：交感神经对冠状动脉的缩血管作用占优势，其过度兴奋可诱发冠状动脉痉挛。

（2）氧化应激：吸烟和高血脂诱发血管壁氧化应激反应，是冠状动脉痉挛的高危因素。

（3）基因多态性：氧化应激相关基因对氧磷酶1基因A623G等位基因频率在冠状动脉痉挛患者中明显升高。

（4）冠状动脉痉挛可能还是一种过敏性疾病：有些药物和支架置

入物可能激发局部超敏反应和血管痉挛。

21．如何诊断冠状动脉痉挛性心绞痛？

（1）心电图：发作时 12 导联心电图的阳性判定标准是 2 个或 2 个以上导联出现 ST 上升或 ST 下降 0.1mV 以上或新出现的 U 波倒置。

（2）冠状动脉造影及激发试验：1985 年，Chahine 提出利用冠状动脉造影三条诊断标准，即冠状动脉出现一过性狭窄；冠状动脉粥样硬化性狭窄部位或正常管腔出现一过性完全阻塞；应用硝酸甘油或其他扩血管药物后可使狭窄或阻塞迅速消失，或痉挛自行解除。

（3）过度换气试验：无创、简便、比较安全及特异性高的诱发冠状动脉痉挛的方法。可疑有冠状动脉痉挛者，可做 2 或 3 次本试验，以提高诊断率，特异性为 100%，但敏感性为 60%～70%。

（4）核素心肌灌注显现：冠状动脉造影往往正常，而心肌显像异常。

（5）2008 年日本冠状动脉痉挛性心绞痛指南确定诊断标准的 3 个必要条件：症状自然发作；非创伤性诱发试验如过度换气负荷试验，运动负荷试验等阳性；冠状动脉痉挛诱发试验阳性。临床满足上述任何一个条件的患者为确定或可疑，无一条件符合者即可除外冠状动脉痉挛。

22．关于心绞痛是如何分级的？

加拿大心血管病学会（CCS）关于心绞痛的分级见表 1-2。

表 1-2　加拿大心血管病学会关于心绞痛的分级

级别	临床表现
Ⅰ级	一般体力活动不引起心绞痛，例如行走和上楼，但紧张、快速或持续用力可引起心绞痛发作

级别	临床表现
Ⅱ级	日常体力活动稍受限，快步行走或上楼、登高、饭后行走或上楼、寒冷或风中行走、情绪激动可发作心绞痛，或仅在睡醒后数小时内发作；在正常情况下以一般速度平地步行 200m 以上或登一层以上楼梯受限
Ⅲ级	日常体力活动明显受限，在正常情况下以一般速度平地步行 100～200m 或登一层楼梯时可发作心绞痛
Ⅳ级	轻微活动或休息时即可出现心绞痛症状

引自美国心脏病学会（ACC）/美国心脏协会（AHA）/美国内科医师协会（ACP）

23. 除冠心病外，还有哪些原因引起胸痛？

冠心病是引起胸痛常见的原因，还有其他原因也可以引起胸痛，只是这些胸痛均不典型，很多没有心脏病的人也常感到前胸不适感，其特点为瞬间消失或呈持续性隐痛，可以持续数小时，甚至 1d、数天不等，疼痛基本与活动无关，甚至活动还可以使胸痛缓解，这些表现通常在诱发因素消失后发生，如白天活动较多时并无任何明显不适，而到晚间休息时感觉到胸背不适，产生这些胸部疼痛的原因与心脏并无任何关系，而可能与神经、肌肉劳损有关，或者为神经症（也称心脏神经症）所致。此外，气胸、主动脉夹层、肺栓塞、肺炎、肋间神经炎、肋软骨炎、胆囊炎和胆结石、胃炎、食管炎及带状疱疹也都会引起胸部疼痛等症状。

24. 稳定型冠心病与斑块的稳定性有何关系？

（1）稳定型冠心病的概念：1954 年 Medichen 在英国医学杂志发表了论文阐明了一个观点，人一出生就开始了动脉硬化过程，最终死于血栓性并发症，这个理论奠定了血管内皮功能损伤会触发动脉粥样硬化的基础，导致动脉功能不全并逐渐形成斑块。稳定型冠心病特点是病史长、无明显临床症状或临床症状相对平稳，服用的药物、诱发因素、临床表现无明显变化，因此被称为稳定型冠心病。

然而，稳定型冠心病也可能随时发展为急性冠状动脉综合征（ACS），尸检结果证实了急性冠状动脉综合征的发生并非与粥样斑块的大小有必然的联系，而是与斑块的不稳定性呈正相关。急性冠状动脉综合征的病理过程以冠状动脉内皮功能受损作为病理起点，自始至终被贯穿在由内皮功能障碍引发炎症过程中：内皮功能受损可导致冠状动脉舒张能力受损、冠状动脉血管壁结构重塑、抗炎因子、抗凝血因子分泌不足，即内皮失去了原有的抗炎抗凝血作用，最终引起血小板聚集、炎症细胞活化黏附并分泌大量促炎因子诱导斑块局部炎症发生，从而促进了斑块不稳定的发展，直至脱落、破裂造成严重后果。

（2）易损斑块的识别和筛查：临床医生在实际工作中识别不稳定斑块十分不易，一般来说可从以下几个方面考虑临床判断，包括高危人群的筛查、动脉血管内皮功能血清学标志物检测、颈动脉超声、CT检查、磁共振、冠状动脉造影、血管内超声检查、光学干涉断层显现。由于斑块的稳定性与血管内皮功能状态密切相关，因此除上述的血清学标志物等间接指标以外，应用目前国际上先进的无创血管内皮诊断系统（EndoPAT）对易损斑块进行筛查可起到重要的帮助。该方法规避了以往测定内皮功能所采用的侵入性造影及超声影像学方法，这些方法具有依赖操作者、可重复性差、检查结果片面性等诸多局限性，故该方法可对被检查者机体内皮功能的整体状态做出可靠精确的评估，并可通过 EndoPAT 指数直观、量化地判断受试者血管内皮功能状态，且检测过程简捷，非常适宜作为常规临床检测项目来筛选可能存在易损斑块的高危个体。

25. 稳定型冠心病的近代概念是什么？

2010 年中国对慢性稳定型冠心病包括明确诊断的无心绞痛症状冠心病患者和稳定型心绞痛患者，强调稳定型心绞痛需要满足以下标准：近 60d 内心绞痛发作的频率、持续时间、诱因或缓解方式没有变化；无近期心肌损伤的证据。

欧美新指南扩大了稳定型冠心病的人群范畴，标准有所放宽，包括了慢性稳定型劳累型心绞痛、以往已有冠心病或新近发生休息时心绞痛但经治疗后症状消失、需定期随访的稳定患者（低危不稳定型心绞痛、变异型心绞痛、微血管性心绞痛），以及可疑的无症状缺血性心脏病患者（有"缺血相当"症状，例如气急、左心室功能不全）。明确诊断的冠心病是指有明确的心肌梗死病史、经皮冠状动脉介入治疗（PCI）和冠状动脉旁路移植术（CABG）后患者及冠状动脉造影或无创检查证实有冠状动脉粥样硬化或有确切心肌缺血证据的患者。

26. 动脉粥样硬化"易损斑块"的研究进展如何？

动脉粥样硬化的"易损斑块"是不稳定斑块较为严格的医学术语。所谓"易损斑块"是指易于形成冠状动脉血栓或可能迅速进展为破溃病变的动脉粥样硬化斑块。"易损斑块"的病理类型有多种，其中最常见的病理学类型为"发炎的"薄帽的纤维粥样斑块（thin-cap fibroatheroma，TCFA），占 60%～70%。其余的 30%～40%为蛋白多糖丰富的糜烂斑块，多发生于年轻女性。目前对"易损斑块"的研究进展主要包括发病机制、检测方法及治疗 3 个方面。

（1）发病机制：目前研究认为炎性反应、氧化应激、细胞凋亡、动脉粥样硬化斑块所受的应力和血流剪切力，以及血管重构等因素均与"易损斑块"的产生密切相关，其中炎性反应是动脉粥样硬化的核心因素。

（2）检测方法：近年来，国内外学者已采用多种技术检测易损斑块，包括冠状动脉造影（CAG）、血管内超声（IVUS）、血管内超声弹性图、血管镜、磁共振（MRI）、冠状动脉内导丝温度测定、拉曼光谱学检查、激光相干断层显像（OCT）、斑块 pH 测量法等，这些方法均在"易损斑块"的诊断技术方法上取得了很大的进展。

（3）治疗手段："易损斑块"的治疗包括全身性治疗和局部治疗两个方面。

①全身治疗主要为药物治疗和基因治疗：基因治疗的目的是通过基因转染防治动脉斑块的破裂，恢复受损血管内皮的功能和防止血栓形成。药物治疗主要为：a.降低低密度脂蛋白胆固醇（LDL-C）水平，如他汀类可显著降低急性心脏病事件的发生率；b.升高高密度脂蛋白胆固醇（HDL-C）水平，有研究发现采用烟酸和吉非贝齐（吉非罗齐）治疗后，患者的高密度脂蛋白胆固醇水平上升，心血管事件发生率降低；c.β 受体拮抗药，研究发现应用 β 受体拮抗药后可使心肌梗死发生率减少 25%，猝死率减少 30%；d.血管紧张素转化酶抑制药，研究发现粥样斑块组织中存在着肾素血管紧张素系统（RAS），与斑块破裂关系密切，而采用血管紧张素转化酶抑制药可以抑制斑块的破裂；e.抑制血小板聚集药物，阿司匹林为最常见药物，对冠心病的防治作用于已越来越受到重视；f.抗炎治疗，研究证实他汀类降低急性心脏病事件的发生率与抗炎抗氧化的作用关系密切。

②局部治疗：局部治疗前必须证实血管中存在薄帽的纤维粥样斑块并且处于高危状态，极易导致急性心血管事件的发生。对于破裂危险较大的斑块局部治疗可采用支架植入或其他局部疗法，迅速预防急性事件，为作用较慢的全身疗法赢得时间。

27. 何谓 X 综合征？

X 综合征是具备典型的劳累型心绞痛症状伴心电图 ST 段压低、运动平板试验阳性而冠状动脉造影正常的一组综合征。其心电图特点为：胸痛发作时有典型的缺血性 ST 段压低，并可持续 10min 左右；心电图运动试验阳性，而冠状动脉造影正常者，诊断时主要注意进行麦角新碱试验，以排除冠状动脉痉挛因素所致的胸痛。

28. 什么是急性冠状动脉综合征？我国的发病概况如何？

急性冠状动脉综合征（ACS）是指在冠状动脉粥样硬化的基础上，斑块破裂、破损或出血、痉挛、血栓形成，造成完全或不完全堵塞冠状动脉的急性病变为病理基础的一组临床综合征。目前一般分为：不稳定型心绞痛、非 ST 段抬高型心肌梗死、ST 段抬高型心肌梗死、猝死。为便于快速诊断和正确的治疗，根据病史、临床表现和心电图将急性冠状动脉综合征患者分为 ST 段抬高型心肌梗死（STEMI）和非 ST 段抬高型心肌梗死（NSTEMI）。

在全世界范围，每年大约有 1700 万新发的急性冠状动脉综合征患者，而我国每年新发的急性冠状动脉综合征患者超过 100 万。急性冠状动脉综合征的发病率呈逐年上升，且发病者出现年轻化和病变复杂化的趋势。尽管随着治疗的进步及规范，急性冠状动脉综合征患者 1 年死亡率已从最初的 15% 下降至 5%，但其年死亡率依然占心血管病死亡率的一半以上，并且超过肿瘤已成为现代人健康的主要杀手。

29. 什么是急性心肌梗死？发病率如何？

急性心肌梗死是在冠状动脉病变基础上发生冠状动脉血供急剧减少或中断，致使相应的心肌出现严重而持久急性缺血、坏死所致。临床表现可出现长时间的胸骨后疼痛、休克、心律失常和心力衰竭，并有血清心肌酶增高和心电图改变的心血管急症。

急性心肌梗死在欧美诸国比较常见，如美国每年大概有 130 万人发生心肌梗死，而我国相对较少。北京、天津华北地区较华南、华东稍多，每年发病率男性为 3.40‰，女性 0.9‰，60—64 岁男性高达 13.2%。

30．急性心肌梗死常见的诱发因素有哪些？

急性心肌梗死常见的诱发因素如下：体力活动、饱餐、饮酒、用力大便、各种感染、手术创伤、出血、腹泻、寒冷等气候变化，以及各种疾病造成的缺氧、低血糖、电解质紊乱等。

31．急性心肌梗死的发病机制是什么？

急性心肌梗死的发病机制为冠状动脉粥样硬化造成管腔狭窄和心肌缺血，并且侧支循环还没有及时建立，并且在一定诱发条件下可以发生。归纳起来这些机制如下。

（1）冠状动脉闭塞病变血管：粥样斑块破裂或内膜下出血，管腔内血栓形成或动脉长时间痉挛，导致管腔发生完全的闭塞。

（2）心排血量骤降：如休克、脱水、出血、严重的心律失常，以及因外科手术等导致心排血量迅速下降，冠状动脉灌流量严重不足。

（3）心肌需氧：需血量猛增，如重度体力劳动、情绪激动及血压剧升，左心室负荷迅速增加，儿茶酚胺分泌增多，心肌需氧量也增加。

（4）心肌梗死后并发的严重心律失常、休克及心力衰竭，都会降低冠状动脉灌流量，扩大心肌坏死范围。

（5）急性心肌梗死有时也会发生在尚无冠状动脉粥样硬化的冠状动脉痉挛基础上，也可因为冠状动脉栓塞、炎症、先天性畸形所引起。

除上述机制外，心肌梗死经常发生在饱餐（尤其是进食大量脂肪）后、安静睡眠时、用力大便后，这是由于餐后血脂增高，血液黏稠度也高，血小板黏附性增强，局部血流缓慢，血小板很容易于聚集导致血栓发生；睡眠时，迷走神经张力增高，很容易导致冠状动脉痉挛，用力大便增加心脏负荷，以上原因都会导致急性心肌梗死的发生。

32. 心肌梗死如何分类？

临床上可以根据冠状动脉病变情况、性质、部位及范围对心肌梗死进行分类。

（1）根据冠状动脉病变情况进行分类：冠状动脉粥样硬化性心脏病、非冠状动脉粥样硬化性心脏病。

（2）根据病程及病变性质分类：急性心肌梗死、陈旧性心肌梗死、复发性心肌梗死（再梗死）。

（3）根据病变部位分类：前壁心肌梗死、侧壁心肌梗死、下壁心肌梗死、室间隔心肌梗死、右心室心肌梗死等。

（4）根据病变范围分类：透壁性心肌梗死、非透壁性心肌梗死、心内膜下心肌梗死、灶性心肌梗死。

（5）根据心电图表现分类：ST 段抬高型心肌梗死、非 ST 段抬高型心肌梗死。

33. 心肌梗死与心绞痛的鉴别要点有哪些？

心绞痛是心肌暂时性缺血引起的发作性胸痛或胸部紧闷不适感，并无心肌细胞坏死；而心肌梗死是因心肌缺血未能及时改善，造成心肌坏死，它还有典型的心电图改变和血清心肌酶增高。心肌梗死与心绞痛鉴别要点见表 1-3。

表 1-3　心绞痛与心肌梗死鉴别

临床表现	心绞痛	急性心肌梗死
疼痛性质	沉重紧缩感	压榨性、更剧烈
疼痛时限	几分钟	30min 以上
硝酸甘油作用	疼痛迅即消失	无效
诱发因素	用力、兴奋、饱餐等	同心绞痛，有时不明显
休克	无	常有
血压	可升高	常降低
气急或肺水肿	一般无	常有
坏死组织反应		
发热	无	常有
白细胞计数	正常	增高
血沉	正常	快
血清谷草转氨酶等	正常	增高
心包摩擦音	无	可有
心电图改变		
ST 段	降低，恢复快	抬高几小时以上
T 波	暂时低平或倒置	持久性改变
QRS 波群	不改变	常用异常 Q 波

34. 急性心肌梗死坏死性 Q 波的形成条件有哪些？

急性心肌梗死发生时，心脏某部位的心肌出现坏死，其产生的除极心电向量消失，导致心室除极平均向量方向背离该部位而形成梗死向量。其心肌梗死病理性 Q 波产生要具备以下三个条件：①梗死的范围，一般认为梗死的直径 > 25mm；②梗死的深度，梗死厚度 > 左心室厚度的 50% 或 > 5mm；③梗死部位位于 QRS 起始 40ms 除极部位。

35. 急性心肌梗死应与哪些疾病鉴别？

除与心绞痛鉴别外，急性心肌梗死还应与下列疾病相区别。

（1）急性心包炎：心前区疼痛持久而剧烈，深吸气时或坐位时加重，疼痛同时伴有发热和心包摩擦音。心电图除 aVR 导联外，其余多数导联 ST 段呈弓背向下型抬高，可伴 T 波倒置，但无 Q 波。超声心动图对该病诊断具有重要价值。

（2）急性肺动脉栓塞：多有骨折、盆腔或前列腺手术或长期卧床史，常出现突发性胸痛、咯血、呼吸困难、发绀和休克，表现为右心室前负荷急剧增加的临床体征，如 P_2 亢进、颈静脉怒张、肝大等。心电图出现肺性 P 波、电轴右偏、呈 $S_1Q_{\text{III}}T_{\text{III}}$ 型，即 I 导联出现深 S 波，III 导联有明显 Q 波（<0.03s）及 T 波倒置，胸部 X 线片显示肺梗死阴影，放射性核素肺灌注扫描可见放射性稀疏或缺失区。

（3）主动脉夹层：胸部出现剧烈撕裂样锐痛，可以放射至背、肋、腹部及腰部。在颈动脉、锁骨下动脉起始部可听到血管杂音，双上肢血压、脉搏可以不对称。胸部 X 线显示纵隔增宽，血管壁增厚。超声心动图和磁共振显像可见主动脉双重管腔图像。可通过心电图无典型的心肌梗死演变过程进行鉴别。

（4）急性胰腺炎、消化性溃疡穿孔、急性胆囊炎和胆石症等急腹症：这些疾病均有上腹部疼痛，容易与以上腹部剧烈疼痛为突出表现的特殊类型心肌梗死相混淆，但急腹症者腹部有局部压痛或腹膜刺激征，并无心肌酶及心电图特征性变化。

36. 影响心肌梗死预后的因素有哪些？

影响心肌梗死预后的因素有些与心绞痛类似，但也有一些独特性，归纳起来这些因素如下。①年龄：年龄越大死亡率越高；②心肌梗死面积：心肌梗死面积越大，则并发症越多，病死率越高，40%～60%发生泵衰竭；③胸痛：胸痛持续时间越长、程度越剧烈，尤其是剧烈胸痛不易控制者其预后不佳，有提示心脏部分穿破的可能；④ST抬高：ST抬得越高，心肌酶亦越高，超出正常10倍以上者病死率明显上升；⑤心肌梗死次数：心肌梗死次数越多，心肌破坏越广泛，预后越差；⑥心电图持久性：呈QS型伴ST持久性抬高，提示大片瘢痕或室壁瘤；⑦心肌梗死心电图型判定：Q波急性心肌梗死，近期死亡率较无Q波急性心肌梗死高，而远期预后则相反；⑧预防工作开展情况：急性心肌梗死后不实施二级预防者预后较差。

37. 怎样认识青年人急性心肌梗死？

关于青年人的心肌梗死，中青年的年龄各地区所定标准尚不尽一致，为30岁至56岁不等。一般将心肌梗死的青年定为男性＜40岁、女性＜46岁。

有资料表明，40岁以下的心肌梗死者（青年心肌梗死患者）占所有心肌梗死者的2%～6%，这些患者80%～85%有严重冠状动脉粥样硬化，7%～8%冠状动脉正常，极少数也可由非冠状动脉粥样硬化所致，冠状动脉造影常发现单支血管病变，最常侵犯左前降支。尽管常累及一支血管，但是影响左心室功能程度似乎与年长冠心病相同，提示青年人的心肌梗死常由冠状动脉迅速阻塞所致，因而没有及时建立侧支通道。

资料表明患急性心肌梗死存活的青年患者77.3%可存活16年。追踪研究16年的结果提示：青年心肌梗死患者组中34%～45%出现复发，其中半数以上于第二次心肌梗死后死亡。在存活者中，大约50%出现梗死后心绞痛，这些患者常是多支血管病变的冠心病者。另外有人比较＜40岁和＞40岁的心肌梗死者，发现前者危险因素明显较多。文献一致认为，青年心肌梗死者，吸烟是最常见的危险因素。多家研

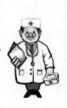

究提示，早发心肌梗死者比晚发者遗传因素更强。

此外，青年人心肌梗死40%以上患病前无任何先兆症状，心肌梗死是其第一个临床表现，且起病急骤，病情进展迅速而病情危重，易漏诊和误诊。青年人心肌梗死后，常无残存的心绞痛或其他临床症状，射血分数及心功能常保持在良好的稳态之中，预后相对较好。

38. 怎样认识老年人急性心肌梗死？

老年急性心肌梗死与青年心肌梗死比较，呈非典型发作者较多，年龄越大，这种倾向越明显，其特点如下。①无痛型多见，约40%属无痛型。原因为老年心肌梗死常伴有严重并发症，如心力衰竭、心源性休克、严重心律失常、晕厥等，因这些并发症严重地掩盖了疼痛。老年人神经系统衰退，对疼痛敏感性降低，痛阈升高。另外，老年患者由于长期反复发生相对冠状循环障碍，多出现散在性微小的梗死病灶，而急性的大块透壁性梗死较少见。②疼痛多不典型。不少老年患者表现为上腹部或剑突下疼痛、背部痛或咽痛等。③并发脑循环障碍多见。有人报道，12%～25%老年急性心肌梗死同时并发脑血管病，并有"心肌梗死后卒中"之称。主要见于前壁及大面积急性心肌梗死之后，可能因急性心肌梗死使心排血量下降，造成脑供血不足。④合并心力衰竭者多见。这与老年患者冠心病病程长，心肌广泛缺血、硬化，以致心肌收缩力减退，心室壁顺应性降低，心脏储备功能明显下降等有关。⑤合并心律失常特别是传导障碍者较多见。因为老年人心肌及传导组织的退行性变所致。⑥再梗死者多见。再梗死在老年人急性心肌梗死中占12.8%～25%，其临床表现与初发性显著不同：可不出现急性心肌梗死心电图的典型演变过程，仅表现为ST段的再次抬高，QRS或QR型再度转变为QS型，原Q波加深、加宽等。⑦并发症多而严重。心电图改变不典型，如老年心肌梗死常为再发心肌梗死。在原有陈旧性心肌梗死的基础上又发生另一部位心肌梗死，因两处电压对消，可无病理性 Q 波，仅有 ST-T 改变。⑧老年人常发生散在局限性心肌梗死，此类心肌梗死面积较小，以 T 波倒置、ST 段下降为主要表现，没有典型的 Q 波，ST 段不抬高，这种情况下需密切观察 ST-T 的演变及追查心肌酶谱。此外，老年人常有束支传导阻滞，此时发生心肌梗死不易显示典型心肌梗死图形，但可见 ST-T 演变，并且年龄是影响心肌梗死预后的重要因素，年纪越大，预后越差。

由于上述老年人心肌梗死的特殊性，临床上除按心肌梗死的常规治疗外，还特别注意以下几点：①心脏功能差，因其心肌顺应性差，僵硬，收缩及舒张功能均低下；②体液容量变化大，易发生低排血量情况，又易发生肺水肿；③对 β 受体激动药敏感性下降，血压、心率反应能力降低；④心脏传导系统细胞凋亡，退行性变等极易合并心律失常；⑤对硝酸甘油反应敏感；⑥肝肾功能减退，影响药物的药动学；⑦溶栓治疗易出现脑卒中的风险加大；⑧因心电图多以 ST 压低为主，与 ST 抬高者不同，不适于溶栓，更多趋于经皮腔内冠状动脉成形术+支架治疗；⑨对老年人心肌梗死更应强调个体化治疗。

39. 青年人与老年人心肌梗死的危险因素有何差异？

由于青年人心肌梗死与老年人心肌梗死各有其临床特点，并且在危险因素的构成比中也不尽相同，有些危险因素对青年人心肌梗死影响较大，也有些危险因素对老年人影响较大，这些特点则要求在治疗急性心肌梗死中一定要引起特别注意，其危险因素构成比的差异见表1-4。

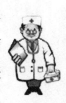

表 1-4　中青年与老年人心肌梗死危险因素构成比的差别

危险因素	中青年心肌梗死	老年人心肌梗死
高血压	56%	60%
吸　烟	82%	40%
高脂血症	48%	20%
糖尿病	4%	16%
肥　胖	20%	12%
家庭史	40%	8%

40. 中、青年冠心病有什么临床特征？

中、青年冠心病与老年冠心病典型临床特征不同，中、青年冠心病患者的胸闷、体力下降、胸痛或者心悸等前驱症状往往不明显，并且许多年轻人猝死者往往都是冠心病所致。故青年人患冠心病通常无明显征兆，起病急，难以防范。因此冠心病是中、青年人猝死的重要原因，中、青年应更注重预防冠心病。

41. 妊娠可以增加急性心肌梗死危险吗？

杜克大学医学中心的一项研究表明妊娠妇女急性心肌梗死的发生率增加 3～4 倍，某些疾病和妊娠并发症会进一步增加这种风险，会增加患冠状动脉疾病甚至心源性死亡的风险。

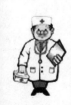

该研究发现，在 2000—2002 年美国住院患者中共有 859 例与妊娠相关的急性心肌梗死病例。约 75% 的梗死发生在妊娠期间，其余的发生在产后期，而根据美国一个大型卫生组织提供的育龄妇女中心肌梗死发生率推断的数字只有 250 人，与实际发生的 859 例相比，后者呈 3～4 倍增加，故心肌梗死的风险和妊娠相关，并且这种风险会随着年龄呈指数性上升。此外，吸烟、高血压、血栓性疾病、糖尿病会在妊娠基础上进一步增加急性心肌梗死发生率，同时还增加妊娠并发症的发生率。妊娠时吸烟使心肌梗死发生率增加 8 倍，即使从发现妊娠当天起戒烟，吸烟对血管的损害还会持续 15 年或其同烟龄一样长的时间。另外，因为妊娠期高凝状态增加了血栓的发生率，故血栓性疾病也被当作妊娠急性心肌梗死的危险因素。

研究人员认为，应该加强对于高龄、吸烟、已知危险因子、血栓性疾病或产后并发症的孕妇进行筛查和预防。需要进一步进行前瞻性研究及学科间合作，认识这些因素对于未来心血管健康的影响并进行早期干预会显著增加这些人的存活率。

42. 夫妻之间冠心病危险因素相似吗？

意大利的研究证实，由于夫妻共享雷同的生活方式和环境因素，因此在主要冠心病危险因素方面存在不同程度的相似倾向。因此在干预心血管危险因素时应对夫妻二人双管齐下，使心血管疾病防治获益倍增。

意大利天主教大学 Lacoviello 等对 71 项有关夫妻心血管危险因素的研究进行分析，以 207 个队列、10 万对以上夫妻作为研究对象。结果显示，夫妻间相似性最高的心血管危险因素是吸烟和体重指数，其他具有显著相似性的危险因素包括舒张压、三酰甘油、总胆固醇和低密度脂蛋白胆固醇、体重及腰臀比，而且夫妻均以吸烟及共患高血压、糖尿病和肥胖的风险较高。

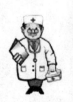

第二章　冠心病的诊断

● 典型心绞痛有 4 个基本特征：疼痛的部位、疼痛与运动的关系、疼痛的特点、疼痛持续时间。

● 诊断冠心病经典的"金标准"仍是经皮冠状动脉造影术。近年来，冠状动脉血流储备分数、血管内超声和光学相干断层分析技术，也是诊断冠心病的重要手段。

● 凡符合以下 3 条中任何 2 条者，即可诊断为急性心肌梗死：①典型心绞痛持续 30min 以上；②心电图出现心肌梗死特征性表现并有演变过程，超急性期为 T 波对称性高耸，急性期为 ST 段弓背向上抬高，T 波开始倒置；③血清酶学升高达正常 2 倍以上或肌钙蛋白阳性。但是，临床有 ST 段抬高型急性心肌梗死的，也有非 ST 段抬高型心肌梗死。

● 判断急性心肌梗死的危险程度：女性、高龄（＞70 岁）、既往梗死史、心房颤动、前壁心肌梗死、肺部啰音、低血压、窦性心动过速、糖尿病，属于高危患者。

● ST 段抬高型心肌梗死者，其危险程度随 ST 段抬高的心电图导联数的增加而增高。

● 血清心肌标记物对于评估心肌梗死的危险性可以提供有价值的信息。

1. 典型心绞痛有哪些基本特征？

（1）疼痛部位：典型心绞痛位于胸骨后，可以向胸部两侧、两上臂尤其左侧远至手腕部放射，也可以向颈、腭部放射，少数还可以向背部放射。最常见的是，胸痛始于其中某一部位，然后仅向胸部中央放射，但是，有时完全与胸骨区无关。

（2）疼痛与运动的关系：由于运动或应激时心肌耗氧量增加，结果往往诱发心绞痛，然后在休息片刻则迅速缓解。也有些患者在静息时发生心绞痛，临床上称为变异型心绞痛，然而，情绪作为一种强烈的诱发因素，也有关系。

（3）疼痛特点：典型的心绞痛症状是胸部的压迫感或绞窄感。该症状的严重程度差异很大，可以为轻微局限性不适，也可以是非常严重的疼痛。针刺样、烧灼样疼痛均可排除心绞痛。

（4）疼痛持续时间：与诱发心绞痛的原因有关，体力活动诱发的心绞痛，往往在停止活动后 1～3min 以上。情绪激动诱发的心绞痛其缓解要慢于体力活动诱发者。与冠状动脉粥样硬化性狭窄比较，X 综合征患者的心绞痛发作的持续时间常常较长，并且与活动的关系不大。

心绞痛发作时的胸部不适可以伴有气短、疲倦和衰弱的症状，甚至被其掩盖。对于上述 4 个特征，多数患者能毫无困难地描述前两个特征，但对后两个特征的描述，则含糊不清。

2. 为什么典型心绞痛是胸骨后疼痛和左肩、臂内侧放射痛？

心绞痛的典型部位不是心前区痛，而常常是胸骨后痛，并向左肩、臂内侧放射，这是由于缺血缺氧使心肌产生的代谢产物堆积，刺激心脏内自主神经的传入纤维末梢，经 1～5 胸交感神经节和相应的脊髓段，传至大脑，产生痛感，这种痛觉反映在与自主神经进入水平相同脊髓段的脊神经分布区域，即胸骨后及两臂的前内侧与小指，尤其是左侧，而不是心脏部位，因此典型心绞痛部位不是心前区。

3．怎样自我判断冠心病？

（1）早期自觉症状：中老年人如果在日常生活中出现下列情况，就应当考虑是冠心病的可能，需及时检查，尽早诊断。①在劳累或精神紧张时出现胸骨后或心前区闷痛，或紧缩样疼痛，并向左肩、左上臂放射，持续3～5min，休息后自行缓解者。②体力活动时出现胸闷、心悸、气短等症状的，休息后可以自行缓解者。③出现与运动有关的头痛、牙痛、腿痛等症状。④饱餐、寒冷或受惊时出现胸痛、心悸的症状。

（2）心肌缺血较严重时的症状：冠心病的早期可能不会有任何症状，只有在仪器检查时才发现。有时经平板运动心电图检查会发现激烈运动后才会出现心肌缺血。心肌缺血如果进一步加重，普通心电图也会发现有心肌缺血的表现。如果缺血比较严重，可以出现下述症状：①心绞痛发作的特点是突然发作，位于胸前或胸骨后，压迫感或紧束的感觉，呈阵发性发作，到医院时心电图常没有任何异常。如果是典型的症状，经患者的描述后就可以初步做出诊断。②心绞痛发作持续不缓解，说明心脏缺血严重而且持续，应考虑由心绞痛发展至心肌梗死的可能，这时心绞痛可持续几十分钟甚至时间更长，注意鉴别胸部不适的程度及持续的时间，如果仅仅是轻微胸部不适，并且能正常地进行各种活动，则常常不是心绞痛。此外，胸闷发作时间会持续半天、甚至一天者通常不是心绞痛。③心搏不规则，心肌缺血可以引起各种心律失常，但心律失常的诱因很多，如果诊断未明确时，不可以盲目诊断为冠心病。对于怀疑有冠心病，必须注意检查是否有存在冠心病的危险因素（A型性格、吸烟、肥胖、糖尿病、高脂血症、痛风和冠心病家族史）。也可以通过心电图、运动心电图或核素心脏扫描（ECT）检查。但注意不要把"缺血性改变"同冠心病混同。假如ECT的局限性缺血表现显著，就应该进一步查找供血不足的原因，常用的方法是冠状动脉造影。如果冠状动脉造影正常，还要考虑是否有存在冠状动脉痉挛或引起心电图异常的其他多种疾病。④夜晚睡眠时感到胸闷憋气，必须高枕卧位才会好转；熟睡或白天平卧时突然胸痛、心悸、呼吸困难，必须马上坐起或站立方能缓解者。⑤性生活及用力排便时出现心慌、胸闷、气急或胸痛等反应。⑥噪声会导致心慌、胸闷者。⑦反复出现脉搏不齐、心跳过速或过缓而且原因不明者。

（3）不典型症状：有些冠心病患者可能或出现一些不典型的症状，要提高警惕。①有些冠心病者，出现胸痛症状，仅表现为心房颤动、室性期前收缩、房室传导阻滞等各种心律失常，或以气促、夜间阵发性呼吸困难等心力衰竭表现为首发症状，临床上称为"心律失常和心力衰竭型冠心病"，这是冠心病的一种特殊类型。②如果冠心病在胸部以外发生疼痛症状，可表现为头痛、牙痛、咽痛、肩痛、腿痛，经常需要与相应器官所导致的不适进行鉴别。③少数冠心病患者，尤其是急性心肌梗死发作时，只出现脑血管病的表现，例如头晕、肢体瘫痪、突然意识丧失和抽搐等脑循环障碍，其机制为心肌梗死时，心排血量下降导致脑供血不足，心肌收缩力下降或合并严重心律失常以致脑供血不足。所以老年人有脑血管表现时，应做心电图检查并短期内随访，以防止急性心肌梗死的漏诊。有些患者表现为上腹胀痛不适等胃肠道症状，尤其是疼痛剧烈时常伴有恶心呕吐、临床上容易误诊为急性胃肠炎、急性胆囊炎、胰腺炎等。④如果合并有其他急性疾病，如糖尿病酮症酸中毒、急性感染、外科急症，这时如果发生急性心肌梗死，症状也经常被掩盖。⑤老年人记忆减退，感觉迟钝，对症状又不善表达，常被家人和医生所忽视，因此，给老年人做有关检查时要常规做心电图。如果发现有心肌缺血的证据，就要及时治疗。

4. 诊断冠心病的临床标准是什么？

诊断冠心病的临床标准为具备下列3条中任何一条者。

（1）具有典型的心绞痛症状而不能用主动脉瓣病变、一氧化碳中毒、严重贫血、心律失常和低氧血症等解释者。

（2）已经确诊的心肌梗死者，即冠心病心肌梗死。确诊为心肌梗死包括以下两点：①符合急性心肌梗死的诊断标准，包括典型症状、特征性心电图改变和酶学升高；②病史中已有明确的心肌梗死既往史。

（3）40岁以上具备冠心病危险因素（高血压、高脂血症、长期吸烟、糖尿病等）2项者，如果出现以下情况之一而不能用主动脉瓣病变、自主神经功能紊乱、心肌炎、心肌病、肺气肿、电解质紊乱及服用洋地黄等药物来解释者。这些情况包括：①心电图缺血型表现，表现为相邻导联 ST 段压低＞0.1mV 或 T 波深而倒置（＞0.3mV），并有动态改变，心电图示心肌缺血而无其他原因可解释者。②进行心电图负荷试验阳性，包括次极量运动试验或双嘧达莫试验、超声心动图运动或药物负荷试验等。③超声心动图有典型节段性室壁运动异常而无其他原因可解释者。④放射性核素扫描显示心肌缺血征象而无其他原因可解释者。

尽管目前临床上常用上述 3 项指标诊断冠心病，但这 3 项指标均不是诊断冠心病的"金标准"，而目前诊断冠心病经典的"金标准"仍是经皮冠状动脉造影术。此外，近年来随着冠状动脉内血流和压力测定（冠状动脉储备分数，FFR）、血管内镜、血管内超声（intravascular

ultrasound，IVUS）和光学相干断层分析技术（optical coherence tomography，OCT）的开展，这些方法也是诊断冠心病的重要手段。

5. 如何诊断冠状动脉痉挛？

既往冠状动脉痉挛的确诊要靠"麦角新碱"试验，即在行冠状动脉造影时，向患者冠状动脉内注射一定量的可能诱发冠状动脉痉挛的药物（如麦角新碱），注射后再做造影，如出现注射前未见到的狭窄则可诊断。这种方法因有一定诱发冠状动脉持续不缓解性痉挛的可能性，目前已极少应用。目前冠状动脉痉挛的诊断主要根据胸痛发作特点及发作时的心电图 ST 段抬高，以及钙通道阻滞药和 α 受体拮抗药的特异性缓解效果等。在行介入诊断和治疗时由于某些患者精神高度紧张，以及介入治疗器械（导管、导丝、球囊、支架等）对冠状动脉血管壁的刺激作用，术中可能出现冠状动脉痉挛，此时手术医生会及时发现并做出诊断，向冠状动脉内注射硝酸甘油、钙通道阻滞药（如地尔硫䓬）及 α 受体拮抗药（如乌拉地尔），使痉挛获得缓解。符合以下条件即可确诊：①正常冠状动脉出现一过性狭窄或完全闭塞，或者冠状动脉粥样硬化性狭窄部位出现一过性进一步狭窄或完全闭塞。②硝酸盐类或钙通道阻滞药及其他扩冠状动脉药使上述狭窄或闭塞迅速消失或自行消失。

6. 怎样规范地诊断冠心病？

现在临床上不少基层医院医生看到患者心电图有 T 波低平或倒置，或者 ST 段轻度下移，即诊断为心肌缺血，或缺血性心脏病；也有的将室性期前收缩、房性期前收缩等心律失常，若出现在年龄大者就诊为冠心病；还有的不详细询问病史及鉴别症状，只要有胸闷、胸痛就诊断为冠心病。故冠心病误诊率极高。而有些症状不典型的冠心病往往被漏诊。做到规范诊断冠心病应注意以下几点。

（1）缺血性胸痛：位于胸骨后，手掌范围大小，每次发作呈阵发性（1～15 分/次），钝闷痛，劳力可诱发，休息或舌下含服硝酸甘油可缓解，有时伴随咽喉、牙及头痛，或左上肢麻木及疼痛。

（2）心电图动态改变：12 导联心电图是对胸痛患者常用的检测手段之一。ST 段的偏移和对称性 T 波倒置对不稳定型心绞痛的诊断有较高的特异性。心绞痛发作时 ST 段水平或下斜型降低≥0.1mV，但阳性率不高，仅有 30%～40%患者在心绞痛发作时才有心电图相应的缺血性改变，心绞痛缓解后心电图可以恢复正常。有时无心绞痛发作也有心肌缺血的改变称为无痛性心肌缺血。故心绞痛这一主观症状与心电图缺血性 ST 段下降并非总是同时出现。而那些长期有 ST-T 改变而无动态变化的患者，大多数不是由于冠状动脉血管性缺血引起，可能是由于高血压、心肌病等心肌细胞肥厚的细胞代谢性缺血所致。

（3）若上述心电图无缺血：可行 24 小时动态心电图检测可提高不稳定型心绞痛的检出率，与冠状动脉造影结果相比较，24 小时动态心电图诊断冠心病的敏感性为 91%，特异性为 78%，尤其是对冠心病合并心律失常诊断的敏感性和特异性都较高，故对于伴有心律失常者它是一种不可缺少的检查手段。

（4）心电图负荷试验：其中运动负荷试验是心电图负荷试验中最常用的一种，并且是诊断冠心病最常用的一种辅助手段。临床上常采用踏车及活动平板运动试验，从运动中便可观察心电图和血压的变化，并且运动量可按预计目标逐渐递增。运动负荷试验是早期检测冠心病的一种方法，平均敏感性为 68.0%，平均特异性为 77.0%。但运动心电图阴性者不能排除冠心病，需要结合临床其他资料进行综合评价。

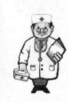

在不稳定型心绞痛的亚急性期进行运动心电图检测，如能诱发另一型不稳定型心绞痛，提示有严重的冠状动脉病变，但注意不稳定型心绞痛不宜做运动试验以防诱发心肌梗死，此时冠状动脉造影可能会更安全些。

（5）超声心动图：对冠心病的早期诊断价值不大，由于冠心病早期心脏无明显扩大，室壁活动无严重障碍，超声心动图改变不明显；而冠心病后期，超声心动图（二维和三维超声）可显示患者室壁节段性活动异常，如不稳定型心绞痛发作时，局部缺血的心肌迅速出现收缩功能下降。超声心动图可根据室壁运动异常做出诊断，其敏感性为88%，特异性为78%。心肌梗死患者在二维超声的变化主要是室壁活动异常，通过对这种异常进行计算机定性和定量分析，可对心肌梗死做出定位诊断并对心肌梗死面积进行评估。超声心动图另一个优点是对心肌梗死的并发症也有较高的检出率，尤其对室壁瘤、乳头肌断裂、室间隔穿孔等并发症的诊断。

（6）放射性核素心肌显像：放射性核素心肌显像是心肌灌注进行 ^{201}Tl 和 ^{99}Tc 的心肌显像技术。对心肌冬眠和心肌顿抑的诊断尤其可靠。Bilodeau 等利用 ^{99}Tc 单光子发射电子计算机断层扫描技术，对45 例怀疑为不稳定型心绞痛的患者研究显示，在心绞痛发作期间其敏感性为 96%，特异性为 79%；在心绞痛的间歇期，其敏感性为 65%，特异性为 84%。

（7）冠状动脉造影：该方法是目前最准确而直观的诊断方式，其准确性约 99%，可使 ≥200μm 直径的冠状动脉显影。但对于冠状动脉痉挛或微血管性缺血（X 综合征）不能获取直观的证据，仅在形态上综合判定冠状动脉狭窄的情况，需要进行药物激发试验可提高变异型心绞痛的检出率。对于疑似或不典型病例和反复发作的胸痛、左心功能不全、心电图提示频发而大范围的心肌缺血病例应积极地行冠状动脉造影，以便确诊和指导治疗。

随着近年来冠状动脉内超声应用的增多，人们逐渐可以准确判定不规则狭窄或功能性狭窄情况，以及粥样硬化斑块的稳定性，这也将有助于冠状动脉介入治疗的选择及其疗效监测。

综上所述，具有典型的缺血性症状和（或）客观检查证据，确诊冠心病一般不难。而对于某些不典型或证据不足者要慎重，可先按冠心病治疗，同时进一步寻找冠心病证据，指导选择规范的治疗方案。

7. 女性冠心病有哪些临床特征？

女性冠心病和心绞痛症状多不典型，可表现为乏力、肩颈部、背部及上肢疼痛，胸部烧灼感，多数妇女急性心肌梗死由于患者症状而致误诊、漏诊或诊断延误而没有得到及时、有效地治疗。女性急性心肌梗死往往年龄更大、更多合并心力衰竭、高血压、血脂异常、糖代谢异常等。

8. 女性冠心病相应检查有什么意义？

女性冠心病心电图较少表现为典型心肌缺血性 ST 段压低，而多见 T 波低平或倒置。因此，心电图 ST 段改变对于女性患者诊断冠心病的敏感性和特异性均较低。女性冠心病患者由于体力、运动耐量及雌激素等对心电图的影响，导致运动心电图试验敏感性高，假阳性率高、特异性差。近年研究发现，运动试验中女性患者运动耐量下降与预后不良相关。

冠状动脉造影也存在性别的差异，有时成为女性冠心病误诊、漏诊的原因。冠状动脉造影显示女性冠状动脉多较细，病变累及前降支或其他单支病变较男性多。有心绞痛或胸痛症状的女性患者的冠状动脉造影检查异常往往低于男性患者。此外，微血管病变及冠状动脉储备异常也是女性心绞痛发作的常见原因。

9. 心肌缺血症状存在性别的差异吗？

女性微血管结构的损害与冠心病的关系较为密切。微冠状动脉的内皮功能失调导致心肌灌注异常，引起心肌缺血症状，表现为胸痛的症状不严重，范围较广但持续时间较长，不会导致大面积的心肌坏死，符合女性的缺血症状。也有研究证实女性的冠状动脉储备能力低于男性。一部分冠状动脉正常但有持续胸痛症状的女性患者找不到缺血的证据，可能没有心肌缺血，此时的胸痛只是患者的主观感觉。此时的胸痛有可能为精神方面的原因，如焦虑或惊恐发作使患者感到疼痛或其他感觉异常。

10. 冠心病患者的心电图会显示正常吗？

有些冠心病患者如未发生心绞痛，或因冠状动脉病变严重导致心电向量相互抵消等关系可出现"完全正常"的心电图。故正常的心电图并不能排除冠心病，心电图是诊断冠心病的一项简单而且重要的依据，但并不是唯一的依据。

11. 冠状动脉 CT 对诊断冠心病有何价值？

256 排 CTA 对于检测冠状动脉狭窄的阴性预测值较高，达 98%。其影响图像分析结果主要是病例的选择，如心率过快、心律失常等因素均可影响结果评估。

正电子发射断层扫描（PET）和 CT 检查的杂交技术检测与血流动力学异常相关的冠状动脉病变，其敏感性和特异性分别为 90%和98%。

12. 冠状动脉 CT 造影对预后有何影响？

德国学者 Hadamitzky 等发现，冠状动脉 CT 造影（CTA）可能有益于评估疑诊冠心病患者长期预后。作者选择 1584 例疑诊冠心病患者进行冠状动脉 CTA 检查，平均随访 5.6 年。结果显示，冠心病严重程度与总斑块积分均为死亡与非致死性心肌梗死的预测因子。伴有弥漫性斑块（>5 个节段）和冠状动脉严重狭窄的冠心病患者年事件率均明显高于无冠心病患者（$P<0.01$）。研究者认为，冠状动脉 CTA 对于疑诊冠心病患者的长期预后是一种有价值的评估工具。

13. 光学相干断层扫描在冠心病诊断中有何价值？

美国 Takashi Kubo 博士及同事率先采用光学相干断层扫描（OCT）成像术，对比观察处于危险程度不同的受试者冠状动脉斑块易损性研究，观察到急性心肌梗死患者和稳定型心绞痛患者冠状动脉斑块存在着明显的差异，主要表现在急性心肌梗死患者中薄纤维化粥样斑块或纤维帽更薄的斑块更多见，并且这些病变不仅发生在梗死相关病变区域，还可以发生在非梗死病变区域。该结果支持急性心肌梗死实际上是"多病灶过程"的理论，同时也提示患过急性心肌梗死的患者体内可能存在与梗死区域无明显关系，但也可能处于危险的病变斑块存在。

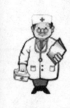

OCT 是分辨率最高的血管内影像技术，与血管内超声（IVUS）相比能提供更多的病变解剖信息；可判断斑块组织和性质，区分钙化、纤维化和脂质斑块；识别易损斑块，在经皮冠状动脉介入治疗（PCI）术后即刻行 OCT 可判断是否存在贴壁不良、夹层或血栓；在支架置入后行 OCT 作中期评估可确定药物洗脱支架的表面新生内膜覆盖情况；远期还能评估晚期支架内新生动脉粥样硬化的发生和分布。与血

管造影指导的 PCI 相比，OCT 指导下行 PCI 时支架扩张更充分、支架表面新生内膜覆盖更好。已有研究结果显示，与 IVUS 指导的 OCT 相比，OCT 指导的 PCI 所需球囊压力更大，支架面积更大，与 IVUS 相比，OCT 具有一定优势。OCT 的图像分辨率更高，特定情况下可为临床医师提供额外的信息。但也不可否认，OCT 也有局限性，如组织穿透性较强，无法确定详细血管大小及斑块负担，难以提供更多有价值的重要信息。与之相比，IVUS 则几乎能提供所有实施优化 PCI 治疗所需的信息。而 3D-OCT 问世进一步优化了 PCI，使其在很多方面比 IVUS 更强。

14. 用 CT 和 MRI 检查排除冠心病哪个更精确？

2010 年在"Annals of Internal Medicine"中的一项新荟萃分析结果表明，与磁共振（MRI）相比，计算机断层扫描（CT）在检查和排除冠心病上是一种更好的非侵入性成像检测，CT 较 MRI 有更好的敏感性和特异性。

荟萃分析包括了直接对比非侵入性成像检测与传统冠状动脉血管造影的 89 项 CT 研究和 19 项 MRI 研究，仅包括最先进的 CT 扫描仪和 MRI 方法。冠状动脉严重狭窄被定义为 CT、MRI 和传统血管造影显示冠状动脉缩减 50% 或更多。

CT 的敏感性和特异性分别为 97.2% 和 87.4%，MRI 则分别为 87.1% 和 70.3%。一项仅局限于排除冠心病的 CT 研究分析得到了与总体结果相似的敏感性和特异性，而一项扫描仪组分析结果显示，多于 16 排的扫描仪的敏感性显著高于最大 16 排的扫描仪。

研究提到，尽管技术进步已经提高了 CT 和 MRI 的图像质量，多排 CT 更为先进，且较易操作，尤其是因为 CT 检查时间较 MRI 短，所需屏气时间缩短且对患者的限制程度低于 MRI。因此，CT 更被患者所接受，可应用范围更广，其成本效益比更为合理。

在该荟萃分析中，小于 16 排 CT 扫描仪研究所需对比剂平均用量为 37.8g，而大于 16 排 CT 扫描仪所需为 31.3g，但小于 16 排扫描仪的平均辐射量显著低于大于 16 排 CT 扫描仪（9.4mSv 和 13.0mSv）。

15. 血管内超声在冠心病诊治中的应用进展如何？

血管内超声（intravascular ultrasound，IVUS）技术从其发明到应用于临床已经有十几年的历史，因为 IVUS 具有对比图像分辨率高、测量准确、重复性好等特点，已经被广泛地应用于临床和科学研究中。IVUS 的主要应用进展如下。

（1）IVUS 评价动脉粥样硬化：IVUS 作为介入性检查方法，通过测量血管的内膜和中外膜的面积，能准确测量粥样斑块（内膜-中膜面积）面积和体积，它是评价动脉粥样硬化进展的有效和重要手段。IVUS 研究已经证实斑块负荷与将来心血管事件之间的关系。在一个 107 名患者的血管造影未检出冠状动脉粥样硬化的研究中，通过 IVUS 检测出的左主干病变与未来冠状动脉事件显著相关。

（2）IVUS 指导的经皮冠状动脉介入治疗：IVUS 为介入治疗提供很多有用的信息，在经皮冠状动脉介入治疗（PCI）前可用于确定冠状动脉狭窄程度、病变长度、斑块成分与分布，可指导介入治疗策略及选择支架规格，在 PCI 后可有助于确定最终管腔、扩张情况、支架位置及是否存在夹层及斑块移位。具体来说，介入治疗前行 IVUS 检查可有效预测球囊扩张或支架置入过程中发生远端栓塞。若发现斑块负荷较大并伴有回声衰减或存在低回声区，提示斑块含有脂质池及血栓，提示远端栓塞风险较高；若无回声衰减斑块，提示患者发生远端

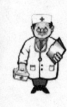

栓塞风险较低。

对 IVUS 所测得的最小管腔面积≥4.0mm^2 者可直接转诊行血运重建,<4.0mm^2 者可行冠状动脉储备分数(FFR)或无创性应力检查以进一步分析。研究显示,与冠状动脉血管造影指导的介入治疗相比,IVUS 指导下置入支架可显著降低患者的累计死亡率,挽救更多的患者生命。另外,有研究结果表明,IVUS 所测得经皮冠状动脉介入治疗术后最终支架横断面积对患者的临床预后有重要预测价值。

(3)IVUS 评价支架失败:①支架断裂。到了药物洗脱支架(DES)植入时期,支架断裂是少见并发症。目前资料显示,绝大部分支架断裂是发生在西罗莫司闭环洗脱支架,其发生率为 0.8%~7.7%。目前,IVUS 是识别和排除支架断裂原因的最好方法,但对其有效的治疗措施尚不明确。②支架内再狭窄。与裸金属支架(BMS)比较,DES 显著减少了支架再狭窄发生率和靶病变再次血运重建率(TLR)。但是,2 年的随访资料显示,DES 置入后的 TLR 发生率仍可达到 10%。在复杂患者和复杂病变的治疗中,DES 置入后的再狭窄发生率明显增高。目前认为支架膨胀不全是潜在的 DES 发生再狭窄的主要机制。在一项 449 名患者(543 处病变)的研究中,置入 DES 的患者后进行了 6 个月的血管造影随访,PCI 后 IVUS 测量的最小支架面积和支架长度是预测 DES 再狭窄的主要因素。研究表明,较小的最小支架横截面积与 DES 再狭窄之间有明确反比关系,经皮冠状动脉介入治疗后最小支架横截面积越大,再狭窄发生可能性越小。

DES 再狭窄的原因之一还包括没有完全覆盖病变:在 SIRIUS 研究中选择了的 IVUS 亚组患者,共研究了 167 处支架的边缘。从这些行 IVUS 检查人群中经过 8 个月的血管造影随访,共检测出 18 处边缘狭窄。DES 组的边缘再狭窄同较大参考斑块面积与参考最小管腔面积比之间有明确关系。这些结果表明没有完全覆盖斑块可以导致支架边缘再狭窄，IVUS 的优势在于提示的支架不均匀膨胀，而后者与 DES 再狭窄密切相关。

（4）IVUS 评价易损斑块：易损斑块是指破裂导致血栓的高危斑块。通过回顾性尸检研究表明易损斑块有几个组织学类型，最常见的疑似易损斑块类型为炎症性薄帽纤维斑块（inflamed thin-cap fibroatheroma，TCFA），占冠状动脉事件的 60%～70%。

总之，通过观察近年来 IVUS 研究进展，人们逐渐认识到 IVUS 对于指导常规的经皮冠状动脉介入治疗术，帮助医生获得即刻和以后随访的良好影像学结果意义重大，IVUS 的优势在于能预测支架内血栓形成发生的可能性，准确判断支架断裂，支架膨胀不全和支架贴壁不良等情况，能够帮助医生评价能够减少发生支架内再狭窄的因素；此外，IVUS 还可以评价他汀类的疗效，观察动脉粥样硬化进展及消退情况，并可以帮助判断斑块的易损性，确定斑块破裂是否存在，预测斑块的易损性与未来临床事件发生的关系等。

16. 何谓冠状动脉储备分数？其优点如何？

冠状动脉储备分数（FFR）是利用特殊的压力导丝精确地测定冠状动脉内某一段的血压和流量，以评估冠状动脉血流的功能性评价指标。冠状动脉储备分数利用精确的测定冠状动脉狭窄（通常是冠状动脉粥样硬化斑块引起的）前后的冠状动脉血压，两者的比值即为冠状动脉储备分数。因此，冠状动脉储备分数是一个 0～1 的小数，如果一个狭窄的病变导致的冠状动脉储备分数为 0.5，意味着这个狭窄病变后的血压比狭窄前的血压下降 50%。

韩国学者 Park 等发现，常规使用冠状动脉储备分数检测可减少支架的置入并改善 1 年随访临床结果。作者选择 5097 例行经皮冠状动脉介入治疗的患者，根据是否常规使用冠状动脉储备分数分成两组。结果显示，常规使用冠状动脉储备分数组平均支架置入数显著少于对照组（$P<0.001$），并且 1 年主要终点事件（包括围术期心肌梗死与再次血运）较低（OR=0.55，$P<0.001$）。研究者认为，常规冠状动脉储备分数评估测量可减少支架使用并改善临床结果。

17. 如何评价冠状动脉储备分数在冠心病诊断中的应用价值？

冠状动脉储备分数（FFR）是评估冠状动脉病变功能的重要指标，可有效地评估病变是否会导致缺血，能进一步评估病变血管的功能情况。若病变 FFR<0.75，可诱导缺血，特异性高达 100%；若 FFR>0.75，通常不会诱发缺血，敏感性达 90%。DEFER 研究表明，对 FFR>0.75 的非缺血性狭窄病变置入支架并不改善患者的胸痛症状及预后。FAME 研究显示，采用冠状动脉储备分数对冠状动脉血管造影显示存在狭窄的患者进行评估，在狭窄 50%～70% 的患者中 FFR<0.80 者仅占 35%，有助于识别预后较好的患者无需经皮冠状动脉介入治疗；与血管造影指导的经皮冠状动脉介入治疗相比，冠状动脉储备分数指导的经皮冠状动脉介入治疗策略可使主要心血管事件发生率显著降低 28%，并显著提供术后 2 年无主要心血管事件生存率。

实际上，血管造影可高估侧支病变功能的严重程度。以冠状动脉储备分数指导侧支经皮冠状动脉介入治疗更合理。但并非对所有的侧支病变均采用同样的策略。对左冠状动脉主干，若 FFR<0.80，应行血运重建；若 FFR 为 0.8～0.85，可选择药物治疗；可考虑行 IVUS 进一步确定病变情况，并综合考虑患者意愿及临床情况选择治疗策略。

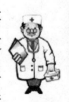

18. 什么是血管内皮细胞？

血管分布于全身，对维持身体功能起着重要作用。动脉血管管壁由外膜、中膜和内膜三层组成。内膜也称血管内皮，由血管内表面的一层扁平的细胞（血管内皮细胞）组成，是直接接触血液循环的血管内腔。其总重量大约有 1kg，相当于肝脏的重量，总面积约有 7000m^2，相当于 6 个网球场大小，排列起来约有 10 万 km，相当于绕地球 2 圈的长度，是分布全身的人体最广的组织。

19. 血管内皮细胞有哪些功能？

血管内皮细胞不仅仅具有维持血管形态，选择性地将血浆成分通透到组织的屏障等作用，还被认为是一种能产生各种血管活性物质的组织。产生这种观点的缘由，首先是由于 1976 年 Vane 等发现的血管内皮细胞分泌的前列环素（PGI$_2$）。这以后，在 1980 年，从证明了血管内皮由来的血管扩张物质就是一氧化氮（NO）的 Furchgott 等的研究（1998 年诺贝尔医学生理学奖）开始，种种研究表明，血管内皮细胞可以感知机体状况，通过产生、分泌各种生理活性物质，发挥控制循环系统（收缩、扩张血管），控制凝血，控制炎症、免疫系统，控制血管化，控制血管平滑肌的增殖，以及控制血管通透性等生理功能。

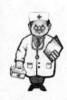

从血管内皮细胞的各种功能来看，可以发现其作用是有两面性的。具体来讲，血管内皮细胞控制着血管的扩张和收缩，氧化和抗氧化，血管平滑肌细胞的增殖和抗增殖，凝血的抑制和促进，炎症、免疫的抑制和促进，血管化的抑制和促进等完全相反的生理功能。血管内皮细胞功能的两面性，是根据机体的实际状态，随机应变地发挥作用，对维持机体功能的正常运转非常重要。之所以血管内皮细胞能够在具有两面性的同时平衡地发挥作用，是因为其能够随时捕捉血管内的物理、生理的变化，并进行及时调整的结果。正是由于具有这种多方面的动态的反应能力，这种综合性的血管内皮细胞功能也可以被称为血管体力。

20. 何谓血管内皮功能障碍，其产生机制如何？

正常的血管内皮可以通过正确感知并响应血管内的状况，发挥扩张或收缩血管，促进或抑制平滑肌细胞的增殖，凝血或抗凝血，促进或抑制炎症，氧化或抗氧化等作用并使之保持平衡来调节和维持血管的紧张度和血管的构造。高血压、高脂血症、糖尿病等疾病，肥胖、缺乏运动、吸烟、食盐过量、闭经等常见的冠心病危险因子都可以打破这些平衡，妨碍血管内皮细胞的正常功能，从而导致一氧化氮（NO）产生减少，容易引起血管收缩（血流不畅），炎症反应及血栓形成等功能性变化，统称血管内皮功能障碍。

引起血管内皮功能障碍的机制，最主要的就是活性氧的产生增加导致的 NO 捕获。活性氧与 NO 有非常高的结合亲和力，可以使 NO 失活。并且，活性氧和 NO 结合后会变换成具有很强的细胞毒性的过氧化亚硝酸盐，直接损伤血管内皮细胞，并引起在血管内皮细胞及血管平滑肌细胞的 NO 的生物学活性降低。氧化应激状态导致的 NO 产生降低和 NO 的灭活引起血管内皮功能障碍，而血管内皮功能障碍则加重动脉硬化的进行并形成恶性循环。再有，氧化应激状态在引起血管内皮功能障碍的同时，诱导对氧化还原敏感的血管平滑肌的增殖、肥大及细胞凋亡，并引起血管壁肥厚及重塑。

21. 血管内皮功能障碍与动脉硬化有什么关系？

血管内皮功能障碍是作为动脉硬化的第一阶段开始发生、发展的。从微观上看动脉硬化性疾病，是从氧化低密度脂蛋白（LDL）、机械刺激及氧化应激等引起的血管内皮功能障碍开始发展，在发生巨噬细胞的内皮细胞浸润，血液中的胆固醇等脂肪物质的摄入，脂肪成分的沉积，脂肪斑块的形成的同时，出现内膜增厚，内皮细胞的损伤和脱落及平滑肌迁移等器质性变化。再进一步发展到动脉硬化的末期，最后会引起动脉钙化，不稳定斑块的形成，斑块（粥样硬化）的破裂等形态性变化，并罹患心肌梗死，脑梗死，外周动脉疾病等。

在动脉硬化的发展过程中，许多患者在血栓形成，斑块破裂等引起的急性心肌梗死发作时，才首次出现症状。当能够感觉到症状时，应该已经有 20~30 年的沉默的动脉硬化发展的进程了。由此可见，动脉硬化的初期阶段，也就是在血管内皮功能障碍的阶段，早期发现、早期治疗在临床上是非常重要的。庆幸的是，血管内皮功能障碍不是不可逆的，药物治疗，替代疗法，改善生活习惯等介入治疗完全有改善的可能。所以，阻断从血管内皮功能障碍发展到心血管并发症的过程非常重要。研究结果表明，血管紧张素转化酶抑制药、血管紧张素 II 受体拮抗药、他汀类、噻唑啉衍生物等药物在本来的药效作用之外还能直接改善内皮功能，具有保护血管的作用。另外，使用抗氧化物质（维生素 C 和维生素 E），作为 NO 合成底物的 L-精氨酸，作为 NO 合成酶辅酶的四氢生物蝶呤，以及针对女性雌激素的替代疗法等也能改善血管内皮功能。再有，适当的有氧运动，减肥，戒烟及控制盐分的摄取等生活习惯的改善也可以恢复内皮功能。

22. 测量血管内皮功能有什么意义？

血管内皮功能障碍不仅仅是动脉硬化的最初阶段，在动脉硬化的发展、维持、破裂的过程中也起到重要的作用。最近的研究表明，测量血管内皮功能的临床意义，不仅是动脉硬化的早期发现，在对疾病病理的了解，动脉硬化发展程度的掌握，治疗方针的制定，以及疾病预后的评估等方面，都有很重要的意义。在将高血压患者按血管内皮功能分为3组，随访预后7年的前瞻性研究中，与低度组相比，高度血管内皮功能障碍组的疾病事件的发生增加3倍以上。另外，针对冠心病患者，血管内皮功能也被认为是影响预后的因素。在结束了血管手术的患者中，还有人发现血管内皮功能减退的病例其围术期并发症频率非常高。故血管内皮功能障碍被认为是心血管发病的影响因素，也就是说，改善血管内皮功能障碍可以抑制心脑血管等疾病的发生，并且能够改善患者的预后。因此，血管内皮功能的评价作为动脉硬化治疗的靶点以及心血管事件发病的替代终点，在临床上具有重大的意义。

23. 肱动脉血流介导的血管扩张功能检查的原理如何？

肱动脉血流介导的血管扩张功能（FMD）主要根据剪应力（shear stress）可引起 NO 合成的增加。也就是说，对血管的驱血解除后会引起血流增大（缺血性反应性充血），会增加作用于血管内皮细胞的剪应力，内皮细胞感应剪应力的作用，在激活 NO 合成的同时，增加 NO 的合成和释放，而增加的 NO 作用于血管平滑肌导致血管的扩张。FMD 检查就是通过观察血管扩张前后的血管直径的变化来评价血管内皮功能的（图 2-1）。

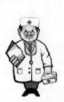

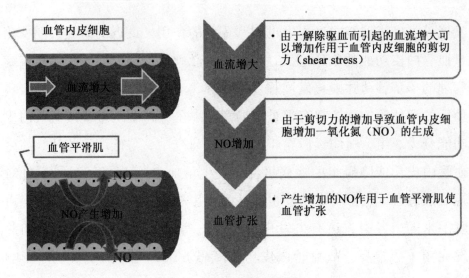

图2-1　FMD检查的原理

24. 肱动脉血流介导的血管扩张功能检测有什么临床意义？

目前认为，肱动脉血流介导的血管扩张功能（flow-mediated dilation，FMD），即血流冲击血管内皮细胞使其释放内皮细胞衍生舒张因子的功能，可作为血管内皮功能的评价指标，已经成为冠心病高危人群的筛查指标，它也可以作为一个替代指标监测冠心病发生和发展。冠心病患者患有动脉粥样硬化症，其肱动脉的 FMD 明显减低，说明冠心病患者体内存在肱动脉内皮依赖性舒张功能减退（内皮细胞可以分泌内皮细胞舒血管因子，内皮功能损伤其分泌舒血管因子功能下降）。而且随着冠状动脉病变程度的改变，FMD 水平进行性下降，两者之间存在相关性，且这种相关性并不受年龄、性别及血脂水平的影响。行冠状动脉支架植入术的患者不仅血液中的内皮细胞损伤因子显著升高，而且其外周动脉检测到的血管内皮功能也受到显著影响。随着支架植入长度的增加及冠状动脉扩张时的球囊总压力提高，其FMD 受损程度也随之增加，这也要求我们在临床介入治疗工作中尽可能地减少支架植入的长度及支架的个数。

25. 肱动脉血流介导的血管扩张功能检测的来源及其主要方法有哪些？

在冠心病患者中，应重视无创性血管内皮功能检查，遵循早期发现、规范治疗的原则，预防心血管事件。血管内皮功能的临床检测对于心血管疾病的早期发现、治疗评估、病情预后的判断方面具有重要意义。

早在 20 世纪 90 年代，Celermajor 等在著名期刊《柳叶刀》报道了首次建立无创的肱动脉超声评价内皮功能的方法，即通过测量肱动脉血流介导的血管扩张功能（flow-mediated dilation，FMD）来评价血管内皮功能。随后 FMD 的相关研究逐年增加，2002 年美国心脏病学院（ACC）颁布了血管超声测量肱动脉 FMD 评估血管内皮功能的指南。2007 年日本心血管疾病患者的康复治疗相关指南，2008 年日本血脂防治指南将 FMD 列入动脉粥样硬化早期检测指标。2009 年日本高血压防治指南将超声 FMD 检测评估血管内皮功能指标列入了动脉粥样硬化早期检测项目。2012 年 FMD 超声检测血管内皮功能也被写入中国心血管疾病防治指南。系列研究显示，FMD 是一个反映心血管疾病风险的重要指标，人体的肱动脉基础内径、收缩压、低密度脂蛋白胆固醇与肱动脉内皮依赖性舒张功能指标呈负相关。多项临床研究显示，FMD 与冠状动脉疾病、心功能不全、卒中、肾功能不全、下肢动脉疾病等密切相关。FMD 直接反映一氧化氮（NO，一种内皮细胞释放的舒张因子）介导的血流介导的动脉血管扩张，更具有特异性，是目前最肯定的、应用最普遍的评估内皮功能的无创方法。

超声检测的原理为袖带阻断肱动脉或股动脉 5min 后，释放袖带气体而引起动脉内反应性血流增加，血流增加带来的切应力作用于血

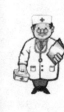
管壁，促使内皮细胞释放一氧化氮，导致血管内皮依赖性扩张。该检查与冠状动脉内皮功能具有明显的相关性，对冠状动脉内皮障碍的阳性预测值为95%。仪器通过超声波回音法检测前臂动脉血管受到袖带压迫且袖带松弛后瞬间释放后血管的扩张情况，得到血管内径扩张率。

传统的FMD检测方法操作复杂、检测时间长、受人为因素影响很大，影响了检测的准确性和重复性。针对传统的内皮功能检测技术上的这些瓶颈即局限性，日本名古屋UNEX公司设计开发了一种专门用于肱动脉FMD检测的超声仪器UNEX-EF。UNEX-EF配有专利设计的探头支架和多功能机械臂，避免了人工手持探头不能固定检测部位和不能连续监测的缺陷。该设备还采用H型高分辨率探头、自动定位、射频信号分析等先进技术，多位点实时显示动脉图像，自动捕捉出血管内径的实时变化，并连续监测袖带解压后120s内的血流和血管内径的变化。自动化地连续监测，不仅减少了对操作者的依赖，而且除了能获得血管扩张程度即FMD结果外，还可以了解其他内皮功能有关指标，如到达血管最大扩张程度的时间。这种专门针对肱动脉FMD检测设备的出现，将大大加速肱动脉FMD走向大规模临床检测的步伐。

目前国内学者采用普通超声的方法得到的FMD正常值为10%～20%。FMD越大，表示受检的血管越富有弹性，属于健康的血管。当血管内皮功能减退时，其扩张功能变差，可预警潜在心血管疾病的危险。以上作为参考值，FMD值越小，受损程度越严重。

26. 如何诊断不稳定型心绞痛？诊断时应该注意什么？

诊断不稳定型心绞痛主要是根据临床症状，凡是具有典型缺血性胸痛症状，又具有如下特征者，应诊为不稳定型心绞痛：①初次心绞

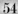

痛发作；②心绞痛发作史＜60d；③原有的稳定型心绞痛恶化、加重，表现为发作频度和持续时间的增加或诱发心绞痛的运动量比平时明显降低；④休息时发作的心绞痛；⑤梗死后心绞痛。梗死后心绞痛有两种情况。一种为心肌梗死发生后立即有新的心绞痛发作，称为即刻梗死后心绞痛。可以认为，梗死后坏死的心肌不产生疼痛，梗死后即刻出现心绞痛则表明仍有缺血的但尚未坏死的心肌存在，这就意味着如不及时挽救，可有更多心肌发生不可逆性坏死。另一种情况是患者在心肌梗死发生后数日至数周发生心绞痛，称为延迟的梗死后心绞痛，这说明有新的缺血发生。梗死后心绞痛是非常严重的心绞痛发作形式。

　　不稳定型心绞痛患者在未经过强化治疗并且使病情稳定之前应禁忌心电图运动负荷试验。由于此时进行运动试验，可诱发与恶化心肌缺血，导致急性心肌梗死，甚至猝死。有人进行 2000 余例运动试验中，3 例发生急性心肌梗死者均为不稳定型心绞痛患者，这种失误最易发生在初发心绞痛的患者。缺乏经验的医生容易忽视症状学，而错误认为必须有心电图的缺血表现才可诊断心绞痛，因而错误地让患者进行运动试验。

　　不稳定型心绞痛的发作的机制较为复杂，多为冠状动脉存在不稳定的病变，如动脉粥样硬化斑块的破裂，血小板聚集，非完全闭塞性的血栓形成，加上冠状动脉痉挛因素参与，临床上对于不稳定型心绞痛患者，应该进行冠状动脉造影，以了解病变特征与严重程度，决定是否需要血管重建治疗，但一般应首先在内科治疗，使病情稳定后再进行造影。只有内科治疗无效，需急诊介入治疗者，可立即冠状动脉造影。

　　不稳定型心绞痛患者发作多不典型，诊断时须加以注意：比如不稳定型心绞痛患者对心肌缺血的感觉可能是疼痛以外的另一种感觉，可能为烧灼感、紧缩感、挤压感，因而可能否认感觉疼痛。目前临床上心肌缺血更常见的表现为无痛性发作，故有人提出了"总缺血负荷"的概念，即疼痛发作加上无痛性心肌缺血发作的总和。因此，临床上没有心绞痛或疼痛不典型绝对不能否定心肌缺血的诊断。目前不再认为一过性心肌缺血的主要标志是心绞痛，而认为是心肌做功异常即舒张期和收缩期功能异常，前者表现为左心室顺应性降低与左心室舒张末期压力增高，可出现呼吸困难；而后者则表现为心排血量减少，临床可见头晕、乏力。心肌缺血引起的左心室功能不全为一过性，多可自动恢复，无明显临床症状。部分患者心肌缺血发作时可无明显胸痛，而以心脏做功异常为主要表现，出现头晕、乏力、呼吸困难，甚至发生急性肺水肿。

27. 不稳定型心绞痛发作时有哪些心电图特征？

目前认为心绞痛发作时的心电图并不出现特征性的改变，其心电图变化也存在个体差异，但归纳起来一般常出现两种改变。

（1）ST-T改变：心绞痛发作时表现在ST段压低、抬高（如变异型心绞痛则ST段呈单向曲线），T波低平或倒置，发作过后恢复到原来水平。

（2）休息或运动后T波倒置：左束支传导阻滞及左前分支传导阻滞，左心室肥厚、房室传导阻滞及异位心律等。

28. 怎样才能早期发现不典型心肌梗死？

有些心肌梗死发生时症状可以不典型，尤其是老年人常见，当发现有冠心病危险因素，尤其是老年患者出现下述症状时，应高度怀疑有心肌梗死发生的可能：①出现难以形容的胸背部或上腹部不适；②无明显诱因地出现胸闷、阵发性呼吸困难、不能平卧、剧烈咳嗽、咳血性泡沫样痰或白色痰；③突然出现面色苍白、出冷汗等严重的病情表现；④原有高血压者，近期发生原因不明的血压下降，尤其是收缩压降至 90mmHg 以下，常提示心肌可能出现损伤而致的心力衰竭；⑤糖尿病患者出现无明显原因的昏迷，应警惕可能合并心肌梗死；⑥有些老年人半夜突然惊醒，醒后出冷汗、乏力、呼吸急促等；⑦在慢性支气管炎基础上，突发胸闷、气促等症状加重，而不能用肺部感染解释者；⑧老年患者突然出现神志不清、晕厥、抽搐等症状，除考虑脑血管意外，还要考虑是否合并该病。

29. 诊断急性心肌梗死的标准和步骤是什么？

急性心肌梗死的诊断标准为符合以下 3 条中任意 2 条，即可考虑诊断：①典型心绞痛持续 30min 以上；②心电图出现心肌梗死特征性表现并有演变过程，超急性期为 T 波对称性高耸，急性期为 ST 段弓背向上抬高，T 波开始倒置；③血清酶学升高达正常 2 倍以上或肌钙蛋白阳性。急性心肌梗死的诊断步骤见图 2-2。

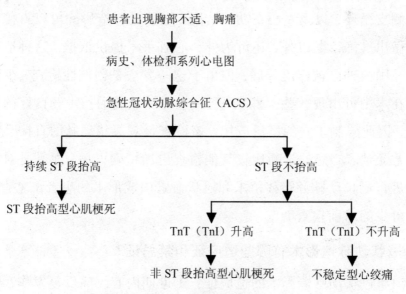

患者出现胸部不适、胸痛
↓
病史、体检和系列心电图
↓
急性冠状动脉综合征（ACS）
↓
持续 ST 段抬高 / ST 段不抬高

持续 ST 段抬高 → ST 段抬高型心肌梗死

ST 段不抬高 → TnT（TnI）升高 / TnT（TnI）不升高

TnT（TnI）升高 → 非 ST 段抬高型心肌梗死

TnT（TnI）不升高 → 不稳定型心绞痛

图2-2　急性心肌梗死的诊断步骤

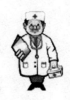

第二章　冠心病的诊断

57

30. 有些心肌梗死者的心电图为什么显示正常？

由于心电图通过心肌细胞电生理活动来反映心肌细胞是否受损，在特殊情况下如心脏的电向量出现相互"抵消"或小灶和局部心肌梗死影响电活动轻微时，均可以出现心电图"正常"。归纳起来，这些情况如下：心肌梗死合并左束支传导阻滞时、发生正后壁心肌梗死时、合并束支传导阻滞时、多发性心肌梗死、非 ST 抬高型心肌梗死者、小灶心肌梗死、乳头肌梗死，其心电图均可表现不典型，故心电图正常时不能排除心肌梗死。

31. 什么叫冠状动脉造影？

冠状动脉造影是从患者大腿根部的股动脉或前臂的桡动脉，送入一根心导管，在 X 线的帮助下，将导管的尖端一直送到心脏的冠状动脉。然后注入高比重的造影剂，对左、右两冠状动脉进行造影检查，就可清晰分辨冠状动脉及它的分支有没有狭窄，狭窄的部位及程度，有无侧支循环，以及左心室功能情况。冠状动脉造影除可以直接对冠心病做出准确诊断以外，还可为外科心脏手术提供依据。这种造影术现今在国内外已被广泛开展，但由于这一方法是创伤性检查，少部分患者在术中可出现一些并发症，再加上需要熟练的技术和良好的设备条件，因此限制了它的广泛应用。该检查是对冠状动脉的直接真实显影，无疑对冠心病的诊断比较其他检查更加精确可靠，尤其是对那些需要进行冠状动脉旁路移植术和冠状血管内成形术的患者，这是一项必不可少的术前检查。

32. 冠状动脉造影术有哪些适应证和禁忌证？

（1）冠状动脉造影术的适应证：①近期内心绞痛反复发作，胸痛持续时间较长，药物治疗效果不满意者可考虑及时行冠状动脉造影，以决定是否急诊经皮冠状动脉介入治疗（PCI）或急诊冠状动脉旁路移植术（CABG）；②原有劳力型心绞痛近期内突然出现休息时频繁发作者；③梗死后心绞痛者；④原有陈旧性心肌梗死，近期出现由非梗死区缺血所致的劳力型心绞痛；⑤胸痛原因不明，需要明确诊断者；⑥急性心肌梗死拟行冠状动脉内溶栓或急诊经皮冠状动脉介入治疗者；⑦急性心肌梗死并发室间隔穿孔或乳头肌断裂，导致严重心力衰竭需急诊手术者；⑧陈旧性心肌梗死并发室壁瘤需手术切除者；⑨冠状动脉旁路移植术或经皮冠状动脉介入治疗术后心绞痛复发需再次手术者；⑩需行瓣膜置换术的中老年（＞45岁）瓣膜病患者；⑪中老年非梗阻性肥厚型心肌病（HOCM）伴典型胸痛者，或HOCM需行化学消融术者；⑫伴胸痛的中老年人在行肺、纵隔等重大手术前者；⑬疑有冠状动脉畸形需明确诊断者。

（2）冠状动脉造影术的禁忌证：①近期（1个月内）发生脑血管意外者；②发生不能控制的严重充血性心力衰竭和严重心律失常者；③患严重肝、肾疾病，以及全身感染未控制者；④伴严重高血压、贫血或出血性疾病难以纠正者；⑤伴发严重的难治性或终末期疾病者；⑥电解质紊乱，如严重低血钾者；⑦碘过敏者（轻者可用非离子型造影剂）；⑧急性心肌炎急性期者等。

33. 冠状动脉造影在诊断冠心病中有何意义？

冠状动脉造影不但可以显示冠状动脉管腔直径和横切面积的减少来估测冠状动脉狭窄的程度，而且还可以显示冠状动脉血管树的全部分支，从而了解其解剖学的情况，包括冠状动脉起源分布变异、解剖和功能异常，冠状动脉之间及冠状动脉内侧支循环交通情况，这样可以为冠心病诊断提供较可靠的信息。目前临床上多数认为冠状动脉

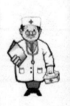

造影是诊断冠心病的"金指标",它可以确定狭窄部位与程度。临床上如果出现下述情况：①胸痛或心电图上 ST-T 波异常等是否为冠心病；②指导冠心病的治疗；③某些非冠状动脉疾病在重大手术前（如心脏瓣膜置换术前等）参考等，均可以进行冠状动脉造影。造影不仅达到了明确诊断和了解病变的目的，还能为下一步治疗的选择提供直接依据。其不足之处为不少患者临床症状与造影估测狭窄程度有差距，有约10%临床上有典型心绞痛症状的患者其冠状动脉造影未发现狭窄，还有冠状动脉造影严重狭窄的患者却无冠心病症状，其原因可能如下：①冠状动脉造影评估狭窄有误差；②按照造影的角度与偏心病变和不规则狭窄，多处有狭窄及狭窄的长度被忽视；③狭窄发生呈弥漫病变处常易低估；④心肌内血管和侧支血管造影剂难以很好显示；⑤导管机械的或造影剂误差。

一项国际多中心临床试验——降低胆固醇动脉粥样硬化研究（CLAS），即降胆固醇与"斑块消退"相关的临床试验，对比降血脂治疗与常规治疗对动脉粥样硬化斑块的影响。试验通过冠状动脉造影观察冠状动脉狭窄进展情况并以此作为临床事件的替代终点，但结果发现通过冠状动脉造影显示冠状动脉血管狭窄仅有轻微改善的患者，却伴有临床事件的显著减少，表明冠状动脉造影的替代终点不能相应反映预后终点的改变，提示冠状动脉造影并不能直接看到动脉粥样硬化斑块的情况，造影仅仅观察到斑块所致的血管腔狭窄的程度。而动脉粥样硬化的发生发展过程均为动脉血管的慢性病变过程，管腔的狭窄仅是血管壁病变发展到一定程度所产生的后果。

血管内超声已揭示，冠状动脉造影正常的血管段仍可存在着严重的动脉粥样硬化斑块。这是在严重的斑块负荷情况下，向血管外膜方向的血管重构可使冠状动脉的管腔仍保持正常。血管内超声可观察到脂质斑块的脂核和纤维帽，判断其斑块的稳定性，有助于评估预后。

34．冠状动脉造影术的风险性如何？

作为有创性检查方法之一，冠状动脉造影术有一定的风险，但是并发症很低，故相对说是较安全的。目前国内冠状动脉造影术的手术死亡率<0.1%，其并发症的发生率<0.2%，这些并发症多发生于左冠状动脉主干狭窄者、严重3支冠状动脉病变者，以及合并严重左心功能不全（射血分数<35%）和高龄患者，故对于上述患者进行冠状动脉造影检查要小心。

35．为什么有些心肌梗死患者冠状动脉造影正常？

导致急性心肌梗死发生的主要原因是在冠状动脉粥样硬化的基础上，不稳定斑块破裂诱发血栓形成所致。但还有10%～15%冠状动脉造影示冠状动脉正常，多发生于年龄小于35岁的冠心病患者。除了大量饮酒和吸烟外，这些患者并无其他心血管高危因素及心绞痛和心肌梗死病史，主要是由于冠状动脉痉挛或血栓形成引起，同时这些患者存在血管内皮功能的异常或冠状动脉造影无法发现的小斑块，此外，其他可能的原因还包括：冠状动脉栓塞、冠状动脉小血管或微血管病变、血液病引起的冠状动脉内血栓形成、冠状动脉炎、低血压、冠状动脉解剖畸形及冠状动脉肌桥等。

36．急性心肌梗死常有哪些发病先兆？

急性心肌梗死在出现先兆症状前常有较明显的诱因：运动过多、体力负荷过重、情绪激动、精神紧张、气候变化（如大风、降温、阴雨天气等）。其先兆可表现为：①新发生的心绞痛或初发型心绞痛，或原有的心绞痛突然发作频繁或程度加重；②部分患者出现上腹痛、恶心、呕吐或表现胸闷憋气、心慌、头晕，但无心前区疼痛；③自觉疲乏无力，经过休息也不能缓解。

37. 急性心肌梗死常有哪些典型的临床表现？

急性心肌梗死是心血管常见的危急重病，其典型的临床表现归纳起来可以有以下几点。

（1）心前区疼痛：急性心肌梗死心前区疼痛通常位于胸骨后或左胸部，可向左上臂、下颌部、背部或肩部放射，通常持续 20min 以上，呈剧烈的压榨性疼痛或紧迫、烧灼感，伴有呼吸困难、出汗、恶心、呕吐或眩晕等症状。

（2）全身症状：发热（37.5～38.5℃）、心动过速、白细胞增高及血沉增快等，这些表现系由坏死物质吸收所致。

（3）胃肠道症状：可出现恶心、呕吐、腹痛和呃逆等，这些表现系由迷走神经功能亢进和心排血量降低所致。

（4）心律失常：通常出现窦性心动过速及室性心律失常，也可出现房室传导阻滞和束支传导阻滞，以及心房颤动和显著窦性心动过缓等。心律失常是心肌梗死急性期死亡的主要原因之一。

（5）休克：心肌梗死发生时如果收缩压＜10.6kPa（80mmHg）或原有高血压其血压下降 80mmHg 以上，伴面色苍白、焦虑不安、大汗淋漓、皮肤湿冷、尿少、脉搏细数等表现，可以考虑诊断为休克。

（6）心力衰竭：急性心肌梗死主要为急性左心功能不全（右心室梗死除外），其发生率为 32%～48%。

（7）体格检查：急性心肌梗死体检一般无特异性体征，检查可发现心率多较快，也可减慢；第一心音（S_1）减弱，奔马律；10%～20%的患者在心肌梗死后 2～3d 出现心包摩擦音；有时出现心尖区粗糙的收缩期杂音或收缩中至晚期喀喇音，为二尖瓣乳头肌功能失调或断裂所致。

38．急性心肌梗死可有哪些不典型的临床表现？

急性心肌梗死发生时可以有些临床表现不典型，归纳如下。

（1）不典型症状：约20%的急性心肌梗死可有无疼痛症状或疼痛不剧烈的临床表现，一般多见于老年人或糖尿病患者；还有一些患者以心律失常、心力衰竭、休克或猝死为首发表现。

（2）疼痛部位不典型：有些急性心肌梗死患者可出现突发性头痛，放射性咽痛、牙痛、下颌痛，放射性腋下、左肩、左前臂痛，也可出现突发性下肢痛，放射性颈部和耳垂痛，放射性上腹痛。

39．急性心肌梗死心电图特征及其诊断价值？

急性心肌梗死心电图特征一般表现为两种类型，即ST段抬高型急性心肌梗死和非ST段抬高型急性心肌梗死。

（1）ST段抬高型急性心肌梗死者其心电图特征：①在面向坏死区周围的导联上ST段呈弓背向上型抬高；②在梗死部位导联出现宽而深的Q波（病理性Q波）；③在梗死周围心肌缺血区的导联上出现对称性T波倒置。

ST段抬高型急性心肌梗死者其心电图演变如下：①超急性期，在起病数小时内，仅出现异常高大、两支不对称的T波；②急性期，在起病数小时后，ST段明显抬高呈弓背向上，与直立的T波连接，形成单相曲线，随之出现病理性Q波，同时R波减低；③亚急性期，ST段逐渐回到基线水平，T波平坦或倒置；④慢性期，T波倒置，两支对称，波谷尖锐，称"冠状T波"，由浅变深，以后逐渐变浅。

（2）非ST段抬高型心肌梗死者其心电图特征：①不出现病理性Q波，除aVR导联ST段抬高外，其余导联均有普遍性缺血型ST段压低>0.1mV，或有对称性 T 波倒置；②无 Q 波及 ST 段变化，仅有倒置的 T 波改变。

非 ST 段抬高型心肌梗死演变如下：先由 ST 段普遍缺血型压低，继而 T 波倒置加深呈对称性，但始终不出现 Q 波。ST 段改变持续存在 1～2d 以上；仅有 T 波改变的非 ST 段抬高型心肌梗死患者，T 波在 1～6 个月恢复。

心电图是临床工作中最常用的诊断急性心肌梗死的简单方法，约有 80%的急性心肌梗死患者有特征性的心电图改变，其优点不仅对临床表现典型的心肌梗死患者做出准确诊断，而且还有助于早期确诊有不典型临床表现的心肌梗死。心电图的另一价值是还可以间接反映出心肌梗死的部位、范围、分期、非梗死区供血情况，以及合并心律失常等，这些都对心肌梗死的诊断、治疗和预后判断极为重要。

40. 怎样根据心电图导联的变化判断心肌梗死的部位？

根据临床资料和病理研究表明，心电图导联的变化与心肌梗死和冠状动脉狭窄的部位见表 2-1。

表 2-1　心电图导联与心肌梗死部位和冠状动脉受累部位分析

心电图梗死导联	梗死部位	受累冠状动脉
$V_1V_2V_3$	前间隔	左主干或前降支
$V_3V_4V_5$	局限前壁	左前降支
V_1—V_5	广泛前壁	左主干或前降支+回旋支
V_5—V_7、Ⅰ、aVL	前侧壁	左主干或回旋支
Ⅰ、aVL	高侧壁	钝缘支或前降支的对角支
Ⅱ、Ⅲ、aVF、V_6—V_7	下侧壁	前降支或回旋支
V_7—V_9	正后壁	右冠状动脉
Ⅱ、Ⅲ、aVF	下壁	右冠状动脉后降支或左冠状动脉回旋支
V_1、aVF	室间隔	前降支或右冠状动脉后降支
V_{3R}—V_{6R}	右心室	右冠状动脉

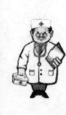

41. 冠状动脉狭窄与心肌梗死部位和受累区域有什么关系？

根据冠状动脉造影和病理解剖资料表明，冠状动脉狭窄与心肌梗死部位和受累区域的关系见表2-2。

表2-2　冠状动脉狭窄与心肌梗死部位和受累区域的关系

冠状动脉狭窄部位	心肌梗死部位	心脏受累区域
右冠状动脉主干	广泛前壁	前室间隔、心尖和侧壁
左前降支	前壁	室间隔、左心室前壁
右回旋支	左心室侧壁	后壁、左心室侧壁
右冠状动脉后降支	下壁和后壁	后室间隔、下壁和后壁

42. 急性心肌梗死后血清酶学有哪些变化特征？

急性心肌梗死发生后血清酶学一般有如下变化。

（1）肌红蛋白：它对于心肌梗死早期诊断价值较大，但特异性不太强。起病2h内升高，12h达高峰，24～48h恢复正常。

（2）肌钙蛋白I（cTnI）和肌钙蛋白T（cTnT）：均是具有心脏特异性的标记物，在发病3～4h即可升高，11～24h达高峰，7～10d恢复正常，对心肌梗死的早期诊断和发病后较晚就诊的患者均有意义。

（3）肌酸激酶同工酶（CK-MB）：对急性心肌梗死的诊断特异性较高，在起病后4h内增高，16～24h达高峰，3～4d恢复正常，其增高的程度可以较准确地反映梗死累及的范围，高峰出现时间对于判断溶栓治疗成功与否有帮助。

（4）肌酸激酶（CK）：该酶在起病6h内升高，24h达高峰，3～4d恢复正常。

（5）谷草转氨酶（GOT）：该酶在起病6～12h后升高，24～48h达高峰，3～6d降至正常。

（6）乳酸脱氢酶（LDH）：敏感性稍差，可在起病8～10h后升高，达到高峰时间在 2～3d，持续 1～2 周才恢复正常。

一般来说，肌红蛋白出现最早，敏感性强，特异性差；肌钙蛋白随后出现，特异性强，持续时间长，肌酸激酶同工酶敏感性弱于肌钙蛋白，对早期诊断有重要价值。

43. 诊断急性冠状动脉综合征的心肌标志物有哪些？

近代研究发现，心脏特异性蛋白——肌钙蛋白 T（cTnT）和 I（cTnI）比其他检测指标敏感和特异性均高，能检测出酶学检查不出的微小心肌坏死，且不受骨骼肌病变的影响。目前此两项检测已逐渐取代部分传统的酶学，成为诊断急性冠状动脉综合征（ACS）的主要生化标志物，常用的心肌标志物如下。

（1）肌酸激酶同工酶-MB（CK-MB）：①通常在胸痛出现后 6～10h 才能提供心肌梗死（MI）的诊断，此酶的敏感性在心肌梗死发病后 3h 只有 30%，但到 6～9h 达 97%。肌酸激酶同工酶诊断急性心肌梗死的平均敏感性为 92%，特异性为 98%。②敏感性不高，不能诊断微小心肌梗死。③心肌特异性较差，若伴有骨骼肌的损害也可增高，此酶也见于肠道平滑肌、子宫肌中。④正常人血中存在，其正常存在与病理性增加可有交叉。

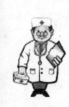

（2）肌钙蛋白 T 和 I：为心肌特异性的肌钙蛋白，其敏感性、特异性比肌酸激酶同工酶高，因该蛋白不存在于人体其他部位，即使肌酸激酶同工酶不高，心肌梗死后的死亡率与肌钙蛋白亦成正比。心肌梗死后 3h 即开始增高，可持续 14d，对再发心肌梗死的诊断尤其有帮助，还可诊断微小心肌梗死，故对不稳定型心绞痛和非 ST 抬高、ST 抬高的心肌梗死的鉴别有极大帮助。若患者胸痛后 4h 或达 6h 这两种肌钙蛋白还阴性，就可排除心肌梗死。

两种肌钙蛋白相比较，肌钙蛋白 T 的特异性比肌钙蛋白 I 略低，因在肌病、肾衰竭时也可阳性，而肌钙蛋白 I 一般为阴性。肌钙蛋白虽然很敏感，可用来协助对不稳定型心绞痛和非 ST 抬高的心肌梗死的诊断及处理，但其增高时间是在冠状动脉阻塞后的 3～6h，用来早期诊断 ST 抬高的急性心肌梗死的价值受到限制。

（3）肌红蛋白（MG）：①在心肌梗死发生后 1～2h 即出现在血中，其高峰为急性心肌梗死后的 9～12h，并在急性心肌梗死后的 1～3h 内血清中测出的敏感性可达 62%～100%，24h 后即消失。②特异性差，骨骼肌损伤、创伤、肾衰竭等疾病，都可导致其升高。③是可用于急性冠状动脉综合征早期排除诊断的重要指标，如肌红蛋白阴性，则基本排除心肌梗死。④再梗死的诊断，结合临床表现，如肌红蛋白重新升高，应考虑为再梗死或者梗死延展，但阳性预测值就不如阴性的好，故其诊断心肌梗死的可靠性并不佳，诊断需要结合临床与心电图改变。但若阴性，可除外心肌梗死。

44．怎样判断急性心肌梗死患者的危险程度？

如急性心肌梗死患者伴有下列情况任何一项者，如女性、高龄（＞70 岁）、既往梗死史、心房颤动、前壁心肌梗死、肺部啰音、低血压、窦性心动过速、糖尿病，属于高危患者。ST 段抬高型心肌梗死患者的病死率随 ST 段抬高的心电图导联数的增加而增高。而非 ST 段抬高的急性冠状动脉综合征是介于慢性稳定型心绞痛与 ST 段抬高型心肌梗死的病理过程。血清心肌标记物对于评估心肌梗死的危险性可以提供有价值的信息，血清心肌标记物浓度与心肌损害范围呈正相关：一般来说，肌钙蛋白水平越高，预测的危险性越大，根据肌酸激酶峰值和肌钙蛋白 I、肌钙蛋白 T 浓度可粗略估计梗死面积和患者预后。

45. 高敏肌钙蛋白I可有效评估急诊可疑急性冠状动脉综合征患者30d预后吗？

瑞士学者 Cullen 等研究发现，对可疑急性冠状动脉综合征的急诊患者，联合应用即刻和 2h 高敏肌钙蛋白 I、TIMI 风险评分（一种评分方法）和心电图可以有助于识别低危患者，当患者高敏肌钙蛋白 I ＜26.2ng/ml 且 TIMI 风险评分＜1 时，这部分患者就可以早期出院，并且是相对安全的，可以使所有可疑急性冠状动脉综合征患者的留院观察率及住院率降低大约 40%。

46. 急性心肌梗死的并发症有哪些？

急性心肌梗死常见的并发症可以有：①乳头肌功能失调或断裂；②心脏破裂；③室壁瘤；④栓塞；⑤心肌梗死后综合征（Dressler 综合征）；⑥肩手综合征。

47. 什么是心源性休克？有哪些临床特点？

心源性休克是指由于心脏功能极度减退，导致心排血量显著减少并引起严重的急性周围循环衰竭的一种综合征。其病因以急性心肌梗死最多见，其他因素如严重心肌炎、心肌病、心包压塞、严重心律失常或慢性心力衰竭终末期等均可导致本症。本症的死亡率极高，国内报道急性心肌梗死并发心源性休克死亡率为 70%～100%，如果及时、有效的综合抢救可望增加患者生存的机会。

心源性休克的临床特点如下：①由于心脏泵衰竭，心排血量急剧减少，导致血压降低、微循环功能障碍，急性心肌梗死时常在早期因缺血缺氧而死亡；②多数患者由于应激反应和动脉充盈不足，使交感神经兴奋和儿茶酚胺增多，小动脉、微动脉收缩，外周阻力增加，致使心脏后负荷加重，但有少数患者外周阻力是降低的（可能是由于心室容量增加，刺激心室壁压力感受器，反射性地引起心血管运动中枢的抑制）；③交感神经兴奋，静脉收缩，回心血量增加，而心脏不能把血液充分输入动脉，因而中心静脉压和心室舒张期末容量和压力升高；④常较早地出现较严重的肺淤血和肺水肿，这些变化又进一步加重心脏的负担和缺氧，形成恶性循环，促使心脏衰竭。

48．心肌梗死合并心源性休克的诊断依据有哪些？

急性心肌梗死合并心源性休克的诊断依据如下：①临床出现严重的急性心肌梗死病史；②典型的休克临床表现（低血压、少尿、意识改变等）；③经积极扩容治疗后低血压及临床症状无改善或反而恶化；④血流动力学指标符合以下典型特征：平均动脉压＜8kPa（60mmHg）；中心静脉压正常或偏高；左心室舒张末期充盈压或肺毛细血管楔压升高；心排血量极度低下。

49．什么是室壁瘤？其心电图表现特征有哪些？

室壁瘤是指急性心肌梗死时，由于梗死面积较大且呈透壁性梗死，局部心肌收缩力下降或丧失使局部心肌向外膨出呈袋状、囊状或不规则状态，它是急性心肌梗死常见的并发症之一。其心电图特点为：①ST 段弓背向上型抬高至少≥1mV，如果抬高≥2mV 则价值更大；②ST 段抬高≥1mV 持续 1 个月或 ST 段抬高≥2mV 持续 15d；③ST 段抬高的同一导联出现病理性 Q 波；④ST 段抬高至少出现于 4 个导联；⑤运动负荷试验时，ST 段弓背向上型抬高≥1mV。以上条件符合越多，则诊断的准确性越高。

50．什么是真性室壁瘤？什么是假性室壁瘤？

急性心肌梗死发生时，梗死区域的心肌组织坏死，室壁变薄，收缩力丧失，在愈合过程中被结缔组织替代，形成薄弱的瘢痕区，心脏收缩时此区域呈现反向运动（矛盾运动），膨出可呈袋状、囊状或不规则状，腔内无肌小梁，与周围正常心肌组织界限清楚。在心脏收缩和舒张期均见膨出，则称解剖学的真性室壁瘤，如梗死区的心肌不是完全性坏死，愈合过程中仅出现局限性纤维化，与周围正常心肌组织界限并不清楚，腔内可见肌小梁结构，这种膨出只在收缩期出现，则称为功能性的真性室壁瘤。

假性室壁瘤是指心肌梗死急性期，室壁已经破裂和穿孔，破口周围由血栓堵塞或粘连，瘤壁由心包膜组成。假性室壁瘤与真性室壁瘤的本质区别是假性室壁瘤的心脏会发生破裂。

51．什么是梗死后心绞痛？

急性心肌梗死发病后，大多患者在 24h 内胸痛停止。若在发病 24h 后或 50d 内发作心绞痛，称为梗死后心绞痛。其发生率较高，一般占全部急性心肌梗死的 20%～60%，其中，无 Q 波型患者占 80% 以上。梗死后心绞痛往往是发生梗死扩展或再梗死的先兆。因而应引起高度重视，并给予积极正确的治疗。

52．如何诊断梗死后心绞痛？

根据急性心肌梗死发病 24h 后又发作心绞痛，诊断不难成立。梗死后心绞痛发作时常伴有一过性的心电图改变，根据改变出现的导联不同，可判断为原梗死区缺血或非梗死区缺血。若疼痛持续时间长，心电图改变持续存在或加重，应考虑发生梗死扩展或再梗死，可适时检测心肌酶来进一步判断。鉴于梗死后心绞痛发生时有胸痛和心电图 ST 段抬高，故应特别注意与急性心肌梗死并发的心包炎鉴别，因两者的治疗和预后均不同。心包炎引起的胸痛为锐痛，并可因呼吸、咳

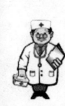

嗽、吞咽或上半身的活动而加重，而梗死后心绞痛的疼痛特点与一般的心绞痛相同。若听到心包摩擦音，心动图检查时有心包积液表现，有助于两者的鉴别。

53．梗死后心绞痛的预后如何？

据有关文献报道，梗死后心绞痛患者有 28%～42%发生梗死扩展，而无梗死后心绞痛者仅 2.4%～8.3%。发生梗死扩展者，其住院病死率为 22%～49%，而无梗死扩展者的病死率只为 3.8%～8.6%，梗死扩展者出院 1 年后的病死率为 32%～64%；而无梗死扩展者出院 1 年后的病死率仅为 10%～21.8%。由此说明梗死后心绞痛患者的病死率高，预后差，应予以高度重视并给以积极而正确的治疗。

54．何谓心肌梗死后综合征？与心肌梗死后反应性心包炎怎样鉴别？

心肌梗死后综合征也称 Dressler 综合征，发生率约 10%，于心肌梗死后数周至数月内出现，可反复发生，表现为心包炎、胸膜炎或肺炎，有发热、胸痛、白细胞增多和血沉增快等症状，可能为机体对坏死物质的变态反应。

心肌梗死后综合征应与心肌梗死后反应性心包炎鉴别，后者具有以下特点：①多发生在透壁性心肌梗死 24～72h；②心包摩擦音多在胸痛后 36h 出现，局限和持续时间短暂，平均 2d 左右；③心包少量积液，不出现心包压塞；④不伴有胸膜炎，肺炎；⑤心电图无典型心包炎 ST-T 样改变。

55．什么是心肌顿抑？

缺血心肌经冠状动脉再灌注挽救尚存活的心室肌，虽然无心肌坏死，但心功能障碍持续 1 周以上（包括心肌收缩功能、高能磷酸键的储备及超微结构不正常），在血流恢复之后收缩和舒张功能减退的时间拖长，以后逐渐好转，此现象称为心肌顿抑。

56．什么是心肌冬眠？

在长期低血灌注状态下，心肌通过自身调节而使收缩功能减低，减少能量的消耗，以保证心肌存活，防止不可逆损伤，此现象称为心肌冬眠。

心肌冬眠是心肌对低灌注状态的一种适应性反应，其特点如下：①冬眠心肌是存活的；②冬眠心肌具有一定的功能储备，当小剂量正性肌力作用药物短暂使用时，可使心肌功能暂时提高；③当恢复心肌灌注时，心肌功能可恢复。

57．心肌冬眠的机制是什么？

心肌冬眠发生的确切机制尚不清楚，目前认为可能与下列因素有关：①心肌低灌注状态使受累冠状动脉所支配的微血管血供减少，从而导致心肌纤维肌节的缩短。根据 Frank-Starling 定律，心肌纤维肌节缩短可使心肌收缩力减弱。②心肌低灌注状态使心肌能量产生减少，能量储备降低，从而使心肌收缩力反馈性地降低。③反复心肌顿抑是引起心肌冬眠的机制。一些作者认为心肌顿抑（如由于冠状动脉内动脉粥样硬化斑块破裂、冠状动脉痉挛、冠状动脉内血小板黏附聚集等）可引起心肌功能的延迟恢复。如心肌顿抑反复发作，可引起心肌功能的持续减退。如心肌顿抑后心肌血供未彻底恢复，则可引起心肌冬眠。④心肌缺血预适应。心肌缺血预适应是心肌在一次短暂缺血后的一种快速适应性反应，可在随后较长时间的心肌缺血过程中延缓心肌细胞死亡的速度。在心肌缺血预适应中，心肌降低其能量消耗，对保护心肌有利。心肌缺血预适应时伴随钙离子内流减少。有人认为多次心肌缺血预适应可诱导心肌冬眠。⑤基因表达改变。研究表明心肌低灌注状态可促使心肌内基因表达的改变，诱导一些转录因子的表达，并促进细胞胞质内一些蛋白质的合成。⑥心肌代谢改变。一些作者认为心肌低灌注状态引起的代谢改变是导致心肌冬眠的主要机制。持续心肌低灌注可引起心肌细胞内 pH 降低，能量代谢率下降。这些改变促使心肌收缩力降低，从而保留心肌线粒体功能和能量储备，维持心肌存活。

58. 心肌顿抑与心肌冬眠的区别是什么？

区别如下：①心肌顿抑由短暂严重心肌缺血引起，而心肌冬眠由慢性持续心肌缺血引起；②心肌顿抑发生在心肌缺血后，而心肌冬眠发生在心肌缺血当时；③心肌顿抑在心肌缺血终止后心功能恢复较慢，而心肌冬眠在心肌缺血终止后心功能恢复正常相对较快。

59. 如何评估存活心肌？

急性心肌梗死后左心室功能异常可由心肌坏死、心肌顿抑、心肌冬眠或三者结合所引起。心肌顿抑通常在成功再灌注治疗后 2 周之内恢复，但反复的心肌顿抑可导致心肌冬眠，需要再血管化治疗以恢复左心室功能。因此，在急性心肌梗死后左心室功能持续异常的患者，存活心肌的评价至关重要。放射性核素心肌灌注（^{201}Tl 或 ^{99m}Tc-MIBI）或小剂量多巴酚丁胺负荷超声心电图是目前检测存活心肌的最常见的技术。正电子发射断层显像技术对于检测存活心肌具有很高的敏感性和特异性，延迟增强磁共振显像对于检测心肌的纤维化具有很高的准确性，但这些技术价格昂贵且费时，使其临床应用受到限制。

第三章　冠心病的治疗

- 冠心病治疗的正确方法：选用循证医学证实的有效疗法及药物；对于 ST 段抬高型急性心肌梗死应及时行再灌注疗法；对非 ST 段抬高型心肌梗死或不稳定型心绞痛，采用抗凝血、抗血小板、抗缺血及抗危险因素治疗。

- 患者在治疗中应进行两个评估：效益/风险；效益/价格评估。应少担风险多获益；预防与治疗相结合。

- 常用药物：主要有硝酸酯类、抗血小板药、他汀类、β受体拮抗药、血管紧张素转换酶抑制药和血管紧张素Ⅱ受体拮抗药等。

- 心绞痛治疗原则：预防心肌梗死，挽救生命、延长寿命，减少心绞痛的发生、改善生活质量。

- 心肌梗死治疗原则：尽早发现、尽早入院治疗，尽可能挽救濒死心肌，防治并发症，改善生存预后。时间就是心肌，时间就是生命。治疗 ST 段抬高型急性心肌梗死的关键措施是：尽快开通梗死的冠状动脉，缩短心肌再灌注时间。

- 冠状动脉介入治疗常见的并发症：冠状动脉痉挛、冠状动脉夹层和急性闭塞、无再流与慢血流、冠状动脉穿孔、肾功能不全等。

- ACC/AHA 指南有关"强化降脂治疗"与我国实际情况还存在一定的差距。

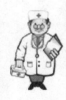

一、治疗原则及相关知识

1. 怎样正确地进行冠心病防治？

当前，冠心病临床治疗已经进入循证医学时代，从循证医学角度出发，根据大量的大规模、多中心、随机对照临床试验结果，并进行科学整理分析，国内外已经制定出一系列冠心病防治指南。在这些指南的正确指导下，结合患者的具体情况，临床上做出合理的对策。

（1）选用循证医学证实的有效疗法及药物：根据权威性指南（如美国心脏病学会、欧洲心脏病协会及中华心血管病学会等系列指南）所规定的冠心病疗法，只要无禁忌证，临床上就要应用冠心病二级预防的 ABCDE 疗法：A.阿司匹林，75（稳定时）～150mg（不稳定时）；血管紧张素转化酶抑制药；（低分子）肝素抗凝血（不稳定时）。B.β受体拮抗药，血压控制至理想水平。C.他汀类调血脂药；彻底戒烟。D.控制糖尿病，清淡饮食。E.健康教育，适量体力运动。

（2）对于 ST 段抬高型急性心肌梗死：应及时（＜12h）行再灌注疗法（急诊冠状动脉介入治疗、冠状动脉旁路移植术或溶栓治疗）。

（3）对非 ST 段抬高型心肌梗死或不稳定型心绞痛：采用抗凝血（低分子肝素）、抗血小板［阿司匹林和（或）氯吡格雷］、抗缺血（硝酸酯类、β受体拮抗药及钙通道阻滞药），以及抗危险因素（调血脂、控制血压及血糖、戒烟限酒、减低体重等）治疗，若治疗效果不好，可急诊或亚急诊行冠状动脉介入治疗或冠状动脉旁路移植术等再灌注疗法。冠心病患者治疗中要进行两个评估，即"效益/风险"和"效益/价格"评估，应该少担风险多获益。

（4）冠心病疗效评估：①冠状动脉功能评估。是否存在缺血证据，缺血证据是支架介入治疗或外科旁路移植手术的强力指征之一。缺血证据和冠心病患者的生存预后、生活质量密切相关。对于稳定的、无缺血证据而且病变不严重患者，可以内科治疗，同时定期随访观察。②心功能评估。心脏多普勒超声心动图评价患者的收缩和舒张功能，心脏结构和血流动力学变化；应用心电监测或动态心电图评价心电状态是否稳定，防治有意义的心律失常。③危险因素评估。血压、血脂、血糖、血凝状态及生活方式改善等。

（5）冠心病预防与治疗相结合：主要是一级与二级预防相结合，医护患互动相结合，让冠心病患者掌握更多的科学防治知识，防止各种误区。

其中，冠心病防治中常见误区有：①根据症状导向性用药，不认识冠心病是终身病，只要无胸痛症状，就认为病愈，不能坚持长期用药；②滥用不肯定疗效的药物，停用前述的肯定药物，尤其在病情不稳定的时候仅使用了没有循证医学依据的药物，致使病变控制效果不佳；③过分担心药物说明的不良反应，不愿意承担不良反应风险，而承担着未有效控制病情所致的更大的风险；④混淆药物与保健品区别，忽略改善生活方式，轻视长期预防；⑤临床存在心肌缺血证据，药物治疗效果不佳时，害怕手术的风险，而不愿积极接受介入或手术治疗，反而当心肌完全梗死后，又超过最佳再灌注时期，同时心肌梗死区内无存活心肌的情况下滥用不恰当的介入或手术。

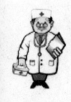

目前对于冠心病的科学防治有赖于正确认识，规范治疗，合理干预，长期监测。应该强调：最终治疗目标为防治各种心血管事件，延长生存以及提高生活质量；在诊疗过程中应该进行分层评估，越危险的患者，越应强化治疗，严格达标；采用预防、治疗、保健、康复综合模式。

2. 心绞痛的治疗原则是什么？

心绞痛治疗原则主要有两点：第一，预防心血管事件，改善生存预后，延长生存时间；第二，防止心绞痛发作和心力衰竭发生，改善生活质量。其中，改善生存预后的治疗尤其重要。当两种不同的治疗策略在减轻心绞痛症状方面同样有效时，应该优先采用在改善预后方面更有优势的治疗策略。药物治疗方面首先使用预防心肌梗死和死亡的药物，然后才是抗心绞痛和改善心肌缺血治疗，以减轻症状、减少缺血、改善生活质量。心绞痛的治疗原则根据分类再更进一步分为稳定型心绞痛治疗原则和不稳定型心绞痛治疗原则，分述如下。

（1）稳定型心绞痛的治疗原则：①一般治疗。包括危险因素（如高血压、糖尿病、吸烟、高脂血症等）的控制。避免过度劳累，应劳逸结合，生活有规律。②药物干预。包括硝酸酯类、β受体拮抗药、血管紧张素转化酶抑制药、钙通道阻滞药、阿司匹林及调血脂药治疗等。③介入治疗或外科旁路移植手术。对内科疗效不满意、日常生活明显受限、心绞痛反复发作者，应根据冠状动脉造影结果选择介入治疗或行旁路移植手术。

（2）不稳定型心绞痛的治疗原则：①应住院观察，向患者解释病情，消除紧张情绪，可适当使用镇静药，必要时可吸氧，消除心绞痛发作的诱因，如高血压、糖尿病、疲劳、激动等，进行心电图和心肌酶学检查，及早发现心肌梗死。②药物治疗：包括硝酸酯类、β受体拮抗药、钙通道阻滞药和阿司匹林、抗凝血治疗（肝素或低分子肝素等）、调血脂药等。③介入性治疗或外科旁路移植手术。

3. 冠状动脉痉挛应如何治疗？

冠状动脉痉挛患者应首先去除诱因，心理治疗，戒烟酒，改变不良生活习惯，调节好生活心态，避免严重的情绪波动。药物治疗尚无突破性进展。钙通道阻滞药与硝酸盐类药物联合应用是治疗变异型心绞痛的主要方法。钙通道阻滞药是预防冠状动脉痉挛性心绞痛发作的首选药物。阿司匹林被认为可能会加重变异型心绞痛。β受体拮抗药用于变异性心绞痛无效甚或加重，但用于微血管性心绞痛仍有效。对有恶性致命性心律失常的患者行置入型心脏除颤器（ICD）有一定疗效，尚无临床研究证实对于无明显冠状动脉器质性狭窄的冠状动脉痉挛施行经皮冠状动脉介入治疗（PCI）可能获益。

4．急性心肌梗死的治疗原则是什么？

急性心肌梗死是冠心病中最严重的一种类型，如果治疗不及时或治疗不恰当都可造成严重危害，甚至死亡。对心肌梗死治疗总的原则是早发现、早住院、早治疗，时间就是心肌，时间就是生命。对于急性心肌梗死，应做好相应的院前和院后处理，包括：①确诊或疑诊心肌梗死病例，必须就地先予以必要抢救；②按规定给予镇痛、镇静、吸氧、监护；③尽早给予抗血小板和抗凝血治疗，开通"罪犯血管"（引起本次心肌梗死的病变血管），尽可能挽救濒死心肌，缩小梗死面积，缩小心肌缺血范围，防止梗死面积进一步扩大，及时行再灌注疗法（急诊冠状动脉介入治疗、冠状动脉旁路移植术或溶栓治疗）；④防治心律失常、心力衰竭、休克、心脏破裂、室壁瘤等并发症的发生；⑤控制冠心病危险因素及等危症，改善心肌代谢，防治高凝状态，预防猝死和再梗死；⑥做好心肌梗死后护理和康复锻炼，维持较好的生活质量。

5．中华医学会关于冠心病治疗适应证有哪些建议？

为了便于读者了解某一操作技术或治疗的价值和意义，中华医学会心血管分会对冠心病治疗适应证的建议，以 ACC/AHA 指南的方式表述如下。

Ⅰ类：那些已证实和（或）一致公认有益、有用和有效的操作和治疗。

Ⅱ类：那些有用和有效性的证据尚有矛盾或存在不同观点的操作和治疗，包括Ⅱa类和Ⅱb类。Ⅱa类为有证据和（或）观点倾向于有用和（或）有效，应用该治疗措施或操作是适当的；Ⅱb类为有证据和（或）观点尚不能充分说明有用和（或）有效，需进一步研究，该治疗措施或操作可以考虑应用。

Ⅲ类：那些已证实和一致公认无用和（或）无效，并对有些病例可能有害的操作和治疗，不推荐使用。

对证据来源的水平分级表述如下。

证据水平 A：资料来源于多项随机临床试验或荟萃分析。

证据水平 B：资料来源于单项随机临床试验或多项大规模非随机对照研究。

证据水平 C：专家共识和（或）小型临床试验、回顾性研究或注册登记。

6．ST 段抬高型急性心肌梗死有哪些治疗策略？

ST 段抬高型急性心肌梗死（STEMI）是心肌梗死最常见的一种类型，其发生机制为在冠状动脉病变的基础上，发生冠状动脉供血急剧减少或中断，致使相应的心肌因严重而持久的急性缺血而发生的心肌缺血性坏死。其治疗的关键措施是尽快开通梗死相关冠状动脉，缩短心肌再灌注时间，这对于挽救濒死心肌、减少并发症、改善患者近期及远期预后有着重要意义。近 20 多年来，药物溶栓、急诊经皮冠

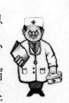

状动脉介入（PCI）等再灌注方法在急性心肌梗死救治中得到广泛应用并取得了良好疗效，已成为 ST 段抬高型急性心肌梗死的首选标准治疗。溶栓治疗的优势在于简便易行，可在发病后早期（3h 内）进行，利于院前和急诊室抢救。及时的经皮冠状动脉介入治疗优势在于临床获益大，血管开通率高（＞95%），血管再闭塞率低，疗效肯定。

（1）溶栓治疗：溶栓治疗是国内目前已普及的治疗急性心肌梗死并且疗效已肯定的药物再灌注治疗方法，其特点为操作方便，不需要特殊器械和设备，也不需要经过特殊训练（指介入治疗培训）的专业人员，只需有经验的内科医师即可进行，尤其适合基层医院开展，可将急性心肌梗死的病死率下降 30%，可使闭塞血管再通率可达 60%～80%。其疗效与开始溶栓时间和溶栓药物类别有关：开始溶栓的时间越晚，效果越差，因目前国内患者到达医院时间的限制，仅 30% 的急性心肌梗死患者能及时接受溶栓治疗；溶栓药物制剂不同，效果也不同，组织型纤溶酶的血管开通率最高，但价格昂贵，难以普及，故目前国内多使用尿激酶。

（2）介入治疗：包括直接经皮冠状动脉介入治疗、补救经皮冠状动脉介入治疗和择期经皮冠状动脉介入治疗。其特点为，与溶栓治疗相比，直接经皮冠状动脉介入治疗存在疗效优势，可使梗死相关冠状动脉再通率超过 95%，残余狭窄轻，病死率、再梗死率及出血并发症发生率低。特别是对急性心肌梗死高危患者（年龄＞70 岁，前壁心肌梗死，心率＞100/min，收缩压＜100mmHg，心功能较差，既往有心肌梗死病史），其降低病死率作用更为显著。临床研究结果表明，对急性心肌梗死患者直接经皮冠状动脉介入治疗的效果优于溶栓治疗。与溶栓治疗相比，直接经皮冠状动脉介入治疗还可显著降低急性心肌梗死并发心源性休克的病死率。目前急性心肌梗死并发心源性休克时内科治疗的病死率高达 80%～90%，静脉溶栓治疗并不能显著降低其病死率，而直接经皮冠状动脉介入治疗可使其病死率降至 50% 以下。如 SHOCK 临床试验表明，急性心肌梗死并发心源性休克接受急诊经皮冠状动脉介入治疗 6 个月随访发现，其死亡率明显低于内科治疗组（ 53%：63.1%，*P*=0.027 ），因而对于心源性休克患者应首选直接经皮冠状动脉介入治疗。

经皮冠状动脉介入治疗的优势具体表现为：①可快速恢复 TIMI 3 级血流，成功率达 90% 以上，远高于溶栓治疗（ 50%～60% ）；②治疗时间窗且治疗时间的延迟对溶栓疗效影响较大，而对经皮冠状动脉介入治疗疗效影响较小；③出血并发症的发生率低，尤其可明显降低脑出血发生率；④心脏破裂风险显著降低；⑤对临床或实验室表现不典型或需要鉴别诊断者，经皮冠状动脉介入治疗前的冠状动脉造影可明确诊断，避免不适当地应用溶栓药。目前已有许多临床试验证实经皮冠状动脉介入治疗的近期临床疗效显著优于溶栓。对于 ST 段抬高型急性心肌梗死患者，选择溶栓还是经皮冠状动脉介入治疗，以及介入治疗时机的把握已成为挽救生命、改善预后的关键，近年来，美国、欧洲及我国均更新及发表了相关指南，尤其 AHA/ACC 2009 年对 ST 段抬高型急性心肌梗死和经皮冠状动脉介入治疗指南的更新，进一步为临床实践提供了指导性建议。

7．怎样做好急性心肌梗死的院前急救？

急性心肌梗死发病后 1～2h 内病情极不稳定，任何增加心肌耗氧的因素均可使心肌梗死范围扩大，并且极易发生严重的心律失常，甚至导致死亡，其中 50% 死亡者在发病后 1h 内于院外猝死，死因主要是致命性心律失常，而这些心律失常多数是可以救治的，故对于急性

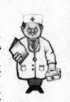

心肌梗死的院前救治十分重要，包括帮助患者度过危险期、迅速地转运到医院、尽早实施再灌注治疗，以及缩短患者的就诊时间等。然而，目前国内急性心肌梗死患者从发病至治疗均存在明显的时间延误，因此，院前治疗尤其重要。

院前治疗可以采取以下急救措施：①停止任何主动活动和运动。②镇静、止痛。根据条件，可立即给予哌替啶（度冷丁）50～100mg肌内注射，或吗啡5～10mg皮下注射，或罂粟碱30～60mg肌内注射。必要时1～2h重复1次。亦可同时给予二硝酸异山梨酯（消心痛）5～10mg或硝酸甘油0.3～0.6mg含化。③吸氧。④保持静脉通道。⑤如有条件可做心电监测，观察心率及心律的变化。⑥若心率＜50/min，可给予阿托品0.5mg静脉注射或1.0mg肌内注射。⑦有室性期前收缩或室性心动过速者，静脉注射利多卡因50～100mg，然后以1～4mg/min速度维持；或肌内注射150～200mg。在无心电图监测的条件下，只要无显著的心动过缓，为预防室性心律失常，最好在入院前或转院时可静脉注射利多卡因50～100mg或肌内注射100～200mg。⑧发现心搏骤停应立即给予拳击心前区并行心脏按压及人工呼吸等复苏措施。⑨有条件者最好能送往可以进行介入治疗的医院。

8. 什么是直接经皮冠状动脉介入治疗？其优势如何？

直接经皮冠状动脉介入治疗是指行经皮冠状动脉介入治疗前没有给予溶栓药物和（或）血小板膜糖蛋白Ⅱb/Ⅲa受体拮抗药治疗，直接进行经皮冠状动脉介入治疗的方法，它是降低ST段抬高型急性心肌梗死死亡率最有效的方法，有条件的医院应大力提倡。

研究表明，越危重的患者获益越显著。无论选择溶栓或经皮冠状动脉介入治疗，都应把缩短发病至再灌注的时间作为首要考虑因素。

ST 段抬高型急性心肌梗死血运重建或再灌注的总体目标是将总缺血时间控制在 120min 内，最佳是在 60min 内。目前 AHA/ACC 2009 年对 ST 段抬高型急性心肌梗死和经皮冠状动脉介入治疗指南一致推荐，ST 段抬高型急性心肌梗死患者最好到具备经皮冠状动脉介入治疗条件的医院就诊，并将直接经皮冠状动脉介入治疗作为首选策略（Ⅰ／A），要求的入院到球囊扩张时间（D to B）＜90min；如果 ST 段抬高型急性心肌梗死患者在无经皮冠状动脉介入治疗条件的医院就诊，且不能在 90min 内行转运经皮冠状动脉介入治疗，除非有禁忌证，否则应在就诊 30min 内接受溶栓治疗（Ⅰ／B）。

转运经皮冠状动脉介入治疗是直接经皮冠状动脉介入治疗的一种，其获益程度主要取决于"D to B"时间，如果转运时间＜90min 仍能使多数患者受益。对于那些到无条件行直接经皮冠状动脉介入治疗医院就诊的患者，尤其有溶栓禁忌证，或虽然无溶栓禁忌证但是发病时间＞3h 且＜12h 的患者，应行转运经皮冠状动脉介入治疗（Ⅰ／B）。对于无行介入治疗条件医院的医师来说，选择决定对 ST 段抬高型急性心肌梗死患者是行溶栓治疗还是转运至有条件的医院行经皮冠状动脉介入治疗，应权衡利弊，其选择权衡的关键因素是"与经皮冠状动脉介入治疗相关的延迟"，即转运经皮冠状动脉介入治疗与就地溶栓治疗的时间差，当这一时间差超过 120min 时，转运经皮冠状动脉介入治疗就失去优势。

此外，目前指南推荐的直接经皮冠状动脉介入治疗指征还包括：①心源性休克，年龄＜75 岁，急性心肌梗死发病＜36h，发生休克＜18h（Ⅰ／B）；②年龄＞75 岁，心源性休克，急性心肌梗死发病＜36h，发生休克＜18h，权衡利弊后可考虑经皮冠状动脉介入治疗(Ⅱa／B)；③发病 12～24h，仍有缺血证据，或有心功能障碍或血流动力学不稳定或严重心律失常（Ⅱa／C）。

9．什么是易化经皮冠状动脉介入治疗？其局限性如何？

易化经皮冠状动脉介入治疗是指在拟行直接经皮冠状动脉介入治疗之前给予溶栓药物和（或）血小板膜糖蛋白Ⅱb/Ⅲa受体拮抗药的治疗方法，其主要目的是提高ST段抬高型急性心肌梗死患者冠状动脉开通率，其潜在的风险和局限性主要表现在增加出血的并发症和费用。目前已有两项研究（ASSENT-4和FINESSE研究）结果的公布使得易化经皮冠状动脉介入治疗受到质疑：ASSENT-4研究旨在比较全量奈替普酶易化经皮冠状动脉介入治疗与直接经皮冠状动脉介入治疗对于ST段抬高型急性心肌梗死患者的疗效，其结果显示易化经皮冠状动脉介入治疗组主要终点事件和住院期间脑卒中的发生率显著增高，该研究被迫提前终止；FINESSE研究显示，减量的瑞替普酶联合阿昔单抗易化经皮冠状动脉介入治疗组、阿昔单抗易化经皮冠状动脉介入治疗组与直接经皮冠状动脉介入治疗组比较，其90d主要终点事件发生率并无统计学差异，而易化经皮冠状动脉介入治疗组出血的风险明显增加。

鉴于以上多项临床试验证据，目前ST段抬高型急性心肌梗死指南只推荐低出血风险的高危ST段抬高型急性心肌梗死患者，并且这些患者在不能立即行经皮冠状动脉介入治疗时，尚可考虑采用易化经皮冠状动脉介入治疗（Ⅱb／C），不推荐全剂量溶栓后经皮冠状动脉介入治疗（Ⅲ／B）。

10．什么是补救经皮冠状动脉介入治疗？其应用指征是什么？

补救经皮冠状动脉介入治疗指对溶栓未成功或发病时间＞12h，但仍有心肌缺血表现、心源性休克或恶性心律失常表现的患者进行经皮冠状动脉介入治疗。其主要目的是开通梗死相关动脉（IRA）。目前AHA/ACC 2009年对 ST 段抬高型急性心肌梗死和经皮冠状动脉介入治疗指南关于补救经皮冠状动脉介入治疗的推荐指征归纳如下：①溶栓治疗 45～60min 后仍有持续心肌缺血症状或表现（Ⅰ/B）；②年龄＜75 岁并适合血管重建的心源性休克患者，发病＜36h，休克＜18h（Ⅰ/B）；③发病＜12h 伴充血性心力衰竭和（或）肺水肿（Ⅰ/B）；④导致血流动力学障碍的室性心律失常（Ⅱa/C）；⑤年龄≥75 岁已接受溶栓治疗且发生心源性休克的患者，发病＜36h，发生休克＜18h，权衡利弊后可考虑补救经皮冠状动脉介入治疗（Ⅱa/B）。

11. 什么是延迟经皮冠状动脉介入治疗？其应用范围如何？

延迟经皮冠状动脉介入治疗是针对急性心肌梗死发病24h内溶栓成功或未接受再灌注治疗的患者实施延迟的经皮冠状动脉介入治疗。这类患者选择的差别较大：有的患者梗死相关动脉（IRA）已经开通，有的患者梗死相关动脉仍处于闭塞状态，这类患者在后期的进一步干预方案上也存在较大的差别。临床上处理这类患者需要详细评估其病情，包括梗死相关动脉是否开通，是否有自发缺血、诱发缺血、再发心肌梗死、休克或血流动力学不稳定等。对于血管尚未开通和已有相应的临床表现患者的处理要积极，对于血管已经开通和尚无相应临床表现患者的处理要趋于保守。从理论上讲，对于已经错过早期再灌注时机的患者，如能在亚急性期开通梗死相关动脉可能有助于恢复冬眠心肌，防止心室重构，进而改善临床预后。然而，通过闭塞动脉试验（OAT）对传统的再通动脉假说提出了质疑，对临床工作共识也提出了挑战：闭塞动脉试验及其子研究（TOSC-2 试验）结果表明，对失去早期再灌注时机并且病情稳定的亚急性期心肌梗死患者行延迟经皮冠状动脉介入治疗，虽然可以长期保持较高的梗死相关动脉开通率，但并不改善其心脏功能及临床预后。

根据现在已有的初步循证医学证据，对早期溶栓成功或未行溶栓患者行择期经皮冠状动脉介入治疗的推荐指征主要为：①病变适宜经皮冠状动脉介入治疗且有再发心肌梗死的表现（Ⅰ／C）；②病变适宜经皮冠状动脉介入治疗且有自发或诱发缺血表现（Ⅰ／B）；③病变适宜经皮冠状动脉介入治疗且有心源性休克或血流动力学不稳定（Ⅰ／B）；④左心室射血分数（LVEF）＜40%，心力衰竭，严重室性心律失常，常规行经皮冠状动脉介入治疗（Ⅱa／C）；⑤对无自发或诱发缺血的梗死相关动脉的严重狭窄于发病24h后权衡利弊后可考虑行经皮冠状动脉介入治疗（Ⅱa／B）；⑥梗死相关动脉完全闭塞，无症状的1～2支血管病变，无严重缺血表现，血流动力学和心电学稳定，不推荐发病24h后常规行经皮冠状动脉介入治疗（Ⅲ／A）。

12. 急性冠状动脉综合征治疗进展如何？

急性冠状动脉综合征（ACS）主要包括 ST 段抬高型心肌梗死、非 ST 段抬高型心肌梗死及不稳定型心绞痛。近几年，对于急性冠状动脉综合征治疗研究进展较快，对 ST 段抬高型急性冠状动脉综合征主要强调实施早期再灌注治疗，要求及时、完全、持续地开通血管，使缺血的心肌得以再灌注，挽救濒死心肌。目前国内相关诊断与治疗技术的发展已经与国际基本同步发展。其中，急诊介入干预（经皮冠状动脉介入治疗）已经成为比较重要且效果最好的开通 ST 段抬高型急性冠状动脉综合征患者冠状动脉闭塞血管的手段，随着急诊经皮冠状动脉介入治疗技术在国内逐渐普及，可以使更多的患者从中获得最大利益，而获益的多少对于行急诊经皮冠状动脉介入治疗的急性冠状

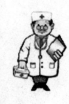

动脉综合征患者而言，其关键问题为"时间窗"（即从患者发病到介入治疗冠状动脉血管开通的时间），因为患者狭窄血管开通时间越早，坏死的心肌就越少，患者终身获益就越大。尽管目前国内外医务界已经经过多方面努力来缩短从患者入院到行急诊经皮冠状动脉介入治疗的时间，但患者的预后改善仍很有限，主要是由于患者本人从发病到医院就诊的时间没有得到很好的缩短。因此，就需要媒体、医护工作者及各方面专家进行大量宣传、普及教育，一旦患者出现胸痛症状，要自觉地尽快就诊，及时接受治疗，尽可能地降低死亡率，改善预后。

对于高危非 ST 段抬高型急性冠状动脉综合征患者提倡早期进行介入干预，在发病48h 或 72h 之内给予经皮冠状动脉介入治疗，可以显著降低患者的死亡率，目前经皮冠状动脉介入治疗的这种效果已经被完全肯定。除介入治疗外，对于非 ST 段抬高型急性冠状动脉综合征的药物治疗包括大剂量他汀类药物干预，临床研究证实已经获得了初步良好的效果。如果能按照合适剂量的血小板膜糖蛋白Ⅱb/Ⅲa 受体拮抗药正确应用，该药物也能够在现有基础上进一步提高急性冠状动脉综合征患者的益处。

急性冠状动脉综合征治疗过程中需要重点关注的问题之一是出血。引起出血的原因很多，主要包括急性冠状动脉综合征患者本身的应激反应与大量抗血小板药物对胃肠道的刺激。由于这些因素只是引起出血的潜在因素，故造成心内科医护工作者对于出血尤其是胃肠道出血的风险认识不足，通过本书介绍，期望心内科医护工作者在今后的急性冠状动脉综合征治疗过程中尤其是在抗血小板治疗的过程中给予高度重视。

今后对于非 ST 段抬高型急性冠状动脉综合征的治疗重点是如何提高早期经皮冠状动脉介入治疗的比例；而对于 ST 段抬高型急性冠

状动脉综合征，临床中心试验结果表明，抽取血栓可以进一步改善再灌注，尤其是组织水平的再灌注，可以进一步提高经皮冠状动脉介入治疗的效应。

13. 完全血运重建可改善冠状动脉多支血管病变患者预后吗？

对于冠状动脉多支血管病变患者是否要进行完全血运重建一直存在争议。最近，美国学者 Carcia 等对 1970—2012 年总结 35 项临床研究进行荟萃分析发现，行完全血运重建可改善患者预后。该荟萃分析共包括 89 883 例患者，其中 45 417 例（50.5%）接受完全血运重建，44 466 例（49.5%）接受不完全血运重建。接受经皮冠状动脉介入治疗的患者不完全血运重建明显多于接受冠状动脉旁路移植术患者（56%和25%，$P < 0.001$）。接受完全血运重建的患者长期死亡率、心肌梗死和再次血运重建率要低于不完全血运重建者（$P < 0.0001$）。该获益与选择何种血运重建方式无关。研究者认为，对于多支血管病变患者，完全血运重建可能是更好的治疗策略。

14. 新型药物洗脱支架的优势在哪？

来自于 26 项随机研究的荟萃分析显示，对于女性冠心病患者，药物洗脱支架的效果优于裸金属支架，并且较新型的药物洗脱支架效果更优。该荟萃分析涵盖了 RAVEL、SIRUS 和 PROTECT 等在内的 26 项冠状动脉支架随机研究，共纳入 11 557 例女性患者，平均随访期限为 2.9 年。其主要安全性终点为死亡或心肌梗死，次要安全终点为明确或可疑的支架血栓，而主要有效终点则为靶病变血运重建。结果显示，置入西罗莫司（Cypher）或紫杉醇（TAXUS）老一代药物洗脱支架组主要安全性终点发生率（9.9%）低于裸金属支架组（12.8%），但高于新一代依维莫司（Xience，PROMUS）或佐他莫司（Endeavor，

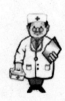

Resolute）支架组（9.2%）（*P*=0.0001）。而次要安全性终点事件同样在新一代药物洗脱支架组发生率最低。在有效性方面，随访3年时，裸金属支架组、老一代药物洗脱支架组及较新药物洗脱支架组的血运重建率分别为18.6%、7.8%及6.3%（*P*＜0.0001），进一步显示了药物洗脱支架在女性患者中的优势。该研究提示，药物洗脱支架，特别是较新型的支架，对于女性患者更具有优势。

15. 生物可降解西罗莫司洗脱支架安全吗？

新西兰学者Ormston等研究证实：生物可降解聚合物西罗莫司洗脱支架可安全有效地用于冠心病患者，其支架内晚期管腔丢失（LLL）少且稳定，伴有完全的支架内表面覆盖，未出现支架内血栓事件。研究者组织实施了首个人群研究，共纳入30例诊断为稳定或不稳定型心绞痛的患者，冠状动脉造影提示超过50%的管腔狭窄，同时需要在直径2.5～3.5mm的冠状动脉内置入不超过23mm长的支架，分为3个亚组随访18个月，主要通过冠状动脉造影、血管内超声（IVUS）、光学相干断层成像（OCT）进行评估。在第4、6、8个月冠状动脉造影发现，平均支架内晚期管腔丢失分别为0.03mm、0.10mm和0.08mm，继续随访至终点晚期管腔丢失未进一步提高。OCT提示，支架内表面未覆盖比例从4个月的7.3%降至终点的0；IVUS证实，新生内膜阻塞比例从随访4个月的5.3%升至6个月的9.1%，但随访延长至18个月比例保持稳定未出现继续增长；1例心肌梗死是此次研究唯一记录到的主要心血管事件。上述研究结果提示，基于药物控释的生物可降解聚合物支架具有进一步降低炎症、延迟愈合和心血管事件的潜在优势。

16. 什么是冠状动脉钙化？

冠状动脉钙化是指钙质在冠状动脉壁中发生沉积的现象，它同新骨产生具有类似性和同源性，其主要成分是羟磷灰钙。冠状动脉钙化分为冠状动脉血管内膜钙化、外膜或斑块基底部钙化，外膜或斑块基底部钙化对介入治疗影响不大，而内膜钙化与介入治疗疗效密切相关。冠状动脉粥样硬化的钙化程度与年龄呈相关性，斑块钙化和斑块破裂两者之间的关系目前尚不十分明确。

17. 检查冠状动脉钙化影像学指标有哪些？

影像学指标如下：胸部 X 线片、胸部透视、电子计算机断层显像术、螺旋 CT。其中，多层螺旋 CT 在空间和密度的分辨率上占有明显的优势，通过冠状动脉钙化积分较客观地评估冠状动脉的钙化程度。

血管内超声（IVUS）和光学相干断层成像（OCT）是能够准确鉴别钙化与非钙化斑块及钙化程度的腔内影像学技术。冠状动脉造影显示冠状动脉钙化性病变沿着血管走行的高密度条形影像，密度越高提示钙化越重。

18. 什么是冠状动脉旋磨术？其前景如何？

冠状动脉旋磨术是使用旋磨装置去除动脉粥样硬化斑块的机械方法。采用高速的冠状动脉内旋磨通过机械力磨损动脉粥样硬化组织去除斑块，"差分切割"使旋磨系统可优先研磨质地硬的特别是发生钙化的动脉粥样硬化斑块。在旋磨过程中产生的数百万微小的颗粒被分散到远端的冠状动脉循环中，98%的颗粒＜10μm，这意味着大部分颗粒可通过毛细血管，被肝、脾和肺清除。

冠状动脉旋磨术于 20 世纪 90 年代初临床广泛应用，但由于不减少死亡及靶血管血运重建率，且术中无复流、血管破裂、穿孔、血管闭塞等并发症较多，冠状动脉旋磨术应用日趋减少。但是随着药物洗脱支架的应用，复杂病变钙化病变介入治疗的增加，再度激发医师对

于旋磨技术的热情，旋磨技术作为钙化性病变的治疗中间手段，具有独特的应用价值。

19. 如何看待慢性稳定型心绞痛药物治疗与介入治疗效果的比较？

血管成形术及介入心脏病学都是新兴领域，大约始于 30 年前，毫无疑问，介入心脏病学发展非常快速，并得到广泛的应用。自 2007年，经皮冠状动脉介入治疗应用率已经下降。这主要归因于两个方面：其一，COURAGE 研究提示药物对冠心病疗效仍较好；其二，人们更希望能在恰当时间为适宜的患者提供正确的治疗，如何看待介入治疗与药物治疗对于慢性稳定型心绞痛患者的疗效，归纳如下。

（1）经皮冠状动脉介入治疗与药物治疗相比总体上不能降低慢性稳定型冠心病（SCAD）患者死亡和心肌梗死发生率。这一结论主要依据是发表在新英格兰医学杂志的 COURAGE 试验，该试验结果显示，两组的主要终点（死亡或心肌梗死）和次要终点（卒中或因急性冠状动脉综合征住院）发生率均无统计学差异，表明经皮冠状动脉介入治疗并不额外增加患者的终点事件，提示行经皮冠状动脉介入治疗前有必要进行最佳药物治疗（OMT）。

（2）经皮冠状动脉介入治疗优于药物治疗的证据。2008 年发表的一项研究纳入 384 例患者，其中 76%置入药物洗脱支架（DES），有效降低了不良事件发生率，相比单纯药物治疗，介入治疗更有效。2013年发表于 *Circulation* 期刊的荟萃分析，入选 12 项随机对照试验，累计纳入 8070 例稳定型心绞痛患者，平均随访 5 年。结果显示，与最佳药物治疗组相比，经皮冠状动脉介入治疗组自发性非操作相关心肌梗死显著减少。另一纳入 7182 例患者、随访 4.9 年的试验也得出相似结论。

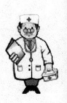

（3）经皮冠状动脉介入治疗存在一定的风险。不论是金属裸支架还是药物洗脱支架，术后均有可能导致冠状动脉再狭窄、支架血栓形成，从而引起不稳定型心绞痛、心肌梗死。由于经皮冠状动脉介入治疗后抗血小板药联用的种类及使用时间增加，消化道出血的风险增加，占经皮冠状动脉介入治疗术后出血并发症的 50%以上，尤其是阿司匹林及氢氯吡格雷双联抗血小板治疗使消化道出血风险升高7～14 倍。

（4）个体化评估选择治疗方案才是最重要的。2013 ESC/SCAD 指南强调了验前概率（PTP）的重要性，推荐根据 PTP 进行慢性稳定型冠心病的 3 步决策流程。第一步若患者 PTP＜15%，考虑其他原因。第二步若 PTP 为 15%～85%，则首先对患者进行无创检测；如果确诊为慢性稳定型冠心病，给予最佳药物治疗并进行危险分层。第三步对于高危患者，须进行有创血管造影和血运重建。由于慢性稳定型冠心病是由多种血管和非血管机制共同参与的结果，最佳药物治疗是慢性稳定型冠心病的基础治疗，个体化评估是为慢性稳定型冠心病患者选择治疗方法的依据。

（5）经皮冠状动脉介入治疗与药物治疗是互补的关系。2012 年发表于《新英格兰医学杂志》的 FAME-2 研究纳入 888 例稳定性心绞痛患者，由做冠状动脉造影的医生提供患者的血管狭窄程度，将至少 1 支冠状动脉狭窄不明显（FFR＜0.8）的患者随机分为介入治疗组和药物治疗组。结果显示，介入治疗组不良事件发生率有统计学意义。

因此，经皮冠状动脉介入治疗与药物治疗是互补的关系，而不是竞争、对立的关系。经皮冠状动脉介入治疗可更有效地解除患者症状，减少其对抗心绞痛药物的需求，改善患者活动量和生活质量。预后的关键取决于冠状动脉病变的范围、部位、程度。

20. 对非 ST 段抬高型心肌梗死怎样实施冠状动脉造影和早期有创治疗？

非 ST 段抬高型心肌梗死（NSTEMI）是指以 ST 段压低或 T 波低平为心电图表现的心肌梗死，其病理机制与 ST 段抬高型心肌梗死（STEMI）不完全一致，主要为冠状动脉易损斑块破裂或溃疡形成，触发血小板激活、聚集，形成白色血栓，导致冠状动脉管腔完全或次全闭塞。

2011 年 3 月 28 日，美国心脏病学会基金会（ACCF）和美国心脏学会（AHA）在发布了最新的不稳定型心绞痛（UA）/NSTEMI 治疗指南，该指南基于最新临床研究结果进行了更新，下面将一些值得临床医生注意的变更信息按重要性排列如下：①中、高危患者的强化治疗时机；②三联与双联抗血小板治疗在中、高危患者中的作用比较；③强化治疗在慢性肾病患者中的作用；④参与质量改善体系的重要性；⑤普拉格雷在非 ST 段抬高急性冠状动脉综合征中的作用。

该指南指出，临床医生通常难以决定何时（发病后数小时和数天）进行诊断性冠状动脉血管造影等有创检查。新指南建议对初始稳定的高危 UA/NSTEMI 患者及早进行有创检查（发病后 12～24h），而不应推迟到发病 24h 以后才进行。对于非高危患者，推迟进行有创检查也是合理的。

抗血小板治疗方面的更新内容包括：针对部分患者，应调整氯吡格雷负荷剂量，以避免疗效不佳的情况发生，并加用普拉格雷。尽管有随机对照研究显示普拉格雷减少临床事件的作用优于氯吡格雷，并且 FDA 曾于 2010 年 3 月发布警告称氯吡格雷对一些患者的疗效较差，但 Wright 博士及其同事考虑到普拉格雷的出血风险较高及其他因素，不推荐首选普拉格雷。普拉格雷对以下患者既无益处亦无危害：年龄

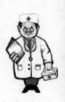

≥75岁的患者，短暂性脑缺血发作、卒中或急性病理性出血的患者，体重＜60kg的患者。在三联抗血小板治疗方面，对于缺血性事件低危患者、出血高危患者，以及正服用阿司匹林和氯吡格雷的患者，不建议使用血小板膜糖蛋白Ⅱb/Ⅲa受体拮抗药，以免增加出血风险。

新指南建议在插管前对肾病患者进行适当的准备性补液，并建议临床医生和医院参与标准医疗质量资料登记，以跟踪和评估预后、并发症及对UA/NSTEMI循证治疗和质量改善体系的依从性。

21. 伴非梗死相关动脉病变的ST段抬高型急性心肌梗死患者死亡率是否更高?

一项回顾性汇总分析显示，伴有阻塞性非梗死相关动脉病变的ST段抬高型心肌梗死（STEMI）患者30d死亡率高于一般的ST段抬高型急性心肌梗死患者。Manesh Patel博士（杜克大学卫生系统）等发现，伴非梗死相关动脉病变的ST段抬高型急性心肌梗死患者未校正的30d死亡率（4.3%）明显高于不伴非梗死相关动脉病变的患者（1.7%），两者之间风险的差别为2.7%（$P<0.001$）。经过调整，两组30d死亡率分别为3.3%和1.9%，风险差别为1.4%（$P<0.001$）。

这一回顾性研究汇总了1993—2007年发布的8个独立的国际ST段抬高型急性心肌梗死随机临床试验中的患者数据。后续随访从1个月到1年不等。在69 000例患者中，28 282例有有效的血管造影信息并已纳入分析。阻塞性冠状动脉病变定义为主要心外膜冠状动脉狭窄超过50%。

总的来说，52.8%的患者有阻塞性非梗死相关动脉病变。约30%的患者涉及1条血管，近19%的患者涉及2条血管。伴有非梗死相关动脉病变的患者较之无非梗死相关动脉病变的患者，一般来说年龄更大，男性更多，更有可能患有糖尿病、高血压或高胆固醇血症等疾病；有非梗死相关动脉病变的患者多伴有心肌梗死病史，充血性心力衰竭病史，做过冠状动脉血管成形术，或曾经发生脑血管意外（卒中）。

在 2005 年 11 月到 2012 年 12 月期间进行的韩国急性心肌梗死注册（KAMIR）研究，40 851 例罹患急性心肌梗死患者进入，其中 18 217 例 ST 段抬高型急性心肌梗死患者有有效的血管造影的资料。在这项大样本 ST 段抬高型急性心肌梗死患者中，有非梗死相关动脉病变患者的比例几乎一样，为 51.7%；而且，约 30% 的患者涉及 1 条血管，约 22% 的患者涉及 2 条血管。

在 KAMIR 登记患者中，伴有非梗死相关动脉病变的患者校正 30d 死亡率高很多（3.6%），而不伴非梗死相关动脉病变的患者死亡率仅为 2.5%（$P < 0.001$），这一结果和汇总分析得出的结论一致。

同样，阻塞性非梗死相关动脉病变的发生率和汇总分析得出的结论相似；杜克大学的患者中，非梗死相关动脉病变的发生率为 53.4%，其中 31.5% 的患者涉及 1 条血管，22% 涉及 2 条血管。但是，与汇总分析结果及 KAMIR 登记的观察结果相比，不同的是，杜克大学患者中有伴或不伴非梗死相关动脉病变患者的 30d 死亡率差别并不大，分别为 4.7% 和 4.3%。另外，杜克大学患者中伴非梗死相关动脉病变患者的 1 年死亡率显著高于不伴非梗死相关动脉病变的患者，分别为 11.5% 和 7.6%（$P = 0.004$）。

Patel 指出："我们认为这些数据表明，我们需要更多的研究来确定给这些患者实施血运重建的最佳时机。我们认为，患有严重的冠状动脉左前降支阻塞而未进行血运重建的患者，或者多支血管阻塞的患者，如果进行分阶段或者早期介入治疗的话，预后可能会好一些。目前推荐的做法是，先医治急性心肌梗死，然后采用无创负荷检查来确

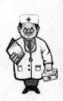

定患者是否需要进行血运重建。但是上述数据显示，这些患者的30d死亡风险更高，所以我们的分析提出了一个问题：治疗伴有非梗死相关动脉病变的ST段抬高型急性心肌梗死患者，进行血运重建是否合适，什么时间使用最好？"

22. 如何对待非梗死相关动脉病变？

对于ST段抬高的急性心肌梗死（STEMI）患者，直接经皮冠状动脉介入治疗无疑是最有效的再灌注治疗方法。资料显示40%～65%的ST段抬高型急性心肌梗死患者存在多支血管病变，具有多支血管病变的ST段抬高型急性心肌梗死患者急诊行冠状动脉旁路移植术的比例较单支血管病变患者高，心肌梗死后再发心肌缺血、再次血供重建尤其对非梗死相关动脉病变的再次血供重建的比例在多支血管病变患者中比例均增高。因此，对于具有多支病变的ST段抬高型急性心肌梗死患者，单纯处理梗死相关动脉还是进行完全血供重建对急性心肌梗死的治疗学具有重要意义。

现有的指南建议，对于多支血管病变患者，直接经皮冠状动脉介入治疗宜仅对梗死相关血管进行干预，而对于非梗死相关血管无明确的建议，仅当患者出现心源性休克时才推荐对多支血管上存在的病变进行经皮冠状动脉介入治疗。但事实上，目前国内不少医院对合并多支血管病变的ST段抬高型急性心肌梗死患者实施直接经皮冠状动脉介入治疗时，也对非梗死相关动脉进行了干预，因而引起了不少争论。

有人认为直接经皮冠状动脉介入治疗同时干预非梗死相关动脉可以进一步减少心肌梗死范围，有利于改善预后。及早干预梗死相关动脉，恢复梗死区域的血流灌注无疑是限制心肌梗死范围最有效的方法。其他可以影响心肌梗死范围的因素有侧支循环血流、微循环功能、冠状动脉痉挛等，其中侧支循环血流是主要因素之一。侧支循环的存在与冠状动脉严重狭窄、多支血管病变相关。直接经皮冠状动脉介入治疗时干预非梗死相关动脉的理论基础是处理 ST 段抬高型急性心肌梗死时不仅需要开通梗死相关动脉恢复血流灌注，还需要增加侧支循环的血流，进一步限制心肌梗死的范围。但是 ACC/AHA 指南将直接经皮冠状动脉介入治疗时对非梗死相关动脉的干预列为 Ⅲ 类建议，主要原因是急性心肌梗死时患者体内存在高凝状态和抗栓治疗的不足。

心肌梗死患者冠状动脉粥样改变并非局限于某一冠状动脉局部，而是遍布整个冠状动脉血管床。血管内超声显示，急性心肌梗死时，梗死相关血管与非梗死相关血管的粥样斑块比较，具有较多的血栓、较强的低回声、较长的病变、较大的弹力膜面积以及更重的斑块负荷等特征。有的研究认为，对于具有多支血管病变的心肌梗死患者，同时对梗死相关动脉和非梗死相关动脉进行治疗，再发心肌梗死、靶血管血运重建及主要心脏不良事件的发生率增加。多因素分析显示，多支血管同时进行经皮冠状动脉介入治疗是主要心脏不良事件发生的独立危险因素。急性心肌梗死时，机体内促血栓形成及炎性反应因素增加，可能是梗死相关冠状动脉支架植入后较非梗死相关动脉再狭窄率高的原因之一。另外，有研究显示，急性心肌梗死时非梗死相关动脉的病变有可能被估计过重，可能与急性心肌梗死时，血液循环中的缩血管物质如内皮素、血管升压素等被激活，同时一氧化氮、腺苷等扩血管物质的活性减低有关。

但也有人认为 ACC/AHA 指南将直接经皮冠状动脉介入治疗对非梗死相关动脉的干预列为 Ⅲ 类建议的证据为 C，只是专家的一致建议或看法，并无足够的循证医学证据支持，并且相关的临床研究也很少，有关近期和远期的结果并不一致，存在争议。Corpus 等回顾性研究显示直接经皮冠状动脉介入治疗时干预非梗死相关动脉是随访期间主要心血管事件发生的独立预测因素，这主要是因为靶血管重建和再梗死增加。但 Khattab 等的前瞻性非随机研究未证实上述结果，认为直接经皮冠状动脉介入治疗时干预非梗死相关血管并不影响 30d 及 1 年的主要心血管事件发生，发现直接经皮冠状动脉介入治疗时对非梗死相关动脉进行干预的患者心肌酶学峰值较低，提示心肌梗死范围减少。

随着新药的不断开发，目前的抗栓治疗有了多方面的进展，抗栓治疗的安全性和有效性均有明显的提高，新型药物洗脱支架有助于减少支架内血栓，减少再次血运重建率。因此，有必要重新评估对于具有多支血管病变的急性心肌梗死患者是否应该进行完全血运重建，以及进行完全血运重建的时机、条件及安全性等问题，探讨同时干预非梗死相关动脉病变的意义。

23. 2014 年版 ACC/AHA 经皮冠状动脉介入治疗指南的要点如何？

要点如下：作为整体目标，应当在 ST 段抬高型急性心肌梗死发生后 12h 内并且在首次医疗接触后 90min 内实施直接经皮冠状动脉介入治疗；如果再狭窄风险增高并且患者可以耐受和依从长期双联抗血小板治疗，可以应用药物洗脱支架替代裸金属支架，减少再狭窄的风险。

24. 2014 年版 ACC/AHA 经皮冠状动脉介入治疗指南中 ST 段抬高型急性心肌梗死患者有哪些急诊治疗策略？

治疗策略如下：①与患者首次医疗接触后立即启动诊断与治疗程序；②在 10min 内尽快完成 12 导联心电图；③对所有拟诊 ST 段抬高型急性心肌梗死的患者启动心电图监测；④对于有进行性心肌缺血体

征和症状的患者，即使心电图表现不典型，也应当积极处理；⑤院前处理 ST 段抬高型急性心肌梗死患者必须建立在能够迅速和有效实施再灌注治疗区域网络基础上，尽可能使更多的患者接受直接经皮冠状动脉介入治疗；⑥能够实施直接经皮冠状动脉介入治疗的中心必须提供 24h/7d 的服务，尽可能在接到通知后 60min 内开始实施直接经皮冠状动脉介入治疗；⑦所有医院和医疗急救系统必须记录和监测时间延误,努力达到并坚守下列质量标准，包括首次医疗接触到记录首份心电图的时间≤10min，首次医疗接触到实施再灌注的时间：溶栓≤30min，直接经皮冠状动脉介入治疗≤90min（如果症状发作在 120min 之内或直接到能够实施经皮冠状动脉介入治疗的医院，则≤60min）。

25．2014 年版 ACC/AHA 经皮冠状动脉介入治疗指南中 ST 段抬高型急性心肌梗死患者直接经皮冠状动脉介入治疗原则和适应证是什么？

ST 段抬高型急性心肌梗死急诊经皮冠状动脉介入治疗方式包括：直接（primary，direct）经皮冠状动脉介入治疗即不溶栓直接行经皮冠状动脉介入治疗；补救（rescue，salvage）经皮冠状动脉介入治疗即溶栓失败后行经皮冠状动脉介入治疗；即刻（immediate）经皮冠状动脉介入治疗即溶栓成功对严重残余狭窄行经皮冠状动脉介入治疗；延迟（delayed，deferred）经皮冠状动脉介入治疗即溶栓后 1～7d 行经皮冠状动脉介入治疗。

其中直接经皮冠状动脉介入治疗原则是迅速开通闭塞血管；避免处理非梗死相关动脉；尽可能少预扩张，尽可能少后扩张；尽快稳定血流动力学状态。其适应证包括：①ST 段抬高型急性心肌梗死患者；②缺血性胸痛发作<12h，或>12h 但仍有缺血性胸痛；③冠状动脉造影能确定梗死相关动脉，该血管闭塞或高度狭窄、介入方法能够处理无抗凝血、抗血小板治疗禁忌证。

26.《2012 年中国经皮冠状动脉介入治疗指南》的优势和特色是什么？

《2012 年中国经皮冠状动脉介入治疗指南》的主要内容主要集中在急性冠状动脉综合征（ACS）患者抗血小板治疗方面，从以往的研究和国外指南中可以看到，更多强调的是关于介入治疗患者的抗血小板治疗。对于经皮冠状动脉介入治疗患者，本指南强调应该重视和加强循证用药，规范的抗血小板治疗使急性冠状动脉综合征患者的预后得到极大的改善。

近年来，针对急性冠状动脉综合征患者治疗的临床研究和循证证据越来越丰富，指南推陈出新，但是在临床实践与指南之间仍然存在很大差距：首先，大规模临床研究排除了合并多种疾病的患者；其次，受到多种因素的影响，并非所有患者均能接受指南推荐的最佳治疗策略。尽管血运重建治疗对高危急性冠状动脉综合征患者优于内科治疗，但由于各种原因，很大部分这样的患者没有进行血运重建，更糟的是药物治疗也不充分。对于非血运重建治疗急性冠状动脉综合征患者，进行规范的抗血小板治疗尤其重要。学习指南对于认识急性冠状动脉综合征，对临床采取更有效的治疗措施提供了指导性依据。

27.《2012 年中国经皮冠状动脉介入治疗指南》为什么强调急性冠状动脉综合征患者双联抗血小板治疗？

急性冠状动脉综合征是一组由急性心肌缺血引起的临床综合征，是由于动脉粥样硬化斑块不稳定、破裂或表面溃烂，使内皮下基质暴露，与血小板表面受体结合，引发血小板的黏附和激活，继而形成富含血小板的血栓，同时凝血系统激活，形成瀑布样反应，使已经形成的血栓增大，部分或完全造成血管腔闭塞，最终发生急性冠状动脉综合征,在这一病理过程中，血小板的激活起重要的作用。

《2012 年中国经皮冠状动脉介入治疗指南》强调，急性冠状动脉综合征患者应该注意强化双联抗血小板治疗。介入治疗对降低病死率非常重要，尤其在高危患者，包括 ST 段抬高型心肌梗死患者。从目前对于急性冠状动脉综合征注册研究资料来看，接受介入治疗患者术后的危险性较高，如接受介入治疗患者随访 12 个月的结果，心血管事件发生率远远高于 10%。未接受介入治疗急性冠状动脉综合征患者风险更高，心血管事件发生率可以高出 1 倍，达 20%或更多。这些患者再次发生急性冠状动脉综合征时，猝死的可能性非常大，从这个角度来说，无论介入治疗还是非介入治疗患者都需要双重抗血小板治疗。

急性冠状动脉综合征的治疗主要取决于对易损斑块的处理。动脉粥样斑块一般为多发，因此，仅处理单一斑块并不意味着患者没有危险。易损斑块来源于易损病变，如患者的血液或者冠状动脉整体情况处在一种易损状态，也就是内环境处于易损状态，所以对这种患者一定要强化双联抗血小板治疗。现在一直强调介入治疗患者要强化双联抗血小板治疗，关键问题是从登记资料来看，非介入治疗患者危险性更高。介入治疗患者放置支架后会进行术后随访，为防止血栓发生会加强双联抗血小板治疗，但非介入治疗患者因为没有放支架似乎觉得万事大吉了，反而危险性比介入治疗患者更高，所以强调对于非介入治疗患者更加要加强二级预防，强化双联抗血小板治疗。

二、药物治疗

28. 治疗冠心病的常用药物有哪几种？

目前治疗冠心病的药物很多，但常用的药物主要有以下几种。

（1）硝酸酯类：主要包括硝酸甘油、二硝酸异山梨酯（消心痛）、异山梨酯缓释片（长效消心痛）、单硝酸异山梨酯片、单硝酸异山梨酯缓释片（欣康）、戊四硝酯（长效硝酸甘油）制剂等，目前一般主张使用长效制剂。

（2）钙通道阻滞药：包括硝苯地平控释片（拜新同）、地尔硫䓬（合心爽片）、维拉帕米片（异搏定）、氨氯地平片（络活喜）、左旋氨氯地平（施惠达）等。

（3）β受体拮抗药：包括普萘洛尔片（心得安）、美托洛尔片（倍他乐克）、美托洛尔缓释片、比索洛尔片（康忻、搏苏）等。

（4）血管紧张素转化酶抑制药（ACEI）：包括卡托普利片（开搏通）、贝那普利片（洛汀新）、赖诺普利片、依那普利片、雷米普利片等。

（5）血管紧张素Ⅱ受体拮抗药：常用的有氯沙坦片（科素亚）、缬沙坦胶囊（代文）、厄贝沙坦片（安搏维）、替米沙坦、艾力沙坦等。

（6）抗血小板药：包括阿司匹林肠溶片、氯吡格雷片（波立维、泰嘉）等。

（7）抗凝血药：肝素针、低分子肝素针、华法林。

（8）调血脂药：有非诺贝特片、吉非贝齐（吉非罗齐）、阿托伐他汀片（阿乐、立普妥）、普伐他汀（浦惠旨、普拉固）、辛伐他汀（舒降之）、氟伐他汀（来适可）等。

（9）中成药：有麝香保心丸、复方丹参滴丸、通心络、苏合香丸等。

29. 急性心肌梗死患者应怎样选择止痛药？

急性心肌梗死所致的疼痛是因濒死的但仍旧存活的心肌持续性缺血引发的，并不一定是坏死的心肌所产生的效应。所以急性心肌梗死患者胸痛发作，可适用以下药物治疗。

（1）静脉溶栓疗法：已证实如溶栓成功而发生早期再灌注后，患者的胸痛可迅速解除。

（2）静脉应用硝酸甘油：根据患者心绞痛发作情况及血压，每5分钟调整一次剂量，直到胸痛控制或剂量达 200μg/min，假如仍不能控制胸痛可考虑服用其他药物。

（3）其他抗缺血措施：①吸氧；②β 受体拮抗药；③再灌注辅助疗法如主动脉内气囊反搏；④止痛药，吗啡为急性心肌梗死患者必选药物，除非患者对吗啡过敏。用量 2～5mg/5～30min，需要时可反复静脉给药，特别情况下累计量可达 2～3mg/kg。吗啡主要作用于中枢神经系统以阻断交感神经介质的释放，可扩张周围静脉和动脉，减轻心脏前、后负荷，还有降低心肌耗氧量。用吗啡止痛，不仅可减轻焦虑，而且还可降低血循环中儿茶酚胺水平，降低心律失常的发生率。其他止痛药还有氢吗啡酮（二氢吗啡酮）、哌替啶（度冷丁）等。

30. 心肌梗死合并心源性休克的用药原则是什么？

心肌梗死合并心源性休克时患者病情往往极其危重，其病死率极高，用药难度较大，其用药原则要注意如下几点：①各项抢救措施应在严密的血流动力学监测下进行，给药途径优先考虑经血管直接给药以尽快获得疗效；②心肌梗死合并心源性休克的治疗用药类型及剂量呈高度个体化差异，应结合心脏基础病变、临床特点及血流动力学指标综合制订全面的治疗方案，并随时进行调整；③主动脉内气囊反搏与药物治疗相配合能提高抢救成功率；④急救时可利用多巴胺的舒血管作用进行抢救；⑤药物抢救无效者应考虑急症冠状动脉介入治疗。

31. 在心绞痛治疗中怎样做到合理用药？

目前临床上控制心绞痛症状的主要药物有 3 类：β 受体拮抗药、硝酸酯类和钙通道阻滞药。要在心绞痛治疗中做到合理用药，就要充分发挥这 3 类药物的作用，在其使用过程中，注意如下要点。

（1）合理地选择针对心绞痛的不同机制药物：如劳力型心绞痛是最常见的类型，发生在活动、劳累之中，休息后可缓解，其病理基础是冠状动脉粥样硬化所致的严重性固定狭窄，在静息状态下，心肌的氧需量少，狭窄的冠状动脉可满足这种需要，仍可保持心肌的血氧供需平衡。当患者运动使心率加快，血压升高，心肌收缩力加强时，这时心肌对血氧的需求增高，但固定的严重冠状动脉狭窄病变，使冠状动脉不能相应增加血氧供应，导致血氧供需失衡，供不应求，造成心绞痛发作。这时血氧需要量增加是供需矛盾的主要方面，治疗应针对降低心肌耗氧量选用药物，最理想的药物是 β 受体拮抗药。这类药物能减慢心率、降低血压和减弱心肌收缩，从而降低心肌耗氧量，重新恢复心肌的血氧供需平衡，故成为治疗劳力型心绞痛的首选药物，但应该注意在有明显的窦性心动过缓或其他慢性心律失常患者中避免使用。劳力型心绞痛患者不宜首选单独使用硝苯地平，因为硝苯地平是具有强大扩张血管作用的钙通道阻滞药，用药后血管扩张，导致反射性心率加快，心肌收缩力加强，血中儿茶酚胺水平升高，使心肌对血氧需求增加，不利于劳力型心绞痛的控制，而硝苯地平与 β 受体拮抗药联合使用，可避免这一不良后果。自发型心绞痛为静息状态下发作的心绞痛，主要由于冠状动脉痉挛使心肌的血氧供应减少。治疗应选用对冠状动脉有明显扩张作用的硝酸酯类与钙通道阻滞药，而不宜单独使用β受体拮抗药，因为后者可使血管痉挛加重。

混合型心绞痛患者兼有劳力型与自发型心绞痛发作，应联用上述3种药物。

（2）剂量用法因人而异：根据发病规律，注意调整用药时间，用药时应从小剂量开始，逐渐加量，直到最佳疗效而无明显不良反应。值得注意的是，目前临床上使用药物治疗心绞痛时较常出现的问题是用药剂量过小，没有个体化，用量单一，而国人使用剂量范围变化较大，如普萘洛尔的剂量为 30～180mg/d，相差数倍。静脉滴注硝酸甘油剂量为 20～200μg/min。

不同患者、不同类型的心绞痛发作规律也不同。变异型心绞痛多在夜间或凌晨发作，应在睡前服药，或夜间唤醒患者加药。多数心绞痛的高发时间是在清晨睡醒时，有些患者表现为清晨首次劳力型心绞痛，即早晨醒后从事轻微的体力活动时，如洗漱、慢散步即可诱发心绞痛，而在以后时间从事更重的体力活动不出现心绞痛。因此心绞痛患者应注意起床前用药，而不是早饭后服药。如患者在排便时发生心绞痛，应在排便前先含服硝酸甘油。

（3）根据病情需要联合用药：β受体拮抗药和硝酸酯类或钙通道阻滞药联合使用，可增加疗效，而不良反应相互抵消。但维拉帕米（异搏定）与β受体拮抗药的不良反应相同，都具有负性变力作用、负性频率与负性传导作用，禁忌联合使用，并且其静脉制剂、口服制剂的联合使用也应极为谨慎。

（4）注意考虑患者合并的疾病，合理选药：同时有快速室上性心律失常，如心房颤动，心房扑动、阵发性室上性心动过速，应首选β

受体拮抗药；对合并缓慢型心律失常者应选用硝酸酯与二氢吡啶类钙通道阻滞药；对有心功能不全者应选用硝酸酯类。

（5）强化治疗：主要是对不稳定型心绞痛的治疗。由于不稳定型心绞痛比稳定型心绞痛更容易恶化，更具有发生急性心肌梗死、猝死的危险，故临床上将不稳定型心绞痛归为急性冠状动脉综合征的一个重要表现形式，需要收入冠心病监护病房。对于不稳定型心绞痛患者应禁忌做运动试验；应重视使用β受体拮抗药，而后者的优点是可以明显减少急性心肌梗死与猝死的发生，对控制症状也有效；静脉使用硝酸甘油有助于快速控制症状。不稳定型心绞痛的发病机制主要为不稳定的冠状动脉病变的动脉粥样硬化斑块的破裂、血小板聚集和部分闭塞性血栓形成，因此对没有禁忌证的患者，应使用抗血小板药，如使用阿司匹林和抗凝血药（如肝素）。最近大规模临床前瞻性随机安慰剂对照试验表明，溶栓药物对不稳定型心绞痛患者无益，既不改变冠状动脉造影所见的病变程度与不稳定性，也不改善临床预后，反而明显增加恶化，并具有增加急性心肌梗死和病死率的危险，故目前对不稳定型心绞痛不主张溶栓治疗。

32. 如何选择不稳定型心绞痛的药物治疗？

不稳定型心绞痛是介于稳定型心绞痛和急性心肌梗死之间的一种症候群，因其发病具有一定的复杂性和特异性，故对其药物治疗也要有一定的选择性，一般如下。

（1）抗血小板治疗：阿司匹林为首选药物。急性期剂量应在150～300mg/d，3d后可改为小剂量即50～150mg/d维持治疗，对于阿司匹林禁忌的患者，可采用噻氯匹定或氯吡格雷治疗，但注意经常检查血象，一旦出现明显白细胞或血小板降低应立即停药。

（2）抗凝血酶治疗：静脉肝素治疗一般用于住院的中、高危险组的患者。

（3）硝酸酯类：主要目的是控制心绞痛的发作，改善预后效果较差。心绞痛发作时应口含硝酸甘油，初次含硝酸甘油的患者以先含1片为宜，对于已有含服经验的患者，心绞痛症状严重时也可1次含服2片，若含1片无效，可在3～5min之内加服片次，若连续含硝酸甘油3～4片仍不能控制疼痛症状，需应用强镇痛药以缓解疼痛，并随即采用硝酸甘油或异山梨酯静脉滴注，对于中危和高危组的患者，硝酸甘油持续静脉滴注24～48h即可，以免产生耐药性而降低疗效。

（4）β受体拮抗药：对不稳定型心绞痛患者可以控制心绞痛症状，并可以改善其近、远期预后，除有肺水肿、未稳定的左心衰竭、支气管哮喘、低血压（收缩压≤90mmHg）、窦性心动过缓（安静时心率＜55/min）或二、三度房室传导阻滞等禁忌证者，主张早期常规服用。首选具有心脏选择性的药物，如美托洛尔、比索洛尔等。除少数症状严重者可采用静脉注射β受体拮抗药外，一般主张直接口服。剂量应个体化，根据症状、心率及血压情况调整剂量。美托洛尔常用剂量为25～50mg，每日2次或每日3次；比索洛尔常用剂量为5～10mg，每日1次，但变异型心绞痛不主张使用β受体拮抗药。

（5）钙通道阻滞药：以控制心肌缺血的发作为主要目的。硝苯地平对缓解冠状动脉痉挛有独到的效果，故为变异型心绞痛的首选用药，一般剂量为10～20mg，每6小时1次，若仍不能有效控制变异型心绞痛的发作还可与地尔硫䓬合用，以产生更强的解除冠状动脉痉挛的作用，当病情稳定后可改为缓释和控释制剂。

地尔硫䓬，有减慢心率、降低心肌收缩力的作用，故较硝苯地平更常用于控制心绞痛发作。一般使用剂量为30～60mg，每日3次或每日 4 次。该药可与硝酸酯类合用，亦可与 β 受体拮抗药合用，对已有窦性心动过缓和左心功能不全的患者，应禁用此药。

维拉帕米一般不能与 β 受体拮抗药配伍，多用于心绞痛合并支气管哮喘不能使用 β 受体拮抗药的患者。

总之对于严重不稳定型心绞痛患者常需联合应用硝酸酯类、β 受体拮抗药、钙通道阻滞药。

（6）溶栓治疗：溶栓方法治疗不稳定型心绞痛有增加急性心肌梗死发生率的倾向，故已不主张采用。

33．经皮冠状动脉介入治疗后常规应该服用哪些药物？

一般认为，经皮冠状动脉介入治疗后的患者常规应该服用的药物有：①阿司匹林肠溶片，如无禁忌必须服用，而且应终身服用，剂量每日 100mg 为宜；②氯吡格雷片，每日 75mg，如果置入的是药物洗脱支架，目前认为应至少需服 1 年，如果有条件或者高危患者，可以用更长时间，并且极为重要，置入裸支架的患者也应服用 1 年以上；③他汀类，该类药物对于冠心病患者不仅可以调血脂，而且可以稳定斑块，延缓动脉粥样化进展，故不能单凭血脂的指标来判断是否应用，应该按中华医学会的指南或在医务工作者指导下应用；④硝酸酯类、降压、降血糖及其他药物根据病情选用。

34．氯吡格雷负荷是否可以延迟至经皮冠状动脉介入治疗时？

最新研究显示，在因非 ST 段抬高心肌梗死接受经皮冠状动脉介入治疗（PCI）的患者中，与血管造影术前给药的标准方法相比，延迟氯吡格雷给药直至临近经皮冠状动脉介入治疗前或后并未显示出结果恶化。

一项回顾性研究评价了与血管造影前给予氯吡格雷相比，经皮冠状动脉介入治疗术前 2h 内或术后 30min 在导管室给予高剂量氯吡格雷的安全性和有效性，该研究共纳入 1041 例患者：574 例患者接受导管室负荷剂量（600mg），467 例根据标准流程治疗。结果显示，两种方法的血管造影成功率、总死亡率、院内心肌梗死和主要不良冠状动脉事件相似，血管造影前和导管室内治疗的主要和轻微出血并发症发生率也相似。当作者仅观察肌钙蛋白 I 升高的高危患者时，仍未见差异。

在经皮冠状动脉介入治疗期间接受比伐卢定治疗的患者中，导管室内氯吡格雷给药与心肌梗死较高有关，且有主要不良冠状动脉事件升高的趋势。然而，这些差异限于肌酸激酶同工酶升高介于正常上限 3～5 倍的患者。

两组在 1 年时均有 18 例死亡，在随访结束时（平均 23.8 个月）氯吡格雷血管造影前治疗组患者（31 例死亡，6.6%）与导管室内治疗组患者（24 例死亡，4.2%）全因病死率相似。

纽约市威尔康乃尔医学院 Dimitriy N. Feldman 博士指出："虽然该分析中的数据为前瞻性收集，但这是一项回顾性分析，需要进行随机研究来最终证实与目前推荐的氯吡格雷预治疗策略相比，经皮冠状动脉介入治疗前 2h 内 600mg 负荷剂量治疗与相似的短期缺血性事件结果有关。"

35. 硝酸酯类为什么对冠心病有益？

冠心病的治疗分为改善预后及改善症状两类，后者包括 β 受体拮抗药、长效钙通道阻滞药或硝酸酯类，但这些药物能否改善心绞痛患者的长期预后，目前尚无肯定的证据。2013 年欧洲指南又对药物治疗策略进行了简化，将缓解心绞痛的药物分为一线用药和二线用药，β

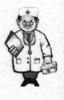

受体拮抗药和钙通道阻滞（CCB）作为一线药物，其他包括长效硝酸酯、伊伐布雷定、曲美他嗪等药物都作为二线药物，在一线药物的基础上使用二线药物。《中国2010年慢性稳定型冠心病管理共识》认为硝酸酯类为内皮依赖性血管扩张药，能减少心肌需氧和改善心肌灌注，从而改善心绞痛症状。硝酸酯类会反射性增加交感神经张力使心率加快。因此常联合负性心率药如β受体拮抗药或非二氢吡啶类钙通道阻滞药治疗慢性稳定型心绞痛。对于无心绞痛的患者不需应用硝酸酯类。舌下含服或喷雾用硝酸甘油仅作为心绞痛发作时缓解症状用药，也可在运动前数分钟使用，以减少或避免心绞痛发作。长效硝酸酯制剂用于减低心绞痛发作的频率和程度，并可能增加运动耐量。长效硝酸酯类不适宜用于心绞痛急性发作的治疗，而适宜用于慢性长期治疗。每天用药时应注意给予足够的无药间期，以减少耐药性的发生。硝酸酯类的不良反应包括头痛、面色潮红、心率反射性加快和低血压，以上不良反应以给予短效硝酸甘油时最明显。第1次含用硝酸甘油时，应注意可能发生"直立性低血压"。新欧洲指南提升了β受体拮抗药作为慢性稳定性心绞痛的地位，其依据是β受体拮抗药既可以改善预后又可以改善症状，降低心肌梗死后患者的死亡率。

36．什么是硝酸甘油的缓释制剂？

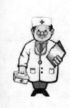

通常口服的硝酸甘油制剂，经过体内代谢后就失去了扩张血管作用。如常用的二硝酸异山梨酯（消心痛）类药，最长也只能保持疗效3～5h，故对心绞痛发作频繁的重症患者，一般口服制剂不够理想。为了延长硝酸甘油类药的疗效，减少其有效成分的破坏，研制了缓慢释放剂。现在，在临床常用的长效制剂主要有以下几种。

（1）特别工艺生产的薄膜微粒片剂：即一片药中含有许多硝酸甘

油小微粒，服后在胃肠道内被一粒一粒地逐渐释放而发挥作用。

（2）1%～2%的硝酸甘油软膏：把该药涂在胸部经皮肤吸收，而不经肝代谢即可直接入血，涂药后10～20min起作用，1～4h达最大效应，可保持疗效4～8h，每日可涂1或2次，每次所涂剂量相当于硝酸甘油的2.5～10mg。

（3）硝酸甘油膜剂：也是一种经皮肤吸收，能维持疗效超过24h的剂型，外貌似橡皮膏，可贴于胸、腹部及四肢内侧皮肤处，每天贴1次，每次用1～2帖。

以上缓释制剂，对心绞痛发作次数多，需要硝酸甘油片量较大者，或者预防夜间心绞痛发作者效果较好。其优点是吸收、释放缓慢，不良反应少。

37. 怎样正确使用硝酸酯类药？

硝酸酯类药通过扩张冠状动脉，增加冠状动脉血流量，改善心肌缺血和缺氧情况等治疗冠心病。各种硝酸酯类药的正确使用如下：①硝酸甘油，舌下含服硝酸甘油1片（0.5mg）或喷用硝酸甘油气雾剂（1～2喷），可控制和缓解心绞痛，起效迅速（1～5min起效），作用可持续10～30min。硝酸甘油贴膜贴于患者的胸部附近，一般每日1～2片。硝酸甘油静脉滴注，10μg/min开始，每5分钟增加2～10μg/min，直至症状缓解或出现不良反应，一般用量<200μg/min。②二硝酸异山梨酯（消心痛片）5～10mg，每日2或3次口服；长效制剂20mg，每日1或2次口服。静脉滴注单硝酸异山梨酯（异舒吉）每小时2～7mg，必要时加至10mg/h。③单硝酸异山梨酯，无肝首关效应，生物利用度高。单硝酸异山梨酯片（鲁南欣康片）10mg，每日2次始，可渐增至20mg，每日2或3次。单硝酸异山梨酯缓释片（依姆多）

30mg，每日 1 次。单硝酸异山梨酯注射液（鲁南欣康针）60μg/min 始，可渐增至 120μg/min。

38. 硝酸酯类药为什么会产生耐药性？

硝酸酯类耐药现象是其治疗效果下降的主要原因，其中皮肤给药最易耐药，其耐药的机制主要是：长期使用硝酸酯类可使血管平滑肌细胞内的硝酸酯受体的巯基（—SH）过度消耗，从而减弱了硝酸酯的扩血管作用。另外，长期应用硝酸酯类扩张血管，可使体内儿茶酚胺分泌增多，激活肾素-血管紧张素-醛固酮系统，导致水钠潴留，使体内血容量增加，部分减弱了该药的药理作用。

39. 怎样预防硝酸酯类耐药性？

预防硝酸酯类耐药性一般有以下几方面：①间歇服药，每日需有 6～12h 无硝酸酯类使用的间歇期；②补充巯基供体，如卡托普利（开搏通）、半胱氨酸、蛋氨酸等；③联合血管紧张素转化酶抑制药或利尿药治疗；④避免大剂量给药和无间歇期使用长效缓释剂；⑤尽可能使用单硝酸制剂，耐药性发生相对较少。

40. 抗血小板药主要有哪几种？作用机制是什么？

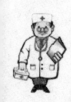

目前抗血小板药主要有阿司匹林片、氯吡格雷片（波立维、泰嘉）及噻氯匹定片（抵克力得）、血小板膜糖蛋白 IIb/IIIa 受体拮抗药（阿昔单抗、替罗非班）。其作用机制分别为：①阿司匹林肠溶片。阿司匹林是目前世界上应用最多的抗血小板药，其作用的主要环节是通过与血小板的环加氧酶（COX）活性位点丝氨酸产生共价键性乙酰化而使该酶受到抑制，从而阻断花生四烯酸通过环加氧酶途径转变为前列腺素环内过氧化物（PGG_1，PGH_2），进而减少凝血烷 A_2（血栓素 A_2，

TXA$_2$）的形成，抑制血小板的聚集。②氯吡格雷片、噻氯匹定片。噻氯匹定和氯吡格雷都属于血小板腺苷二磷酸（ADP）受体拮抗药，主要通过拮抗ADP受体，干扰纤维蛋白原结合膜糖蛋白Ⅱb/Ⅲa，从而抑制ADP介导的血小板激活。它们并不影响环加氧酶活性，但能够减弱其他激活剂通过血小板释放ADP途径引起的血小板聚集；由于阿司匹林作用于另外一条由凝血烷A$_2$介导的路径抑制血小板活性，因此联合应用阿司匹林和ADP受体拮抗药可望获得协同抗栓效应。噻氯匹定和氯吡格雷也可抑制由切变应力引起的血小板聚集，对已形成的血小板血栓能够产生去聚集作用。③血小板膜糖蛋白Ⅱb/Ⅲa受体拮抗药（替罗非班、阿昔单抗）是血小板膜糖蛋白Ⅱb/Ⅲa受体抑制药，可阻断各种途径引起的血小板聚集反应，是目前最强的抗血小板聚集的药物。

41. 抗血小板药使用需注意哪些问题？

（1）阿司匹林肠溶片：常用的剂量为每日75～165mg口服，急性心肌梗死推荐首剂300mg嚼服，促进口腔黏膜吸收，一般晨7—8时或晚餐后服用较佳。阿司匹林主要不良反应是对胃黏膜有刺激作用，可引起胃炎或胃出血，故最好不要空腹服用，要注意粪便颜色，如果大便发黑，要及时查大便隐血试验，消化性溃疡活动期禁用。此外，阿司匹林还可以诱发过敏性皮疹、哮喘。临床上阿司匹林与抑酸药合用，可减少胃肠道刺激。

（2）氯吡格雷片：常用剂量为75mg，每日1次口服。需要快速起效时可服300～600mg负荷剂量。治疗稳定型心绞痛通常无须与阿司匹林片联合应用。氯吡格雷主要不良反应为皮疹、白细胞减少，胃肠道不适等，故服药前后应行血常规检查。由于噻氯匹定因对白细胞及粒细胞的抑制作用明显，故临床应用已有明显减少趋势。

（3）血小板膜糖蛋白Ⅱb/Ⅲa受体拮抗药：目前尚无口服剂型，常用药物有单克隆抗体阿昔单抗针剂；非肽类抑制药替罗非班针剂（国内制剂为欣维宁针），通常根据患者体重计算静脉注射剂量和滴注速率。这类药物主要用于急性冠状动脉综合征患者行冠状动脉血管成形术或冠状动脉内斑块切除术者，可以预防与经过治疗后冠状动脉发生突然闭塞的有关心脏缺血并发症。

42. 如何评价阿司匹林对冠心病的防治效果？

阿司匹林是作为解热镇痛药应用于临床，但最近几年又广泛地应用于冠心病患者，甚至作为预防心肌梗死发病的一种主要药物。已有研究证明，阿司匹林可显著降低心肌梗死的早期病死率及再梗死率。同时，对不稳定型心绞痛、非Q波梗死者，长时间服用阿司匹林，死亡率可减少20%，再梗死率可降低30%。一项6年的随访报道表明，病情稳定的服用阿司匹林的患者，致命性和非致命性再梗死的发生率可在很大程度降低55%，而且在随访的6年时间中，患者病情一直比较稳定。

另外，阿司匹林的另一益处还表现在出血的发生率显著少于应用其他抗凝血药的患者。故冠心病患者服用阿司匹林在预防冠状动脉内血栓形成，预防心肌梗死或再梗死方面，有着重要的治疗价值，一般认为有下列情况之一者预防性应用阿司匹林效果较佳。

（1）老年人：因为老年人特别容易发生心脑血管疾病，所以，老年人预防性使用阿司匹林比青年人更能获益。

（2）C反应蛋白（CRP）升高的患者：存在炎症和肿瘤的患者外周血C反应蛋白显著增加。C反应蛋白升高的患者更加能够从预防性应用阿司匹林中获益。

（3）吸烟者：阿司匹林不但产生正常抗血小板作用，而且能抑制由吸烟引起的血小板集聚。

（4）纤维蛋白原水平正常的患者：在心肌梗死的一级预防中，阿司匹林对于纤维蛋白原水平明显升高的患者和正常患者一律具有预防功效。但是，对于纤维蛋白原正常的患者，该预防作用更为突出。

43．阿司匹林预防心血管疾病的最佳剂量是多少？

不同剂量的阿司匹林可以获得不同的效应：小剂量阿司匹林（每日 75～300mg）具有抗血小板功效；中等剂量阿司匹林（每日 0.5～3g）具有解热镇痛作用；大剂量阿司匹林（超过每日 4g）具有抗炎及抗风湿功能。

研究表明，阿司匹林对各类心绞痛患者均有效。如不稳定型心绞痛患者体内血小板常被激活，经常释放血管活性物质，给不稳定型心绞痛患者每日 75mg 阿司匹林，心肌梗死的发生率将降低 50%；稳定型心绞痛患者预防性应用阿司匹林也能使心肌梗死、卒中和死亡的危险下降。没有症状心肌缺血患者应用阿司匹林同样有效，比较研究证明，无症状心肌缺血患者或者有症状心肌缺血患者随机分为阿司匹林组（每日 75mg）和安慰剂组，3 个月后，阿司匹林使无症状组患者发生心肌梗死的概率降低了 80% 以上，使有症状患者的心肌梗死概率降低 50%。

临床研究发现，抑制血小板聚集所必需的阿司匹林的剂量比镇痛和抗风湿所需要的剂量要小。由于大剂量也会增加前列环素合成的抑制，故理论上应提倡首先使用小剂量阿司匹林。抗血栓试验协作组 2002 年分析证明，长时间采用小剂量阿司匹林（每日 75～150mg）抗血小板治疗可有效，但在紧急情况下，则需要至少首剂 150mg 的负荷剂量。经常服用小剂量阿司匹林的优点在于增加耐受性，减少阿

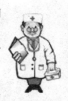

司匹林对前列环素的抑制。为减少阿司匹林的不良反应，建议长期应用肠溶阿司匹林。对于某些急诊病例（如心肌梗死），推荐使用水溶阿司匹林或将肠溶阿司匹林片含化或嚼服。

阿司匹林常见的不良反应是胃黏膜损害，个别情况下，会引起出血，且与剂量增加相关。大剂量阿司匹林会使胃肠道出血的危险成倍增加，但致命性出血比例较小。对于有出血趋向或有胃肠道疾病的患者应该小心谨慎，特别是阿司匹林同时与其他抗凝血药或溶栓药合用时。减小阿司匹林剂量并不一定减少出血的频率，但能降低出血发生的严重程度。

改善阿司匹林耐受性的方法包括：应用小剂量（75～150mg）肠溶剂型阿司匹林；清除胃幽门螺杆菌，服用胃黏膜保护药；测定血小板，以及其他实验室指标。

至于外科手术前应停止服用阿司匹林多少天，这一问题有不同的答案，要考虑每个患者的效益和风险。如患有心脏病的老年人在手术时不提倡停药；做小手术如前列腺切除、口腔外科或浅表皮肤手术发生出血的危险相对于不使用阿司匹林而发生心血管事件的概率低。临床发现继续应用阿司匹林行冠状动脉旁路移植术，也没有发生其他并发症。临床经验表明，在手术48h前停用阿司匹林即可。

此外，阿司匹林抗血小板作用没有统计学上的性别差异。以前的研究曾怀疑阿司匹林对女性的保护作用不如男性，但近来一些研究没有能证明这一观点。

44．何谓阿司匹林抵抗？

目前，阿司匹林抵抗的概念分两种：一种是临床阿司匹林抵抗，指在临床上按照推荐剂量常规服用阿司匹林的患者仍发生心血管事件。另一种是生化阿司匹林抵抗，指在实验室检查中，阿司匹林不能抑制血小板的功能，包括不能抑制血栓烷的生物合成及不能抑制血小板聚集等。高龄、吸烟、精神紧张、性别差异（女性易发生）、服用非甾体消炎药、心脏等手术，介入疗法等是发生阿司匹林抵抗的高危患者，对于这些患者应该及时复查血小板的功能，根据患者的体质，实现个体化用药，更好地改善患者的预后。

45．如何评价噻氯匹定及氯吡格雷在急性冠状动脉综合征治疗中的价值？

人类血小板包括三种不同的腺苷二磷酸（ADP）受体：P2Y1、P2Y12、P2X1。P2X1是配体门控离子通道，P2Y1、P2Y12是不同的两种G蛋白偶联受体，其中P2Y1、P2Y12是ADP作用的受体，也是ADP受体拮抗药作用靶点。第一代P2Y12受体抑制药——噻氯匹定因严重不良反应而被淘汰：它的不良反应主要是引起危及生命的血液不良反应，包括中性粒细胞减少、粒细胞缺乏症、血栓性血小板减少性紫癜和再生障碍性贫血，因此被临床淘汰。

第二代P2Y12受体拮抗药——氯吡格雷，虽然在临床上应用多年，且深得医师的信任，但仍存在许多的局限性。据多年临床应用观察，其局限性主要表现为起效较缓慢、作用中低效、人群变异多、作用不可逆。

2006年发表的ALBION研究，入选103例NSTE-ACS患者，随机分为三组并给予氯吡格雷300mg、600mg和900mg治疗，比较最大血小板抑制率和起效时间。结果显示，随着氯吡格雷剂量增加，药物达峰时间并没有随氯吡格雷剂量的增加而增加，但采用900mg剂量氯吡格雷和其600mg相比，其血小板聚集抑制率无显著增加，因此，ALBION 研究奠定了目前关于准备接受经皮冠状动脉介入治疗的急性冠状动脉综合征患者，应用氯吡格雷剂量标准的理论基础。

46．如何评价普拉格雷在急性冠状动脉综合征治疗中的价值？

普拉格雷也是第二代 P2Y12 受体拮抗药，TRITON-TIMI38 研究在心血管死亡/心肌梗死/卒中，以及非冠状动脉旁路移植术相关的主要出血方面将氯吡格雷和普拉格雷进行对比，结果证明普拉格雷比氯吡格雷更明显降低心脏不良事件发生率（$P<0.001$），同时其非冠状动脉旁路移植术相关主要出血的发生增加（$P=0.03$）。该研究出血风险的安全性终点中证实普拉格雷较氯吡格雷增加了危及生命出血和致命性出血，且达到统计学意义。

47．如何评价替格瑞洛在急性冠状动脉综合征治疗中的价值？

替格瑞洛是第三代 P2Y12 受体拮抗药，具有独特的药理特性：双重抑制、可逆性结合，作用快速、强效、一致。因其与 P2Y12 受体的可逆性结合，所以可以在停药后短时间内恢复血小板功能，替格瑞洛具有呼吸困难的不良反应，其机制可能与腺苷有关。

ONSET/OFFSET 研究是一个多中心、随机、双盲研究，选择稳定型冠心病患者观察氯吡格雷 600mg 负荷剂量与替格瑞洛 180mg 负荷剂量的抗血小板作用。给药 0.5h 后，替格瑞洛组的血小板聚集抑制作用明显增加，而氯吡格雷组在 4h 左右的血小板聚集抑制组作用未达到替格瑞洛 0.5h 的抑制作用，即该研究证明了替格瑞洛起效达峰时间较氯吡格雷快。此外，在整个观察过程中，90mg 每日 2 次的替格瑞洛与 75mg 每日 1 次的氯吡格雷相比，替格瑞洛组的血小板聚集抑制作用可一直维持在理想水平。更为重要的是，OFFSET 研究中，在停药 24h 后替格瑞洛依然保持在期望的血小板聚集抑制水平。

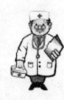

此外，PLATO 研究还比较了氯吡格雷和替格瑞洛在急性冠状动脉综合征患者中的应用，研究结果显示了替格瑞洛可显著降低主要疗效终点达 16%，其降低的心血管事件发生率主要包括两部分，一是降低心肌梗死发生率，二是降低心血管事件死亡率。而该研究也是首次证实了替格瑞洛可显著降低心血管事件死亡的发生率。在安全性方面，与氯吡格雷相比，替格瑞洛在 1 年的记录中，其安全性终点事件亚组之间无任何统计学差异，尤其是主要出血及致死性出血。

48．如何评价血小板膜糖蛋白Ⅱb/Ⅲa 受体拮抗药在冠心病治疗中的价值？

血小板膜糖蛋白Ⅱb/Ⅲa 受体拮抗药通过抑制活化的血小板膜糖蛋白Ⅱb/Ⅲa 受体与纤维蛋白原结合，防止其在活化的血小板之间起桥梁作用，从而防止血小板血栓形成。阿昔单抗、依替巴肽和替罗非班是目前作用最强、应用最广泛的糖蛋白Ⅱb/Ⅲa 受体拮抗药。6 项大规模安慰剂对照、双盲临床试验（EPIC、IMPACTⅡ、RESTORE、CAPYURE、EPILO 和 EPISTENT）表明，糖蛋白Ⅱb/Ⅲa 受体拮抗药可显著降低经皮冠状动脉介入治疗（PCI）术后 30 日时死亡、心肌梗死或紧急血运重建术的发生率，而不增加并发症。其中在 RAPPORT 试验中，急性心肌梗死接受经皮冠状动脉介入治疗组应用糖蛋白Ⅱb/Ⅲa 受体拮抗药，30 日时患者的病死率、心肌梗死或急诊血运重建术的发生率降低 40%以上。在急性心肌梗死接受溶栓治疗的患者、急性冠状动脉综合征（ACS）患者中，也对其静脉使用的糖蛋白Ⅱb/Ⅲa 受体拮抗药进行了深入研究，已经证实该类药物可降低这些患者急性心肌梗死和血运重建术发生率。高危急性冠状动脉综合征患者（血清肌钙蛋白增高、缺血性 ST 段改变、正在发生的缺血者）早期接受经

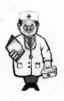

皮冠状动脉介入治疗者，采用血小板膜糖蛋白 Ⅱ b/Ⅲ a 受体拮抗药获益最大，依替巴肽和替罗非班总共使用 48～72h 或直到术后 12～24h。

阿昔单抗对急性冠状动脉综合征、近期心肌梗死、冠状动脉旁路移植术后血管狭窄、冠状动脉慢性闭塞、造影可见冠状动脉内血栓的患者受益较大。

但是对低危人群仅需使用阿司匹林和氯吡格雷治疗，糖蛋白 Ⅱ b/Ⅲ a 受体拮抗药并不能给低危患者带来更大益处，而高危患者则可以同时应用这 3 种抗血小板制剂。

49. 冠心病患者常用抗凝血药有哪些？

目前临床上冠心病患者尤其是不稳定型心绞痛患者常用的抗凝血药主要有以下几种。

（1）肝素：通过增强抗凝血酶Ⅲ的活性从而抑制血栓形成，也抑制凝血酶对凝血因子 Ⅴ 和Ⅷ的活化。临床上要求肝素化时可以按 125U/kg 静脉注射，然后以 600～1000U/h 维持。心导管术中预防血栓用药 3000～5000U 静脉注射，以后每延长 1h，补充肝素 1000U。应用肝素时必须检测血小板及凝血活酶时间（KPTT），要求 KPTT 为正常的 1.5～2 倍。

（2）低分子肝素：它是普通肝素酶解的产物，其分子量较小，平均为 4000～6500。主要机制是抑制 X 因子活性从而抑制血栓形成，临床上常用剂量需根据患者体重计算，每日 1～2 次，一般用（6±2）d。低分子肝素的特点为抗凝血作用较肝素弱，但抗血栓形成作用较肝素强，作用时间长，每日只需 1～2 次，对血小板影响小，不需监测 KPTT 和血小板，临床常规治疗剂量皮下注射，较安全。

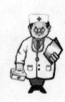

（3）华法林：通过阻碍维生素 K 代谢使有活性的凝血因子 Ⅱ、Ⅶ、

Ⅸ、Ⅹ的合成减少。首剂 6～10mg，维持剂量 2.5～7.5mg，或小剂量预防用药 1.5mg，每日 1 次，根据国际标准化比值（INR）调整剂量。服用华法林者应注意服药前和服药后定期复查凝血酶原时间（PT）和 INR，要求 INR 为 2～3。需注意药物之间的相互作用，如西咪替丁、抗生素、抗血小板药、肝素等可增加华法林作用；抑酸药、利尿药、维生素 K 可降低华法林作用。

50．为什么有的急性心肌梗死患者需抗凝血治疗？

研究表明，急性心肌梗死患者中的附壁血栓总发生率约 20%。其中前壁心肌梗死者约占 40%，广泛前壁梗死者占 60%。但在临床检出有梗死表现的患者，仅分别为 2%、4% 和 6%。此外，在急性心肌梗死死亡病例的尸检中发现，生前未用抗凝血治疗者，其附壁血栓的检出率为 40%～50%。而应用抗凝血治疗者，其附壁血栓检出率为 22%～24%。在心肌梗死早期，为了预防附壁血栓的发生，主张用大剂量肝素或低分子肝素。

此外还表明，如抗凝血治疗延误，当超声检出有附壁血栓时，就失去了最佳治疗时机。

51．使用抗凝血药时常可出现哪些不良反应？

当患者在服用抗凝血药时，常出现以下不良反应：①牙龈出血；②痰中带血；③鼻出血；④红色或棕色小便；⑤血便或黑粪；⑥外伤后出血不止；⑦月经量过多；⑧头痛或腹痛；⑨头晕、乏力或不明原因的虚弱。

52．如何正确地选择使用抗凝血药与抗血小板药？

研究表明通常抗凝血药如肝素及低分子肝素对红色血栓或混合

血栓的形成有抑制作用，而抗血小板药如阿司匹林和氯吡格雷主要针对血小板聚集、黏附为基础的白色血栓的形成有抑制作用。由于两者对于血栓形成的机制不同，故在临床中可根据患者的具体情况进行不同药物的选择：①稳定型心绞痛。目前不主张使用抗凝血治疗，可使用抗血小板药（如阿司匹林）。②不稳定型心绞痛。可以在使用抗血小板药的基础上，使用低分子肝素，特别是针对那些心绞痛发作频繁，程度严重，持续时间长，不易控制的患者尤其重要。③急性心肌梗死。若无禁忌证，建议常规使用阿司匹林、氯吡格雷和低分子肝素。如果有溶栓适应证也可与溶栓治疗联用，可以预防早期再梗或梗死面积扩大，预防深静脉血栓形成和肺动脉栓塞，预防晚期再梗等。

值得注意有下列情况之一者应慎用或禁用抗凝血药：①有出血倾向；②有活动性溃疡；③有近期脑出血病史；④血压＞180/110mmHg而降压效果不佳者；⑤严重肝肾疾病；⑥晚期癌症患者。

53. 溶栓药有哪几种？分别有什么特点？

溶栓疗法自20世纪70年代末期开始应用于冠状动脉闭塞病变的再通性治疗。现在常用的溶栓药主要有以下几种。

（1）第一代溶栓药链激酶和尿激酶。

①链激酶：是从乙型溶血性链球菌中分解出的一种纤溶酶，是激活纤溶酶原的激活物，让纤溶酶原分解为纤溶酶，导致血栓中的纤维蛋白裂解为纤维蛋白降解产物，达到溶解血栓的效果，它是国内外应用最早、最广的一种溶栓药，但它有抗原性，用时需注意寒战、发热等变态反应。一般应用为60min内静脉滴注150万U，临床上应用该药时，应同时静脉应用激素，如地塞米松（氟美松）等，以拮抗其上述不良反应。此外，我国现在尚未能提纯此药，需进口，价格较昂贵。

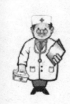

②尿激酶：是从人的尿液中分解出的一种纤溶酶的激活物。其作用环节与链激酶相同，但不具有抗原性，不引起免疫反应，也不会导致发热，对血栓中的纤维蛋白结合作用强于链激酶。但临床报道表明，尿激酶和链激酶疗效相差很小，再通率平均为 70%左右，再梗死和再狭窄率为 20%～30%，出血率均在 5%左右，它是亚洲国家应用的主要药物。根据个体情况不同常用 30min 内静脉滴注 150 万～200 万 U。

（2）第二代溶栓药以重组型组织纤溶酶（rt-PA）为代表。它是人工合成的纤溶酶原激活药，其特点是对纤溶酶原有很高的亲和力，使纤溶酶原在局部转变为纤溶酶，主要针对血栓内的纤维蛋白，但不影响周围循环中纤维蛋白，所以出血率低，故特别适合冠状动脉血栓患者。常规用法：1～2min 内静脉注射 10mg，后 1h 静脉滴注 50mg，余 40mg 在 2h 内滴完，然后用肝素 48h。

（3）第三代溶栓药包括瑞替普酶、替尼普酶、兰替普酶、孟替普酶等。此类特征包括溶栓迅速、血浆中半衰期长、专一性强、安全性好等。如瑞替普酶是运用遗传工程修饰的一种非糖化组织纤溶酶原激活酶，它是 t-PA 的单链缺失突变体，能自由地扩散到血栓中，促使纤溶酶原转化为有活性的纤溶酶，以降解血栓中的纤维蛋白，发挥溶栓作用。瑞替普酶具有半衰期长、无抗原性、在体内对纤维蛋白的结合具有选择性、出血并发症少等特点。

54．为什么要溶栓？哪些患者适合用静脉溶栓疗法？

临床研究发现，与心肌梗死相关的冠状动脉内产生的血栓可被血流中的纤溶酶溶解。故有的患者可发生血栓自发性溶解，并发现越早溶解血栓则对挽救濒临坏死的心肌越有效。所以，为了尽早溶解血栓，使血管再通以缩小梗死面积，从根本上改善预后，常在临床上应用尿

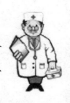

激酶和链激酶进行溶栓治疗。

溶栓治疗患者必须是没有溶栓禁忌证。针对下述情况者，则应给予溶栓治疗。①持续性胸痛超过30min，含服硝酸甘油片症状不能缓解；②相邻2个或2个以上导联的ST段抬高（肢导联≥0.1mV，胸导联≥0.2mV），或出现新的左束支传导阻滞，起病时间<12h，患者年龄<75岁；③ST段显著抬高的心肌梗死患者年龄>75岁，经慎重权衡利弊仍可考虑；④发病时间已达12~24h，但如有进行性缺血性胸痛，广泛ST段抬高者可考虑。

因为老年患者用溶栓药有潜在出血的危险，故需特别慎重。欧洲一项合作研究结果表明：>75岁的急性心肌梗死患者应用静脉溶栓疗法，虽病死率降低的程度不明确，但出血的并发症却并没有因高龄因素而显露出来。所以认为在老年心肌梗死患者中，应用静脉溶栓也必须予以重视。

在目前国内经济和医疗资源分布不均的条件下，溶栓治疗占有主要地位，尤其是经济不发达地区。大部分ST段抬高型急性心肌梗死患者无法及时地在指南所推荐的时间窗内行经皮冠状动脉介入治疗，溶栓治疗不仅是减少ST段抬高型急性心肌梗死患者病死率和改善预后的重要方法，或许也能成为连接ST段抬高型急性心肌梗死患者与介入治疗的桥梁。

55. 怎样判断冠心病溶栓再通的指标？

判断急性心肌梗死溶栓治疗冠状动脉血管是否再通的指标包括直接征象和间接征象两种。

（1）直接征象：直接征象是指冠状动脉造影检查时观察狭窄的冠状动脉血管再通情况，其中TIMI血流分级为3级表明狭窄的冠状动脉完全再通；TIMI 血流分级为 2 级表明狭窄的冠状动脉部分再通；TIMI 血流分级为 1 级表明狭窄的冠状动脉未再通。

（2）间接征象：①抬高的 ST 段快速回降，2h 下降 50%；②心绞痛迅速缓解；③2h 内出现再灌注性心律失常，如舒张期的室性期前收缩、加快的心室自主心律、窦性心动过缓或窦性停搏等；④血清肌酸激酶（CPK）峰值前移，如通常情况下，CPK 峰值发生在心肌梗死发病后 20～24h，但溶栓成功者，酶峰值可提前至 13h 左右出现；⑤左心功能随之出现好转。一般情况下心肌收缩、舒张功能的恢复，晚于血流的恢复，临床上称为心肌顿抑即暂时性心肌细胞功能丧失，但在溶栓血管再通，心肌恢复血流灌注后，其左心功能也将随之逐步恢复。

56．什么是心肌再灌注损伤？

缺血-再灌注是指心肌缺血时，心肌的代谢出现障碍，从而出现一系列功能异常；缺血一定时间的阻塞的冠状动脉再通致使心肌再重新恢复血液供应后（如静脉溶栓或介入治疗），心肌不一定都会恢复其正常功能和结构，反而出现心肌细胞损伤加重的表现，即所谓缺血-再灌注损伤。

57．什么是再灌注性心律失常？

再灌注性心律失常是指冠状动脉内血栓形成后自溶或药物溶栓、经皮冠状动脉腔内成形术等方法使闭塞的冠状动脉再通及冠状动脉痉挛的缓解等恢复心肌再灌注，这些血液灌注给予氧供产生氧自由基等，可以造成新出现的心律失常。

58．再灌注心律失常的产生机制是什么？

目前对于缺血再灌注心律失常的产生机制并不十分清楚，一般认为通过以下几点产生。①氧自由基对缺血心肌的作用：在正常情况下体内有一小部分氧经单价途径还原为水，其中间产物有超氧自由基、过氧化氢和羟自由基，这些氧自由基均对组织细胞具有毒性作用。②局部心肌电生理异常：闭塞的动脉再灌注后缺血区域心肌恢复供氧，可使存活的心肌加速损伤坏死或心肌仍处于非同步化不均匀病理状态，易于形成折返性心律失常。③局部心肌代谢异常：心肌缺血以后，细胞内腺苷三磷酸（ATP）合成减少丧失了排钠转钾能力。在心肌细胞恢复再灌注后，超负荷的水、钠离子、钙离子大量进入细胞内，造成细胞内水肿、钙盐沉积、肌原纤维断裂、线粒体肿胀，钙离子超负荷可经一系列途径导致心细胞膜损伤发生再灌注心律失常。④心室颤动阈值降低：缺血再灌注时心肌心室颤动阈值降低也是再灌注心律失常的一个重要因素。⑤后电位：研究表明早期后除极及延迟除极也是再灌注心律失常产生的重要因素。⑥室性异位起搏点自律性增高：缺血再灌注时并发的室性异位起搏点自律性轻度至中度增高，分别产生加速的室性逸搏心律及阵发性自律性室性心动过速，这也是再灌注心律失常常见的表现。

59. 心肌梗死患者溶栓治疗有哪些禁忌证？

因应用溶栓药最大的不良反应是出血，故有以下情况者绝对或相对禁忌溶栓。

禁忌证主要有：①活动性内出血，如活动性溃疡病或者痔出血等。②可疑主动脉离断。③时间较长的造成损伤的心肺复苏。④近期内有脑外伤或颅内新生物长出，2周内做过手术或外伤。⑤糖尿病性出血性视网膜病及其他出血性眼病。⑥妊娠。⑦对溶栓药（如链激酶）有变态反应症状。⑧血压＞200/120mmHg。⑨有脑血管意外如脑出血者。

相对禁忌证主要有：①两周以内发生手术或外伤。②有周期性溃疡。③有脑血管意外史。④先天性出血性疾病，最近用过抗凝血药。⑤肝功能显著障碍。⑥不能排除主动脉夹层者。⑦对扩容和升压药无反应的心源性休克。

60．在急性心肌梗死溶栓过程中应注意观察哪些情况？

溶栓治疗是内科治疗急性心肌梗死常用的方法，由于溶栓需要在短时间内将较大剂量的溶栓药物注入体内，才能发挥较好的溶栓效果，但大剂量的溶栓药物也可能带来不利的影响，故在急性心肌梗死溶栓治疗中，除要严格掌握溶栓适应证外，还要注意观察以下情况。①症状和体征：经常询问患者胸痛有无减轻及减轻的程度，仔细观察皮肤、黏膜、咳痰、呕吐物及尿中有无出血现象；②心电图记录：溶栓前做 18 导联心电图，溶栓开始后 3h 内每半小时复查 1 次 12 导联心电图（后壁、右心室心肌梗死者仍做 18 导联），导联电极位置应严格固定，以后每 6 小时 1 次定期复查心电图；③心电监护：注意观察再灌注心律失常的发生情况；④溶栓后使用肝素者要监测凝血时间，查 KPTT 并调整肝素剂量，使 KPTT 达正常对照的 1.5～2.0 倍；⑤发病后每 2 小时抽血查肌酸激酶、肌酸激酶同工酶和肌钙蛋白，直至发病后 20h。

此外，还要注意观察有无溶栓的并发症。①出血：为常见的并发症。颅内出血是最严重并发症，要尽量避免不必要的血管穿刺和插管。②变态反应：主要见于使用链激酶溶栓者，初次给予尿激酶后 5d 至 2 年内应避免再次给药。一般在溶栓前静脉注射地塞米松预防变态反应。③心脏破裂：其发生率低，心肌梗死发病至溶栓时间的间隔越长，发生心脏破裂的危险性越高。④再灌注心律失常：包括室性期前收缩、

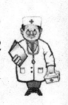

短暂加速性室性自主心律、甚至室性心动过速和心室颤动，这些心律失常均为一过性的，一般对抗心律失常药及电除颤的反应效果均较好。

61. β受体拮抗药有哪几类？

β受体拮抗药一般可分为非选择性（β_1、β_2）β受体拮抗药：如普萘洛尔、索他洛尔等；选择性（β_1）β受体拮抗药：如比索洛尔、阿替洛尔、美托洛尔等；兼有β受体拮抗和α_1受体拮抗作用的β受体拮抗药：如卡维地洛、拉贝洛尔。

62. β受体拮抗药治疗冠心病的机制是什么？

β受体拮抗药是治疗冠心病的非常重要的药物，主要通过抑制交感神经兴奋而降低心肌收缩力、降低血压及减慢心率，从而降低心肌耗氧量，减少心肌缺血时间的发生。另外，β受体拮抗药可以减少心肌再梗死率及猝死的发生，这与β受体拮抗药能够降低恶性心律失常发生率有很大关系。因此，对冠心病患者而言，如无禁忌证，都可以使用β受体拮抗药，它不仅可以改善患者的症状，提高生活质量，还可以降低心肌再梗死率和死亡。

目前临床上有很多关于β受体拮抗药治疗冠心病二级预防的研究证据，如 Olsson 等于 1992 年在《欧洲心脏病杂志》上发表的对 5 项大型随机双盲研究的荟萃分析发现，心肌梗死患者每天接受美托洛尔 200mg，死亡风险降低 42%。Freemantle 等于 1999 年在《英国医学期刊》发表的 82 项随机对照研究（其中 31 项为长期随访）的荟萃分析也发现，长期应用β受体拮抗药，心肌梗死后再梗死率和死亡率均显著降低。

63. 如何使用β受体拮抗药？

临床上应用 β 受体拮抗药治疗冠心病用量调整的重要参考指标是根据心率变化，这样可以避免过多的不良反应发生。另外，β 受体拮抗药的应用与其获益在某些情况下与剂量呈现一定的关系。比如，冠心病患者可根据心率来调整其剂量，将心率控制在 55～60/min 获益较多，且患者心率控制在此范围内，不良的心血管事件会更少，当然，针对心力衰竭患者，许多指南也详细推荐了 β 受体拮抗药运用的靶剂量。

目前临床上对于 β 受体拮抗药运用推荐采用个体化的策略。由于各种患者的基础血压及心率都有所不同，同时患者对药物的耐受性也存在差异。因此，应根据患者的基础血压和心率选择适合患者的起始剂量：如果患者心功能状态良好，血压偏高，心率偏快，β 受体拮抗药的起始剂量可以稍大一些；如果患者基础血压不高，心率也不快，则起始治疗量应从低剂量开始，再根据患者用药后对药物的反应进行剂量调整。另外，还需要关注患者是否耐受此药。目前，对于基础心率偏慢的患者，使用 β 受体拮抗药是否获益仍然不确定。因此，对于β 受体拮抗药的使用还应根据患者的具体心率、血压及心功能状态，进行个体化治疗。

64. 如何理解β受体拮抗药的选择性和缓释剂型？

β 受体阻滞药是目前冠心病二级治疗的基础药物，按选择性可分为：非选择性 β 受体阻滞药（竞争性阻断 β_1、β_2 受体，如普萘洛尔）；选择性 β 受体阻滞药（对 β_1 受体亲和力显著高于 β_2 受体，如美托洛尔和比索洛尔）；α、β 双受体阻滞药（同时竞争性阻断 β_1、β_2、α_1 受体，如卡维地洛）。

人体内主要存在 β_1 和 β_2 受体，心脏中主要为 β_1 受体。β 受体阻

滞药通过阻断 β_1 受体，抑制交感神经系统释放的儿茶酚胺作用，达到控制心率、降低血压的负性肌力作用。药物针对 β_1 受体的特异性越强，降低心率的负性肌力作用愈好，冠心病患者的获益愈大。因此，选择性 β 受体阻滞药要优于非选择性 β 受体阻滞药；在选择性 β 受体阻滞药中，β_1 亲和力强的比索洛尔要优于亲和力弱的美托洛尔。但需要指出的是，对于冠心病合并心力衰竭的患者，同时阻断 β_1、β_2 和 α_1 受体，最大限度地抑制交感神经系统和肾素-血管紧张素-醛固酮系统，其临床获益远远大于单纯心率达标患者，因此，α、β 双受体阻滞药是冠心病合并心力衰竭患者的首选。

β 受体阻滞药的非缓释剂型（即过去所说的普通剂型），其半衰期通常为 3～5h，24h 内需要至少服药 2 次，对血压、心率的控制波动较大；β 受体阻滞药缓释剂型，半衰期通常为 10～14h，24h 内只需服药 1 次，患者依从性好，服用后血压、心率能够平稳控制，能有效减少晨峰心血管事件，存在额外的临床获益。因此，β 受体阻滞药的缓释剂型要明显优于非缓释剂型，通常作为临床首选。

65. β 受体拮抗药的禁忌证有哪些？

β 受体拮抗药的禁忌证一般主要包括：①严重窦性心动过缓，心率＜45/min；②严重低血压，收缩压＜90mmHg；③重度心力衰竭，左侧心力衰竭是由轻到重的，外周组织出现低灌注的情况；④二度或三度房室传导阻滞；⑤支气管哮喘或严重的慢性肺部疾病；⑥严重的周围血管病；⑦变异型心绞痛。

66. 哪些急性心肌梗死患者适合用 β 受体拮抗药？

适合用 β 受体拮抗药的急性心肌梗死患者包括：①心肌梗死发病后，有反射性心动过快和（或）收缩期高血压，而没有充血性心力衰竭或β受体拮抗药禁忌证的患者；②有连续反复的缺血性胸痛发作或快速性心律失常的迹象，如快速心房颤动，或血清酶再度升高，考虑心肌有缺血性再损伤，亦无β受体拮抗药禁忌证者。

67．冠心病患者服用β受体拮抗药，心率控制在多少为宜？

《2014年ACC/AHA稳定型心绞痛指南》推荐β受体拮抗药应当作为无禁忌证的心绞痛患者初始用药，且通常应当将β受体拮抗药剂量调整至静息心率55～60/min为宜。因此，临床上的治疗也遵循指南推荐。尽管如此，对于每个具体的冠心病患者而言，将心率控制在55～60/min也很困难。其主要原因是心率本身有波动性，故临床医生也对于β受体拮抗药的剂量也难以掌握。如何解决这一问题目前无章可循，一般根据患者用药后的心率变化，及时调整治疗策略。另外，患者还要自己观察心率，根据情况及时就医。

68．怎样预防β受体拮抗药首剂综合征和撤药综合征？

β受体拮抗药的首剂综合征是首次给药可使血压下降、心率减慢或心脏停搏，多见于老年、心脏扩大、心功能严重受损者。β受体拮抗药的撤药综合征是长期服用者骤停β受体拮抗药出现明显心悸，使心绞痛加重或诱发心肌梗死，甚至猝死。原因是长期服用β受体拮抗药，使β受体上调，突然撤药，儿茶酚胺作用于增多的β受体而使心肌耗氧量增加。预防这两种综合征的方法主要为，使用时切忌突然停药，如需停药，可逐渐减少剂量，缓慢撤药；宜从小剂量开始，根据心率、血压等变化，再逐步加大剂量。

69．常用的钙通道阻滞药有哪几类？如何服用？

常用的钙通道阻滞药包括二氢吡啶类（如硝苯地平、非洛地平、尼莫地平、氨氯地平等）、硫氮类（如地尔硫草等）、苯烷胺类（如维拉帕米等）和其他类。其常用的用法如下。

（1）硝苯地平（心痛定），10mg，每日3次，急用时可舌下含服；硝苯地平缓释片，20mg，每日2次；硝苯地平控释片（拜新同），30mg，每日1次。

（2）地尔硫草，30～60mg，每日3～4次；针剂10mg＋生理盐水10ml，1～5min静脉注射。

（3）维拉帕米，40～80mg，每日3次；长效制剂，120mg，每日2次，或240mg，每日1次；针剂，5～10mg静脉注射，隔15min可重复1或2次。

（4）氨氯地平（络活喜），5～10mg，每日1次。

（5）左旋氨氯地平（施惠达），2.5～5mg，每日1次。

（6）非洛地平（波依定），5～10mg，每日1次。

（7）尼莫地平（尼莫同），20～40mg，每日2或3次。

（8）乐卡地平（再宁平），10～20mg，每日1次。

70. 钙通道阻滞药治疗冠心病的原理是什么？

钙通道阻滞药主要通过阻滞心脏和周围血管的钙离子通道防止钙离子内流而发挥其作用，其治疗冠心病的机制主要如下：①具有心脏的负性肌力作用、负性频率作用和负性传导作用，从而具有降低心肌耗氧量和抗心律失常作用。②钙通道阻滞药阻滞钙离子内流，减少腺苷三磷酸（ATP）分解，降低氧自由基在细胞内的堆积，对缺血心肌具有保护作用。③扩张外周血管，降低血管阻力，降压作用明显，减低心脏后负荷，具有逆转左心室肥厚作用。④舒张血管平滑肌，扩张大小冠状动脉，改善侧支循环，增加冠状动脉血流量。⑤保护血管

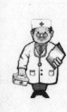

内皮，抗动脉粥样硬化，抑制血管平滑肌增生，抑制血小板聚集。

71．血管紧张素转化酶抑制药和血管紧张素Ⅱ受体拮抗药为什么对冠心病有益？

血管紧张素转化酶抑制药和血管紧张素Ⅱ受体拮抗药分别通过抑制血管紧张素转化酶和血管紧张素Ⅱ受体途径降低血管紧张素Ⅱ的含量或直接阻止其作用而发挥保护心脏作用，其对于冠心病有益主要有如下几点：①扩张动脉和静脉，降低血压，减少血管紧张素Ⅱ的生成或拮抗其受体并抑制醛固酮的释放，减少水钠潴留和血容量，改善心力衰竭；②血管紧张素转化酶抑制药能增加心排血量，降低循环中儿茶酚胺含量，提高血中缓激肽浓度；③逆转左心室肥厚，改善心室重塑；④保护血管内皮细胞，抗动脉粥样硬化；⑤含巯基血管紧张素转化酶抑制药还具有抗氧化作用。

72．怎样应用血管紧张素转化酶抑制药和血管紧张素Ⅱ受体拮抗药？

目前临床上常用的血管紧张素转化酶抑制药有卡托普利片（开搏通）、贝那普利片（洛汀新）、福辛普利片（蒙诺）、西拉普利片（一平苏）等。具体用法如下：①卡托普利片 6.25～50mg，每日 2～3 次口服，老年及心力衰竭患者常可开始服 6.25mg，然后渐加量，常用剂量小于每日 150mg；②贝那普利片 5～10mg，每日 1 次口服；③福辛普利片 10mg，每日 1 次口服；④依那普利片 5～10mg，每日 2 次口服。

常用的血管紧张素Ⅱ受体拮抗药有：厄贝沙坦片（安搏维）、缬沙坦胶囊（代文）、氯沙坦片（科索亚）等。具体用法如下：①厄贝沙坦片 150mg，每日 1 次口服；②缬沙坦胶囊 80～160mg，每日 1

次；③氯沙坦片 50～100mg，每日 1 次。此外，临床上目前已经生产出复方制剂（血管紧张素Ⅱ受体拮抗药+小剂量利尿药）：如厄贝沙坦氢氯噻嗪（安搏诺）162.5mg，每日 1 次；缬沙坦氢氯噻嗪（复代文）92.5mg，每日 1 次；氯沙坦氢氯噻嗪（海捷亚）62.5mg，每日 1 次等。

73. 常用的调血脂药有哪些？

目前临床上常用的调血脂药有：①降胆固醇药，如他汀类（阿托伐他汀、辛伐他汀、普伐他汀、氟伐他汀）、胆固醇吸收抑制药（依折麦布）。②主要降三酰甘油的药物，如烟酸类（烟酸、烟酸酯类、阿昔莫司等）、氯贝丁酯类（非诺贝特、吉非贝齐等）。③升高高密度脂蛋白的药物，如烟酸及烟酸酯类、他汀类、胆汁酸结合树脂等。

74. 目前常用的他汀类有哪些？使用时应注意什么？

他汀类是目前临床是最常用的调血脂药，它不仅有显著的降胆固醇的作用，还有一系列除调血脂外的心血管保护作用，目前常用的他汀类有：①阿托伐他汀片（立普妥、阿乐）10～80mg，每晚 1 次；②辛伐他汀片（舒降之、京必舒新）10～40mg，每晚 1 次；③氟伐他汀（来适可）40～80mg，每晚 1 次；④瑞舒伐他汀（可定）5～20mg，每晚 1 次；⑤普伐他汀（普拉固、蒲惠旨）10～40mg，每晚 1 次；⑥匹伐他汀 2mg，每晚 1 次。

使用他汀类时，应注意以下问题。①可有胃肠道反应：如腹胀、嗳气、食欲减退等，可从小剂量开始，逐渐加量；②可出现肌痛、乏力，肌酸激酶（CK）增高，血和尿中肌红蛋白增多等骨骼肌溶解症状；③2%的患者可出现肝、肾功能异常，肝肾功能损害者禁用或慎用，故需定期复查肝、肾功能；④他汀类与非诺贝特等氯贝丁酯类、烟酸类合用，易引起急性肾衰竭及骨骼肌溶解症，故联合应用时要小心；⑤老年人应减量，儿童、孕妇和哺乳期妇女禁用。

75. 贝特类调血脂药的作用特点是什么？

贝特类调血脂药的作用特点为通过激活过氧化物酶体增殖物活化受体 α（PPARα），诱导脂蛋白酯酶表达，增加低密度脂蛋白胆固醇合成，促进胆固醇逆转运，它能显著降低三酰甘油，升高高密度脂蛋白胆固醇能力较他汀类更强。在临床上多用于高胆固醇血症、高三酰甘油血症及混合型高脂血症的治疗。贝特类还抑制平滑肌细胞中炎性因子表达并通过改善斑块内炎症程度，提高粥样硬化斑块稳定性。对部分单用他汀类血脂控制不理想的患者，可采用贝特类联合他汀类，调血脂效果更加显著。

76. 烟酸类调血脂药的作用特点是什么？

烟酸是一种水溶性维生素，它具有全面独特的调血脂作用，对几乎所有与动脉粥样硬化有关的脂质均有调控作用。烟酸类（包括烟酸衍生物）升高高密度脂蛋白胆固醇是目前所使用的调血脂药中最强的，并能大幅度增加具有心血管保护作用较强的高密度脂蛋白胆固醇的比例，同时，它也是唯一肯定能降低脂蛋白（a）的脂质调节剂，而脂蛋白（a）能促进低密度脂蛋白胆固醇氧化、胆固醇沉积及血栓形成，是冠心病的一个独立的危险因素。此外，烟酸类与贝特类、他汀类一样，具有抗炎、抗氧化及保护血管内皮的作用。

77. 调血脂为什么应达标，并且要求个体化治疗？

自 1976 年第一个他汀类药物问世以来，12 年坚持探索的循证历程逐渐奠定他汀类在抗动脉粥样硬化中地位。这些临床证据不断引领着指南的变革。综观美国国家胆固醇教育（NCEP）成人治疗组（ATP）报道演变，一方面始终坚持危险分层，且分层不断细化；另一方面以低密度脂蛋白胆固醇为主要降脂目标，而目标值则越来越低。美国糖尿病学会（ADA）/美国心脏病学会（ACC）专家共识表明，有心脏肝脏代谢风险的患者血脂控制力度需加强。2007年《中国血脂异常防治指南》更新参考了上述循证医学证据，建议所有患者应根据其合并的心血管危险因素进行危险分层，进而决定是否启动调血脂治疗及治疗的目标值（表3-1）。

他汀类药物的作用特点是不仅能抑制肝脏内胆固醇的合成，具有强效的降总胆固醇及低密度脂蛋白胆固醇作用，还有一系列除调血脂以外的心血管保护作用：如升高一氧化氮，保护内皮作用；非特异性抗炎作用；对抗氧自由基作用；抗血小板聚集作用；稳定甚至消退动脉粥样斑块；抑制血管内皮增生的作用，减少冠状动脉成形术及支架术后再狭窄。由于这些作用对于冠心病患者极为有利，故即使是血脂水平处于正常参考值以内的冠心病患者，服用他汀类调血脂药也利大于弊。对于不稳定型心绞痛、心肌梗死后及接受介入治疗的冠心病患者，不论其血脂水平是否"正常"，专家都会建议其服用调血脂药，而这一观点已经得到了循证医学的支持。

此外，在冠心病患者的调血脂策略中，长期用药的问题也不容忽视。大量流行病学和临床终点研究均已显示：他汀治疗时间和剂量决定了获益程度，所以降脂治疗需长期坚持。2007年《世界卫生组织（WHO）心血管病预防指南》指出，降脂治疗是一个长期的过程，可能需要持续终身。血脂异常患者开始治疗低密度脂蛋白胆固醇值及治疗目标值见表3-1。

表 3-1　血脂异常患者开始治疗低密度脂蛋白胆固醇（LDL-C）值及治疗目标值（mmol/L）

危险等级	药物治疗开始	治疗目标值
低危：（10 年危险＜5%）	LDL-C＞4.94	LDL-C＜4.16
中危：（10 年危险 5%～10%）	LDL-C＞4.16	LDL-C＜3.38
高危：（10 年危险 10%～15%）	LDL-C＞2.60	LDL-C＜2.60
极高危：（10 年危险＞15%）	LDL-C＞2.08	LDL-C＜2.08

78．积极调血脂治疗有何益处？

血脂异常是指血中胆固醇（TC）、三酰甘油（TG）、低密度脂蛋白（LDL）增高，高密度脂蛋白（HDL）降低，血脂异常的患者其体内动脉壁上很容易形成粥样硬化斑块，如果冠状动脉受累则发生冠心病。研究表明血脂异常尤其是胆固醇和低密度脂蛋白增高是形成动脉粥样硬化斑块的主要因素，对于血脂异常，甚至是在正常参考值范围之内的患者，不管通过何种途径（药物治疗或者非药物治疗）调血脂治疗，都能有效降低冠心病及其他心脑血管事件的发生。

流行病学调查也表明，2000 年冠状动脉粥样硬化相关疾病心肌梗死、卒中在死因排序中分别位列第五、第六位。预计到 2020 年，两者分别升至第一及第四位。我国也不例外，心脑血管疾病死亡率逐年上升，每年有 300 万人死于心血管疾病（占总死亡 45%）。多个危险因素与冠心病的发生相关，其中高胆固醇血症是最重要的危险因素之一。研究表明，北京 1984—1999 年冠心病死亡率的增加，77%归因于胆固醇水平的增高，而积极控制血脂对冠心病死亡率降低贡献24.2%。

与胆固醇相比，低密度脂蛋白对心血管疾病有更好的预测价值。因此，调血脂治疗应以降低低密度脂蛋白为首要目标。降低低密度脂蛋白的措施主要包括治疗性生活方式改变及药物治疗（首选他汀类）。研究表明，他汀类剂量加倍，低密度脂蛋白降低幅度约增加 6%。不同类型及剂量的他汀类调血脂疗效不同。其中，阿托伐他汀的调血脂疗效较强，同时具有显著的抗炎、抗氧化等多效性，能更显著降低心血管事件的发生。

79. 什么是强化降脂？

强化降脂是相对于一般降脂而言更为积极的降脂治疗，强调达到目标值或更低。循证医学表明血脂与冠心病的关系极为密切，在相当宽的范围内血脂水平与冠心病的发生呈连续性正相关。临床研究也表明血浆总胆固醇水平每下降 10%，冠心病的病死率降低 20%，而胆固醇（TC）水平升高 1%，冠心病发病率增加 2%，确定了降低胆固醇可使冠心病危险性相应降低的"1∶2 规律"，并且无论采用哪种方式只要使胆固醇水平降低，均可获益。临床研究还表明，对于冠心病及其他高危患者，无论胆固醇水平增高或处于人群均值，他汀类积极调血脂均可显著减少心血管事件发生。强化降脂是达标策略，并非指调血脂药的剂量的大小。以下 3 个数值作为强化降脂的标准：高危患者的低密度脂蛋白胆固醇（LDL-C）水平应降至 2.6mmol/L（100mg/dl）以下；极高危患者的低密度脂蛋白胆固醇应降至 1.8mmol/L（70mg/dl）以下；高危和中度高危患者无论服用他汀类前基线的低密度脂蛋白胆固醇水平高低如何，都应进一步将其降低 30%～40%。因此，强化降脂的对象是高危和极高危患者，并非所有高胆固醇患者都需要强化降脂。

80. 关于强化降脂治疗发展历程与指南更新是怎样的？

早在 2004 年美国 NCEP ATP Ⅲ 补充报告中明确指出：对于急性冠状动脉综合征等高危患者，可将低密度脂蛋白胆固醇降至 1.8mmol/L

（70mg/dl）以下，实施强化降脂，首次提出强化降脂的概念。2007 年中国承认血脂异常防治指南推荐，对于急性冠状动脉综合征或缺血性心血管病合并糖尿病等极高危患者建议将低密度脂蛋白胆固醇降至 2.08mmol/L（80mg/dl）。相关证据表明，与常规他汀类治疗相比，强化他汀类治疗可为患者带来更多的获益，进一步显示降低急性冠状动脉综合征患者死亡和非致死性心肌梗死、冠状动脉血运重建及缺血性卒中等发生率。2013 年更新的 ACC/AHA 血脂指南放弃以低密度脂蛋白胆固醇或非高密度脂蛋白胆固醇靶目标值作为治疗目标，强调启动他汀类治疗不再依赖基线低密度脂蛋白胆固醇水平，对他汀类治疗四大获益人群均可推荐启动合适剂量他汀类治疗。随后的 ACC/AHA ST 段抬高型急性心肌梗死 2013 年指南及 NSTE-ACS 2014 年指南均进一步明确强化他汀类治疗的理念。

81. 强化降脂对冠心病预后的效果如何？

研究显示，对于急性冠状动脉综合征患者，他汀类强化降脂治疗在降低心血管事件、减缓冠状动脉粥样硬化斑块的进展方面优于中度降脂治疗，并且他汀类安全性良好，严重毒性罕见。减少急性冠状动脉综合征早期再发性缺血事件研究（MIRACL）入选 3086 例急性冠状动脉综合征患者，在 24～96h 服用阿托伐他汀（每日 80mg）或安慰剂，随访 16 周。结果显示，治疗组平均低密度脂蛋白胆固醇水平降至 1.9mmol/L（73mg/dl），症状性心肌缺血发生率降低 16%，表明早期、快速、强效降脂治疗能减少不稳定心绞痛或非 Q 波心肌梗死患者心肌缺血事件的复发。ATPⅢ明确提出按冠心病危险分层进行调血脂治疗，强调应将冠心病、糖尿病患者（冠心病等危症）的低密度脂蛋白胆固醇控制在 2.6mmol/L 以下。

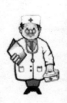

PROVE IT（普伐他汀或阿托伐他汀评估和抗感染试验）入选 4162 例患者，随机分为阿托伐他汀（每日 80mg）治疗组和普伐他汀（每日 40mg）组，随访结果显示，大剂量组低密度脂蛋白胆固醇降至 1.60mmol/L（62mg/dl），心血管事件显著降低 16%。北欧辛伐他汀生存研究（4S）发现服用辛伐他汀可使冠心病患者死亡的相对危险下降 30%。亚组分析显示低密度脂蛋白胆固醇降至 1.59～2.69mmol/L 组与 2.72～3.26mmol/L 和 3.29～6.89mmol/L 两组比较，冠状动脉事件的发生率最低，提示积极降脂获益最大。

A to Z 试验的 Z 部分，是目前探讨急性冠状动脉综合征积极降脂疗效的较大临床试验。研究入选 4500 例急性冠状动脉综合征患者，随机分为大剂量辛伐他汀组（开始服用每日 40mg 后 1 个月，此后维持每日 80mg）和常规剂量组（首先使用安慰剂 4 个月，然后维持辛伐他汀每日 20mg）。结果显示大剂量方案组未见一级复合终点事件的降低，包括心血管死亡、心肌梗死、急性冠状动脉综合征再住院和脑卒中绝对危险减少 2.3%；危险比 0.89（95%可信限 0.76～1.04），$P=$ 0.14。另外，大剂量辛伐他汀治疗组肌病发生率高。共有 10 例患者肌酶升高超过正常上限 10 倍，同时伴有肌肉症状，其中大剂量他汀类药物组占 9 例；3 例患者发生横纹肌溶解（肌酶水平＞10 000U/L）。本研究结果表明疗效缺乏并存在安全性问题，这与人们所熟悉多数他汀类文献描述不相同。对 A to Z 试验进行的 post hoc 分析表明前 4 个月内未见明显效果，但看起来强化降脂治疗确实可得到晚期获益。

然而，A to Z 试验中性的结果并不能否定二级预防（包括急性冠状动脉综合征）中强化降脂治疗的价值。A to Z 试验结果显示心血管事件有降低趋势，这也支持"越低越好"的观点。鉴于肌病发生率的增加仅见于单一药物的特定剂量，所以不应以偏概全，因而对这一类调血脂药产生怀疑。也必须强调，一系列临床试验表明辛伐他汀每日40mg 以内的剂量具有较好的安全性和疗效。综上所述，尤其当存在其他可用的有效药物时，应谨慎使用大剂量的辛伐他汀（每日 80mg）。

82. 怎样看待有关"指南"提到的强化降脂与我国实际的差距？

自强化他汀降脂治疗的理念问世以来，也一直面临争议。中国学者一直在积极探索到底有多少中国人能从强化降脂中获益。结果发现，强化降脂的优势仅存在于基线低密度脂蛋白胆固醇≥3.25mmol/L（125mg/dl）的患者。而实际上，中国人群平均胆固醇水平低于欧美人群，80%以上中国人群低密度脂蛋白胆固醇水平低于上述水平。另外，鉴于不同人种的药物代谢存在统计学差异，中国人群能否耐受大剂量他汀治疗也备受质疑。有研究显示，与常规他汀治疗相比，强化他汀治疗肌酸激酶大于 10 倍，风险可增加 9 倍，肝酶大于 3 倍，风险增加近 3 倍。中国人群对大剂量、高强度他汀治疗的耐受性及安全性均较差，发生肝毒性、肌肉毒性风险明显高于欧美国家人群。正因为如此，2014 年中国胆固醇教育计划血脂异常防治专家建议，临床应根据患者具体病情确定个体化他汀剂量，在追求低密度脂蛋白胆固醇和（或）非高密度脂蛋白胆固醇达标的前提下，需要充分考虑安全性、耐受性及治疗的费用等。

目前，我国血脂控制现状不容乐观。PURE 研究及 HPS2-THRIVE 研究等结果表明，血脂异常患者的诊断率、治疗率（尤其是长期治疗依从性）及控制率均较低。CPACS 研究提示，治疗费用及不良事件是限制中国他汀患者应用及长期坚持应用的最大障碍。综上所述，我国急需采取相关举措，更积极提高国内患者的他汀治疗率和长期治疗的依从性。

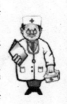

83. 为什么我国人群不需要强化降脂？

2012 年《循环》杂志在线发表了 2007—2008 年中国国家糖尿病和代谢紊乱研究报告。研究采用多级分层法，随机从全国 152 个城市和 112 个县纳入有代表性受试者，记录其生活方式、血糖和血脂水平、心血管疾病、脑卒中、糖尿病、用药及家族史等情况。结果发现，80% 的血脂异常患者低密度脂蛋白胆固醇＜3.38mmol/L（130mg/dl），其中低密度脂蛋白胆固醇 2.60～3.35mmol/L（100～129mg/dl）者 31.9%，低密度脂蛋白胆固醇＜2.60mmol/L（100mg/dl）者 47.7%。换言之，80% 的血脂异常患者的心血管病综合危险分级为中低危，因此，我国患者不需要强化降脂。

84. 强效他汀治疗期间基线斑块负荷是否与心血管事件相关？

美国学者 Puri 等发现，在最大程度强化他汀类治疗下，低密度脂蛋白胆固醇（LDL-C）降至非常低的水平（＜1.82mmol/L），基线的冠状动脉斑块体积与不良心血管事件（MACE）保持显著相关。SATURN 研究中，研究者纳入 1039 例冠状动脉粥样硬化患者，分析在使用瑞舒伐他汀 40mg 或阿托伐他汀 80mg 强化降脂 24 个月后基线斑块体积与 MACE 的关系发现，在低密度脂蛋白胆固醇水平和随访时间相似的情况下，相比于冠状动脉粥样体积最低的 1/4 患者，斑块体积最高的 1/4 患者 2 年累计 MACE 发生率是前者的 2 倍。而 MACE 与基线低密度脂蛋白胆固醇和治疗中低密度脂蛋白胆固醇水平无显著相关性。因此研究者认为，针对动脉粥样硬化疾病的治疗，除了能够显著降低低密度脂蛋白胆固醇水平的他汀类外，还应研究新的抗动脉粥样硬化策略，进一步减少因冠状动脉疾病的剩余风险而引起的并发症。

85．怎样看待他汀类治疗冠心病的长期疗效？

临床上，对于所有冠心病患者要求长期坚持他汀类治疗，要做到：合适的剂量、强调达标、长期使用。

（1）从大规模临床试验的荟萃分析中可以看出，随着低密度脂蛋白胆固醇降低幅度的增加，治疗时间的延长，缺血性事件的降低也越大。如果将低密度脂蛋白胆固醇降低在 1.5mmol/L 以上，坚持治疗 6 年以上，事件减少可以达到 50% 以上。可以认为，长期坚持，长期获益；强化降脂，更大获益。

（2）他汀类治疗获益不会立即显现，只有坚持一定时间后治疗效果才会凸显，ALERT（氟伐他汀用于肾移植的评价）临床试验是首个且迄今最大一项关于肾移植接受者的心脏和肾脏预后的前瞻性研究，随访 5.1 年，结果显示：与安慰剂组相比，氟伐他汀组主要重点事件的发生率下降 17%，无明显统计学差异（$P=0.139$），之后延长氟伐他汀治疗 2 年后发现，肾移植患者的心脏事件有明显的降低。

（3）他汀类长期治疗长期获益。WOSCOPS 是一项冠心病一级预防的研究。在患者得冠心病、脑梗死之前给予他汀类治疗，随访 15 年，观察其死亡率下降 12%；ASCOT-ALL-UK 研究观察他汀类治疗高血压合并高胆固醇患者，随访 11 年，其死亡率下降 14%；4S 研究他汀类治疗高胆固醇血症患者，胆固醇降低到 3.17mmol/L（122mg/dl），随访 10 年，死亡率下降 15%；LIPID 研究中，使用他汀将低密度脂蛋白胆固醇降到 3.61mmol/L（139mg/dl），随访 12 年，死亡率下降 20%。上述研究显示，他汀类长期治疗长期获益。此外，由于动脉粥样硬化是一种慢性进展性病变，若任其发展，其斑块可以不断增大，且可能破裂；长期他汀类治疗，不仅可以防止斑块扩大，而且还可以起到稳定斑块的作用。

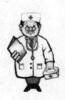

86. 中国胆固醇教育计划巅峰辩论的意义如何？

2014年10月16日，中国胆固醇教育计划（CCEP）巅峰辩论暨专家共识会项目总结在第25届长城国际心脏病学会议期间如期举行。大会主席、CCEP项目负责人胡大一教授出席了CCEP巅峰辩论项目媒体发布会。他指出，近30年来，我国居民血脂异常流行日趋严重，对动脉粥样硬化性心血管疾病（ASCVD）防治形成严重的挑战，各类国际指南的推出在很大程度上指引了临床实践。整体而言，中国血脂异常患者中他汀类使用尚不足，其中，相当一部分有明确使用指征的患者仍没有用于他汀类治疗，针对此类患者，绝大部分中等强度他汀类已经足够。从我国国情出发，尽量做到"广覆盖、小剂量、长期使用"，从而真正最大化降低患者心血管风险。这将对整个人群心血管风险产生深远的获益。CCEP的目的是让医师认识到他汀类长期治疗的重要性，而非过度关注药物的不良反应。就氟伐他汀而言，它使中国人群低密度脂蛋白胆固醇降幅达43%，稳定斑块，冠心病二级预防循证医学证据，性价比高，不良反应发生率低。

87. 临床上常用的心肌营养药物有哪些？

临床上所谓的心肌营养药物主要是促进心肌细胞代谢的药物及心肌代谢需要的物质，主要有以下几种。但临床应慎重应用。

（1）二磷酸果糖：可作用于细胞膜，增加细胞内腺苷三磷酸（ATP）的浓度，促进钾离子内流，回复细胞极化状态，有益于缺氧、缺血等状态下的心肌细胞能量代谢及其对葡萄糖的利用，从而对冠心病患者极为有利。

（2）辅酶Q_{10}胶囊：可防止急性缺血时的心肌收缩力的下降和磷酸肌酸与ATP含量减少，保持缺血心肌细胞线粒体的形态结构，故其对缺血心肌有一定保护作用。

（3）环磷酸腺苷针：能改善心肌细胞膜的功能，促使钙离子进入心肌的肌纤维，从而增强心肌收缩，改善心功能以及心肌缺氧症状。

（4）曲美他嗪片（万爽力）：通过保护细胞在缺氧或缺血情况下的能量代谢，阻止细胞内 ATP 水平的下降，从而保证了离子泵的正常功能，维持细胞内环境的稳定。

88. 怎样处理冠心病合并心律失常？

临床上对于冠心病合并心律失常的处理要根据心律失常的具体类型以及患者冠心病的严重程度具体对待，一般处理如下。

（1）期前收缩：期前收缩一般无须特殊处理，如房性期前收缩频发，可适当予以美托洛尔片治疗；室性期前收缩频发，可适当用美西律、胺碘酮等治疗。

（2）心房颤动：持续性心房颤动心室率不快时常症状不明显，心室率快时应用 β 受体拮抗药控制心室率，合并心力衰竭时可用地高辛、毛花苷 C 强心药控制心室率。静脉胺碘酮可用于终止阵发性心房颤动。

（3）室上性心动过速：可先采用刺激迷走神经的方法。无效时可考虑用腺苷针（6～12mg 快速静脉注射）或用维拉帕米针、普罗帕酮针静脉注射。合并低血压者可用升压药（去氧肾上腺素或间羟胺针等）静脉注射，通过反射性兴奋迷走神经作用以终止心动过速。室上性心动过速的根治术可用射频消融术。

（4）室性心动过速：对于无症状的短阵发性非持续性室性心动过速通常无须特殊治疗，对于持续时间较长的室性心动过速则需治疗，其中 β 受体拮抗药常是一线治疗选择，而利多卡因针剂短时间使用临床最为常用；对于反复室性心动过速心室颤动发作的患者，静脉应用胺碘酮可能效果更好；如果室性心动过速持续导致血流动力学不稳定，推荐使用电复律。

（5）心室颤动：应立即电击除颤。

（6）心动过缓（窦性心动过缓及传导阻滞）：使用阿托品0.5～1mg静脉注射或片剂0.3～0.5mg口服，可以重复使用，如对阿托品无反应，建议植入临时或永久心脏起搏器治疗。

89. 对ST段抬高型急性心肌梗死怎样选择内科治疗？

目前对ST段抬高型急性心肌梗死内科再灌注治疗的选择方法有两种，即静脉溶栓治疗和冠状动脉介入治疗，由于这两种方法各有其缺点，因此，要对不同情况的患者选择不同的方法。

优先选择静脉溶栓治疗包括以下情况：①就诊早（发病<3h），且不能及时行介入治疗，就诊到溶栓时间<60min；②介入治疗不可行，包括导管室被占用或没有占用、动脉穿刺困难、不能及时到达导管室或无有经验的导管室医生；③介入治疗不能及时，进行转送时间长，就诊到球囊充盈时间超过就诊到溶栓时间1h、就诊到球囊充盈时间>90min。

优先选择冠状动脉介入治疗包括：①有经验丰富的导管室及心外科支持，求治或就诊到球囊充盈时间<90min；②高危的ST段抬高型急性心肌梗死、有心源性休克、KILLIP心功能分级（指心肌梗死心功能分级）≥3级；③有溶栓禁忌证，包括出血风险增加及颅内出血；④就诊晚，发病>3h，对ST段抬高型急性心肌梗死诊断有疑问。

90. 雌激素替代疗法在女性冠心病患者可行吗？

对于女性冠心病患者除常规采取综合防治外（如改善生活方式、

干预危险因素等），更关注较多的是激素替代治疗（HRT）。但是，近期关于激素治疗的大规模临床试验心脏与雌激素、孕激素替代治疗研究——HERS 结果显示，雌激素替代疗法在女性冠心病的防治中没有统计学的有益作用，并且在第一年接受激素替代治疗的女性患者中，心血管事件的发生率有明显的升高。另外，长期的激素替代治疗还可能增加乳腺癌、卵巢癌等女性恶性肿瘤的患病危险性。目前，雌激素替代治疗在冠心病的治疗中尚处于试验阶段，对雌激素替代治疗应持慎重的态度。但是也有人认为，不能因为一两项研究而完全否定雌激素替代治疗，在是否使用雌激素替代治疗方面应综合评估利弊、严格掌握适应证、合理用药。但是目前尚无明确的循证医学证据能够支撑雌激素替代治疗的疗效。

对于女性冠心病患者要根据其危险因素、发病机制、临床特点，有针对性地选择治疗方案，采取适当的预防措施降低其风险。

三、药物治疗的注意事项

91. 急性心肌梗死时应用吗啡止痛要注意什么？

急性心肌梗死的患者出现严重的心前区疼痛或严重肺水肿时，常用吗啡治疗，使病情转危为安。但应用吗啡也要小心，因为它有一定的不良反应。其扩张血管作用可引起低血压，也可引起显著的心动缓慢，通过合适补液，再加上应用阿托品，可降低吗啡的上述不良反应。吗啡可抑制呼吸，特别对有慢性肺部疾病的患者，可加重其低氧血症，但对有严重肺水肿或胸痛的患者，却很少引起呼吸抑制。如果发生此类不良反应，可与纳洛酮对抗，但后者也可抵消吗啡的止痛作用。

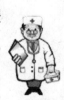

92. 钙通道阻滞药应用的注意事项有哪些？

冠心病患者使用钙通道阻滞药主要用于血管痉挛性心绞痛和心律失常的治疗，注意要点如下：①服用钙通道阻滞药可出现头痛，面部潮红。目前主张服用长效制剂使这方面的不良反应相对降低。②二氢吡啶类钙通道阻滞药可引起心悸症状。也主张用长效制剂，并且与β受体拮抗药合用可减轻心悸症状。③踝部水肿。与利尿药或血管紧张素转化酶抑制药/血管紧张素Ⅱ受体拮抗药合用可能减少踝部水肿。④与其他的降压药合用可加强降压作用，易致低血压。与其他降压药物合用时应该注意观察血压的变化。⑤维拉帕米、地尔硫草与β受体拮抗药合用，可诱发或加重心力衰竭和传导阻滞。故病窦综合征、二至三度房室传导阻滞、左心功能不全者禁用。

93. 硝酸酯类药使用的注意事项有哪些？

（1）注意硝酸酯类的剂型。因该类药物剂型较多，应根据患者的不同病情、不同的药物需求、不同的给药途径，选择不同的药物剂型。

（2）因硝酸酯类可增高眼压，诱发青光眼故患有青光眼、低血压、脑出血、颅内高压的患者应禁用或慎用该类药物。此外，梗阻性肥厚型心肌病、心源性休克、硝酸盐过敏、妊娠或哺乳期、严重肝肾疾病等患者也应禁用或慎用该类药物。

（3）避免用药过量或敏感者，因其可致直立性低血压，出现头晕、虚弱等脑缺血症状，也可出现意识丧失。一般从小剂量开始，服药时宜取坐位或卧位，出现症状时可取头低足高卧位。

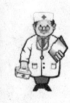

（4）该类药物可扩张外周血管导致颜面部潮红；可扩张脑血管，增加颅内压；也可导致反射性心率加快及搏动性头痛。一般从小剂量开始，连续用药几天即可减轻症状，必要时与镇痛药合用。

（5）该类药物可迅速发生耐药性，停药后又能迅速逆转。

（6）剂量大或长期服用者，不可骤然停药，以防心绞痛急性发作和诱发心肌梗死。

（7）静脉用药一般不超过 72h，如病情需要须超过 72h，应增加用药剂量，否则疗效较差。

94. 使用血管紧张素转化酶抑制药及血管紧张素Ⅱ受体拮抗药时应注意哪些问题？

血管紧张素转化酶抑制药（ACEI）和血管紧张素Ⅱ受体拮抗药（ARB）分别通过抑制血管紧张素转化酶防止血管紧张素Ⅰ向血管紧张素转化酶Ⅱ的转化，以及阻断血管紧张素转化酶Ⅱ的受体发挥其扩张血管作用，使用其应该注意如下几点。

（1）两种药物均禁用于妊娠和哺乳期妇女、双侧肾动脉狭窄、严重低血压或循环状况不稳定者、严重肾衰竭、过敏体质、血管神经性水肿患者。

（2）服用血管紧张素转化酶抑制药的患者 10%～20%可出现咳嗽，表现为干咳，可能与缓激肽的积聚有关，而服用血管紧张素Ⅱ受体拮抗药的患者咳嗽发生率较低。

（3）两种药物均可致高血钾，应慎与留钾利尿药（螺内酯）合用，定期复查血钾水平。

（4）对于血压正常或偏低的患者，以及正在服用大量利尿药患者，初始剂量宜从小剂量开始，渐加至常用量。

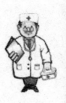

（5）当心力衰竭患者使用这两类药物时，初始剂量宜小，以后根据情况可逐渐加量。

（6）临床上如果遇到个别患者出现喉头部水肿，应立即皮下注射肾上腺素等药物进行紧急治疗；对于出现面部、四肢血管性水肿患者，一般停药后即可消失。

（7）因其可以扩张肾小球出球小动脉，而对入球小动脉影响不大，致使肾小球滤过压下降，故严重肾功能不全、肾动脉狭窄患者慎用。

95. 使用调血脂药时应注意哪些问题？

使用调血脂药时应注意下列问题：①他汀类一般在晚上服用，因为合成胆固醇的酶类晚上活性较高；②服用调血脂药的选择应根据血脂升高的种类及个体差异，尽可能不要多种调血脂药同时服用；③服用调血脂药时需要定期复查肝功能；④如果服药期间出现肌肉酸痛现象，应尽快去医院检查肌酸激酶等指标，必要时及时停药。

96. 2014 年他汀类安全性评价专家共识认为他汀类引起肝脏损害发生率如何？

早期临床试验及长期大规模随机对照临床试验发现，他汀类应用与血清谷丙转氨酶（GPT）及谷草转氨酶（GOT）水平升高存在相关性。可以认为目前上市的所有他汀类均可能引起肝酶增高。他汀类治疗的患者 1%～2%出现肝酶水平的升高超过正常值上限 3 倍，一般停药后肝酶水平均可降至正常。

在一项包含 9360 例药物警戒数据中分析发现，他汀类所致肝酶不良反应发生风险与未服用他汀类者比较增加 3 倍，其中以肝酶升高为常见。与他汀类可能相关的肝脏损害发生率为 1.2/10 万，急性肝衰竭发生率为 0.2/100 万，提示他汀类确实有罕见特异性肝脏损害。这些结果来自回顾性研究，存在着数据不全面、因果关系只是推测，不能再次给药物验证等缺陷。

97. 专家共识提及肝酶增高的机制及预后有哪些？

肝转氨酶的升高在技术上并非是"肝功能检查"中的特异指标，单一的轻中度肝转氨酶升高（即不伴胆红素的升高）并不反映药物真实的"毒性"，肝转氨酶的升高仅代表肝细胞内酶的释放，并不是评价肝功能的明确指标。能准确评价肝功能的指标包括白蛋白、凝血酶原时间及直接胆红素。因为单一的谷丙转氨酶和（或）谷草转氨酶升高并不具有临床意义。

他汀类致肝酶升高的机制目前并不十分明确，可能与以下一些机制有关：①肝细胞内胆固醇水平下降继发性药效反应；②合并脂肪肝；③同时使用可能导致肝酶升高药物；④大量饮酒等。

98. 专家共识如何看待他汀类与肌病的发生？

他汀类诱发横纹肌溶解症呈剂量依赖性，发生风险为 0.04%～0.2%，少数重症肌病也呈剂量依赖性，其发生率为 0.1%～1%。在随机对照试验中，他汀类所致肌病发生率为 1.5%～5%，而临床试验的入选对象，通常将具有肌病易患因素的人群排除在外，实际人群中的发生率可能会高些。安慰剂对照试验结果显示，他汀类引起的发生率通常为 5%，在安慰剂与药物治疗组之间无统计学差异。接受他汀类治疗的患者出现肌炎及严重的横纹肌溶解罕见，且往往发生于合并多种疾病和（或）联合使用多种药物的患者，因此，临床上选择药物相互作用相对较小的他汀药，可能降低肌病风险。

99. 使用肾上腺素类药物应注意什么？

肾上腺素类药物包括肾上腺素、去甲肾上腺素、去氧肾上腺素、异丙肾上腺素和间羟胺（阿拉明）等，这些药物的共同特点是升高血压、增加心率、增加心肌氧耗，故使用时需注意观察：①心律、心率、血压的变化；②防止血管外渗和体表组织的缺血坏死；③严格掌握其剂量；④长期使用者需缓慢停药。

100．使用阿托品时应注意什么？

阿托品属于乙酰胆碱拮抗药，主要用于迷走神经功能亢进造成的心动过缓、血压低等情况，因其有一定的不良反应，故使用时需注意：①口干、皮肤干燥、潮红、体温上升；②头晕、瞳孔扩散或视物模糊；③心悸、兴奋、烦躁、谵妄、惊厥等；④老年男性、前列腺肥大者易出现尿潴留；⑤引起眼内压升高，故青光眼患者禁用。

101．使用利多卡因时应注意什么？

利多卡因属于Ⅰb类抗心律失常药，主要用于心肌梗死并发的室性心律失常，也有一定的不良反应，使用时要注意：①注意其诱发的血压下降、心动过缓、室内或房室传导阻滞加重情况；②过量时可出现欣快感、定向障碍、惊厥、惊恐样反应；③可以出现关节运动障碍、肌肉震颤、视物模糊及呼吸抑制等。

102．使用维拉帕米时应注意什么？

维拉帕米属于钙通道阻滞药，主要用于冠心病患者出现的各种心律失常及解除冠状动脉痉挛，在使用时应注意：①一过性低血压、心动过缓；②嗜睡、头晕、眩晕；③便秘、牙龈增生、下肢水肿等；④避免和β受体拮抗药合用。

103．使用碳酸氢钠时应注意什么？

碳酸氢钠主要用于纠正冠心病心肌梗死并发严重时出现的代谢性酸中毒，特别是静脉应用碳酸氢钠应注意：①肌肉疼痛或抽搐、精神症状；②心律失常、乏力、食欲缺乏；③因碳酸氢钠属于碱性物质，注意不要使液体漏出血管外。

104．使用吗啡时应注意什么？

吗啡作为阿片类物质可以缓解冠心病患者出现的心绞痛，治疗心源性哮喘、肺水肿，在使用时需注意：①低血压是吗啡最常见、最严重的不良反应；②监测氧饱和度，过量可致呼吸抑制和昏迷；③可出现恶心、呕吐、便秘等；④长期多次应用出现药物依赖及成瘾。

105．使用儿茶酚胺药物时应注意什么？

儿茶酚胺药物主要包括多巴胺、多巴酚丁胺等，其主要用于冠心病合并低血压休克和心功能不全，使用时需注意：①心率、心律、血压的变化情况，如心动过速、室性心律失常及血压升高等；②消化道情况，如恶心、呕吐等；③外周灌注及尿量情况，如肢端循环不良的患者有出现坏死的可能；④局部情况，如药物外渗可产生皮肤组织的坏死和脱落；⑤用药时注意防止突然停药。

106．使用硝普钠时应注意什么？

硝普钠属于含氰化合物，可以直接扩张血管，主要用于高血压危象、急性心力衰竭、肺水肿、休克、心肌梗死时的循环衰竭等，给药时应注意：①监测血压、心律、心率，血压不低于 90/60mmHg；②不可加用其他药物，只能用葡萄糖液稀释；③避光应用，输液时用专用避光输液器、注射器、连接管，防止见光后分解；④因降压速度过快，必须使用输液泵精确给药，并在配制 4h 内用完，如果溶液变蓝、绿、深红色，说明已失效，故应更换液体；⑤剂量过大[$>8\mu g/(kg \cdot min)$]或过长（2～3d 以上）应用时，要特别注意观察有无耳鸣、视物模糊、恶心、腹痛，反射亢进和癫痫发作症状等。

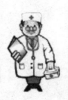

第三章　冠心病的治疗

107．使用酚妥拉明时应注意什么？

酚妥拉明属于非选择性 α 受体拮抗药，可以扩张外周动脉血管，用于心功能不全和嗜铬细胞瘤的降压治疗，在给药时要注意血压的变化，如果血容量不足，可导致血压过低、心动过速。

108．使用乌拉地尔时应注意什么？

乌拉地尔属于选择性 $α_1$ 受体拮抗药，可以扩张周围小动脉，用于高血压尤其是高血压危象的治疗，静脉滴注时要注意血压的变化，以及有无头晕、头痛、恶心、心悸、失眠等症状。

109．使用腺苷时应注意什么？

腺苷类药物属于细胞代谢的能量药物，可以补充心肌细胞缺血的能量。也可以用于阵发性室上性心动过速的治疗（用于阵发性室上性心动过速治疗不良反应较多，故目前已较少应用），使用时要注意：①腺苷半衰期短，需快速注射，小于 1min；②在复律过程中可能出现窦性停搏或高度房室传导阻滞，需备用阿托品防止意外；③大多持续时间较短；④注意有无面部潮红、呼吸困难、恶心、头晕、出汗、心悸、过度通气、焦虑、视物模糊、灼热感、心动过缓、胸痛等不良反应。

110．使用强心苷时应注意什么？

强心苷作为临床上最常见的药物，主要用于各种疾病引起的心力衰竭的治疗，因其中毒阈值与其治疗阈值较接近，故使用时要注意。①胃肠道反应，如厌食、恶心、呕吐、腹泻等；②中枢神经系统反应，如眩晕、头痛、疲乏、失眠、谵妄等；③视力障碍，如黄视、绿视、视物模糊等；④心脏毒性反应，如室性期前收缩（33%）、一度和二度房室传导阻滞（18%）、交界性心动过速（17%）、交界性逸搏（12%）、房性心动过速（10%）、室性心动过速（8%）、窦性停搏（2%）；⑤心率、心律情况，如心率＜50/min应停用。

111. 使用利尿药时应注意什么？

目前的利尿药有噻嗪类利尿药、襻利尿药、留钾利尿药三类，使用时要注意：①噻嗪类利尿药和襻利尿药可出现低钾血症，使用时要注意观察有无乏力、腹胀、恶心呕吐、厌食、口干、心律失常、呼吸困难等症状，其心电图可出现明显的U波；②低钾、低镁血症，也见于使用噻嗪类利尿药和襻利尿药者，注意有无出现手足抽搐和心律失常；③使用留钾利尿药者可出现高钾血症，使用时要注意观察是否出现传导障碍、心律失常、心脏停搏等情况；④使用各种利尿药均应记录24h尿量。

112. 使用硝酸酯类时应注意什么？

硝酸酯类主要通过释放外源性NO扩张外周静脉和冠状血管，使用时要注意：①扩张外周血管可致颜面潮红，也可扩张脑血管，增加颅内压，可致反射性心率加快和搏动性头痛；②增加眼压，可诱发青光眼；③用药过量或敏感者，可致直立性低血压，出现头晕、头痛、心动过速、心悸等症状，偶可出现意识丧失。

113. 使用抗心律失常药时应注意什么？

抗心律失常药有多种，目前临床上常用的有普罗帕酮（心律平）、莫雷西嗪、利多卡因、胺碘酮、美西律（慢心律）等。各种抗心律失常药不良反应不一，故其注意事项不同，但其共同注意点如下：①胃肠道反应，如恶心、呕吐、腹部不适等；②心脏毒性反应，如传导阻滞、心力衰竭加重、心动过速、室性心动过速、心室颤动和停搏等；③神经系统反应，如眩晕、复视、麻木、共济失调、震颤、呼吸抑制等；④变态反应，如血管神经性水肿、血小板减少等。

114. 使用β受体拮抗药时应注意什么？

β受体拮抗药通过阻断心脏β受体控制心室率、降低心肌氧耗，使用时需注意。①心率：每天数心率或脉搏，一般以不低于 55/min 为宜。②血糖、血脂监测：长期应用β受体拮抗药可能使血糖、血脂增高；胰岛素依赖型糖尿病患者使用非选择性β受体拮抗药可掩盖低血糖症状，需加强血糖检测。③性功能障碍或丧失。④有无肢端发凉或雷诺现象，如有无肢体体温降低、脉搏消失、肢体发绀和坏死等。⑤有无感觉异常、失眠、多梦、抑郁、乏力、恶心、腹泻、腹痛等症状。⑥"反跳现象"：长期服用β受体拮抗药者突然停药，会出现心率加快、血压升高、甚至心绞痛发作等症状。

115. 使用抗血小板药时应注意什么？

抗血小板药目前主要包括阿司匹林、氯吡格雷、血小板膜糖蛋白 Ⅱb/Ⅲa 受体拮抗药等，因其均有一定的不良反应，故使用其应该注意：①恶心、呕吐、消化不良、便秘、消化道出血等胃肠道症状；②出血性脑卒中、皮肤黏膜出血等；③过敏性皮疹；④血压下降、面部潮红等。

116. 使用低分子肝素时应注意什么？

目前临床最常用的抗凝血药为低分子肝素，如达肝素钠、依诺肝素、那曲肝素等，这些药物在使用时应注意：①定期监测血压、呼吸、心率等变化，注意有无皮肤黏膜、牙龈、消化道等出血现象、注射部位有无血肿；②严格按规定使用，注射部位选择在脐周皮下约脐旁6cm处，每次选择注射部位不同，要经常更换，避免反复固定一处，注射时要避开伤口和硬结；③注射时提起皮肤形成皱褶，从皱褶处垂直进针1cm左右，回抽无回血后可注入药液，注射完在拔针后要局部压迫1～2min，注意不要用力在注射处按摩，以免导致腹壁毛细血管破裂出血；④禁忌肌内注射；⑤使用期间需监测血小板计数。

117．使用溶栓药物时应注意什么？

目前常用的溶栓药物为尿激酶、链激酶、组织型纤溶酶原激活物（r-tPA）等，这些药物的共同特点为激活纤溶酶，后者降解血栓中的纤维蛋白使其成为纤维蛋白降解产物，从而溶解血栓，在使用时注意要点如下：①有无出血，颅内出血等；②发热、皮疹；③低血压；④恶心、呕吐、食欲缺乏、头痛等；⑤使用链激酶者注意短期内不能重复使用，因为该药物具有抗原性；⑥定期监测血常规、凝血、血小板聚集率及肝、肾功能等。

118．使用胺碘酮注射液时应注意什么？

静脉应用胺碘酮主要治疗各种心律失常，如室性和室上性心动过速、期前收缩、阵发性心房扑动和颤动、易激综合征等。因为该药物有一定的毒性反应，故使用时应注意。①严格掌握用药方法：如剂量准确，选用输液泵或微量泵，按规定速度滴注，在用药前注意先应用生理盐水约10ml冲洗。②注意心律、血压变化。③静脉滴注胺碘酮时要注意观察局部反应，有无药物外渗。询问患者的主诉，如果患者主诉输液部位有烧灼感或疼痛，不论局部是否有肿胀，都应立即停止用药，按外渗予以处理。④一旦出现局部红肿或疼痛，应立即停止注射，并尽量回抽药液，然后用生理盐水快速滴注，以冲洗体内血管中

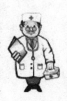

的药物，降低药物浓度。如果发生药物外渗，可以给予类肝素（喜疗妥霜剂），每日 1 或 2 次，使用时将乳膏涂在患处并轻轻按摩，必要时增加剂量。⑤严重者如重度静脉炎可出现水疱、皮肤破溃、感染，在按常规换药后，可用抗生素稀释液每日在破溃处涂擦数次，也可用抗生素湿纱布敷盖在患处，还可用莫匹罗星（百多邦软膏）、美宝湿润烧伤膏在患处涂擦。

四、介入性治疗

119. 如何看待冠心病介入治疗的优缺点？

冠状动脉介入治疗如同其他方法一样，也有其优缺点。

（1）优点：①采用药物治疗仅能消除或改善症状，对冠状动脉病变影响不大，而介入治疗能改善冠状动脉状况，使血管通畅；②外科手术创伤大，痛苦大，患者恢复慢，而介入治疗创伤小，术后 2～3d 即可出院，较安全，一般围术期死亡率<1%；③介入治疗疗效可靠，可有效缓解症状，提高生存质量。

（2）缺点：①急性血管闭塞，发生率为 2%～3%，可致急性心肌梗死，主要与血管损伤、血栓形成、术后抗凝血不当有关；②术后再狭窄，部分患者在术后半年内发生冠状动脉血管再狭窄，近年来采用的药物支架可能在一定程度上降低再狭窄发病率；③对左主干病变，弥漫性病变，完全闭塞病变等的疗效欠佳。

120. 冠状动脉介入性治疗取得了哪些进展？

自从 1977 年 Gruentzig 首次成功地进行了经皮腔内冠状动脉成形术（PTCA）以来，冠状动脉介入性治疗已在世界上许多国家广泛应

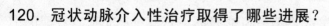

用，它大部分成功地替代了冠状动脉旁路移植术（CABG），成为冠状动脉介入治疗的基本疗法。但经皮腔内冠状动脉成形术具有一些限制，如对冠状动脉偏心性狭窄、口部或分叉部病变等疗效差，对含有血栓病变者常引起急性关闭，以及经皮腔内冠状动脉成形术后血管再狭窄率较高（＞35%）等。

20世纪80年代以来，陆续出现了一些新的冠状动脉介入性疗法。①冠状动脉内支架置入术：也是临床上常用的一种方法，主要是减少经皮腔内冠状动脉成形术后急性冠状动脉闭塞和再狭窄的发生率；②经皮冠状动脉激光血管成形术：在X线指引下，应用心导管技术将激光经光导纤维传送至血管病变处，消融血管内斑块物质，使闭塞的血管再通，由于操作复杂，并发症较多，目前临床上应用并不普遍；③经皮冠状动脉内旋切术：是借助导管头部的旋切装置进行冠状动脉内斑块切削的一种安全有效的血管再通技术，切下的斑块可贮存在导管头端腔内或被负压吸出体外；④冠状动脉内旋磨术：应用尖端镶有钻头的金属磨头导管，高速旋磨病变组织，将组织磨成比红细胞还小的微粒由体内吞噬系统清除，但旋磨下来的斑块碎屑易造成冠状动脉远端栓塞，故其远期疗效有待研究；⑤冠状动脉内基因治疗：通过冠状动脉造影明确目标血管后，经导管向目标血管内或直接从心内膜向心肌内注入患者自身的骨髓干细胞，使其在数周后在心肌坏死部位重新分化为心肌细胞，可以改善心脏预后，该技术目前正在逐渐被临床接受；⑥此外，还有冠状动脉内血栓抽吸术、远端保护装置及冠状动脉内放射治疗。

121. 冠状动脉内旋磨术的临床效果及存在的问题如何？

冠状动脉内旋磨术作为一种相对晚近开展的介入治疗技术，拓宽

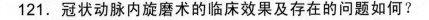

了冠状动脉粥样硬化性心脏病介入治疗的适应证。这项技术通过冠状动脉造影或血管内超声等影像学检查示血管屈曲钙化、无顺应性的局限性病变，支架内再狭窄病变，以及分叉病变，或位于血管中远段、管径相对较小的病变等进行冠状动脉内旋磨，可收到很好的治疗效果。

研究证实，旋磨术后置入支架优于旋磨术后单纯球囊扩张及单独的支架置入术。旋磨术后置入支架最终的最小管腔直径较大，可以获得较好的即刻效果及最低的残余狭窄。9个月的随访资料表明，旋磨联合支架置入术的无事件生存率最高（85.4%），无靶病变再血管化的生存率也最高（85.4%）。最近对于重度钙化病变者采用冠状动脉内旋磨术及紫杉醇支架置入后1年的随访研究表明，旋磨联合支架置入术的无事件生存率和无靶病变再血管化的生存率均为94%。

冠状动脉内旋磨术常见的并发症包括：冠状动脉夹层10.5%，急性闭塞3.1%，严重冠状动脉痉挛1.6%～6.6%，无复流/缓慢血流1.2%～7.6%，冠状动脉穿孔0%～1.5%。

旋磨术后冠状动脉管壁光滑，冠状动脉夹层的发生率低于单纯球囊扩张，撕裂程度较轻，一般不需要特殊处理。目前由于术前、术中预防性应用血管扩张药，严重冠状动脉痉挛已经少见。主要的问题是旋磨术的技术特性导致旋磨术中无复流/缓慢血流的发生率明显高于常规介入治疗，推测其机制可能与心肌毛细血管清除旋磨碎屑的速度较慢有关，旋磨头直径越大，转速越快，病变越长及单次旋磨时间越长就越易出现无复流/缓慢血流现象。冠状动脉穿孔较少见，多发生在严重成角病变，成交病变角度>45°是旋磨术的相对禁忌证，应谨慎操作。

目前旋磨术几乎已经成为介入手术顺利完成不可缺少的一项技术，但旋磨术治疗的主流策略是将旋磨术作为治疗复杂病变的一种中间手段，而不是最终方法。比如放弃积极旋磨策略，先用较小旋磨头消融掉部分钙化、纤维化病变，改善血管壁顺应性，再联合应用经皮腔内冠状动脉成形术、支架置入术等，这样既可避免球囊高压扩张钙化病变造成冠状动脉破裂穿孔和支架在钙化病变处膨胀不全、贴壁不良导致支架内急性或亚急性血栓形成和远期再狭窄的危险，又降低了旋磨术本身的并发症发生率及手术费用，让介入治疗更加安全，有效。

122. 冠状动脉旋磨术的适应证和禁忌证有哪些？

（1）适应证：①冠状动脉严重钙化或纤维化病变；②球囊无法通过或不能有效扩张的病变；③长狭窄病变（11～25mm），且位于血管远端部适合置入支架的患者；④有开口病变，分叉病变；⑤慢性完全性闭塞病变；⑥支架内再狭窄，严重纤维组织增生，球囊扩张后不理想者。

（2）禁忌证：①急性心肌梗死血栓性病变，旋磨有加重血栓倾向，易发生慢血流或无血流现象；②溃疡或瘤样病变，旋磨易致冠状动脉穿孔或破裂；③明显内膜剥脱或夹层，旋磨可致内膜撕裂或夹层加重；④严重成角病变（>60°），易致冠状动脉穿孔；⑤狭窄长度＞25mm 的病变；⑥心功能不全，左心室射血分数＜30%；⑦大隐静脉旁路移植血管狭窄者。

123. 经皮腔内冠状动脉成形术的具体过程是什么？

经皮腔内冠状动脉成形术（PTCA）的过程如下：通过穿插桡动脉或股动脉方法，将导管、导丝、扩张球囊送至冠状动脉内相应的狭窄部位，进行扩张数秒钟至数分钟，球囊产生的机械挤压，使狭窄节段的粥样斑块撕裂、拉断和压缩，冠状动脉内膜和部分中膜撕裂，重新塑形，消除或改善冠状动脉狭窄，使冠状动脉腔径扩大，血流增加，从而改善相应区域心肌的血液供应。

124．为什么要在冠状动脉内置入支架？

临床研究发现，常规进行的经皮腔内冠状动脉成形术，其术后半年内发生冠状动脉血管再狭窄的发生率较高，而采用冠状动脉内置入金属支架可在一定程度上减少其再狭窄的发生率。冠状动脉内支架术防止冠状动脉再狭窄的原理是将金属支架支撑在冠状动脉狭窄处，使经皮腔内冠状动脉成形术后产生的处于漂浮状态的内膜损伤碎片固定在血管壁中，扩大冠状动脉腔径，防止冠状动脉痉挛和血管壁的弹性回缩，以达到冠状动脉再通的目的。临床研究表明，在行未置入支架经皮腔内冠状动脉成形术的患者中，30%～50%的患者由于血管弹性回缩，扩张处血管壁撕裂、夹层，在其后的一段时间内（一般是半年内）可能出现再次血管狭窄，严重时甚至有些患者可能还会发生急性冠状动脉闭塞、急性心肌梗死、甚至死亡，故行经皮腔内冠状动脉成形术的患者置入支架极为重要，冠状动脉支架可以撑开病变血管，减少斑块撕裂后急性闭塞，不仅使介入手术的安全性明显提高，而且可降低经皮腔内冠状动脉成形术后再狭窄的发生率。此外，对于一些复杂病变的患者，置入支架往往也可以收到较为满意的效果。

125．冠状动脉介入术常见的并发症有哪些？如何防治？

经皮冠状动脉介入治疗术中及术后的并发症仍是临床医生高度关注的问题，积极防治这些并发症具有重要的现实意义，主要包括如下几方面。

（1）与血管穿刺有关的外周血管并发症。①血管痉挛：引起痉挛的主要因素包括患者的焦虑情绪；多次穿刺，反复刺激血管；导管直径与血管内径不相匹配；粗暴反复操作导管等。②出血或血肿：穿刺口外部出血，多由压迫不充分或在压迫压力突然释放时发生，重复加压包扎可以有效控制出血或血肿。③桡动脉闭塞或手部缺血：引起桡动脉闭塞或手部缺血的原因包括血栓、夹层、严重痉挛、延长手术或压迫时间，缺乏抗凝血或抗凝血不充分等因素。④假性动脉夹层为一种相对常见的并发症，发生率<1%，无明确的预测因素。

（2）冠状动脉痉挛。冠状动脉痉挛可分为与球囊扩张相关和无关的冠状动脉痉挛。经皮冠状动脉介入治疗有1%～5%的患者可发生冠状动脉痉挛，多发生于非钙化病变、偏心性病变与年轻患者，而变异型心绞痛并非高危人群。

（3）冠状动脉夹层和急性闭塞。急性闭塞的病因主要原因为夹层，其他原因包括弹性回缩、痉挛与血栓形成等。不同类型夹层急性闭塞的发生率不同。①A型：管腔内有微小透X线区，无或仅有少量造影剂滞留。②B型：双管（腔）样改变，两腔之间有一透X线带，无或仅有少量造影剂滞留，闭塞率为3%。③C型：管腔外帽样改变，管腔外造影剂滞留，闭塞率为10%。④D型：管腔内螺旋状充盈缺损，闭塞率为30%。⑤E型：新出现的持续充盈缺损，闭塞率9%。⑥F型：非A～E型，导致血流障碍或血管完全闭塞，闭塞率为69%。

（4）无再流与慢血流。在无夹层、血栓或痉挛的情况下，冠状动脉造影发现急性冠状动脉血流减少（TIMI 0～1级），或者在原靶病变处出现严重残余狭窄的现象称为无再流（no-reflow）。无再流和慢血流处理首先要解除痉挛，冠状动脉内注射硝酸甘油（200～800μg）尽管无显著疗效，但能逆转可能伴存的血管痉挛，并且不耽误进一步治疗或增加危险，所有患者均应常规使用。其次要排除冠状动脉夹层，应进行多体位造影证实。对于无再流病变应慎用支架，因为远端血流不良能增加支架内血栓风险。可以向冠状动脉内注射钙通道阻滞药，

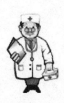

冠状动脉内注射钙通道阻滞药在无再流的处理中甚为重要，冠状动脉内注射维拉帕米（100～200μg，总量1.0～1.5mg）或硫氮䓬酮（0.5～2.5mg弹丸注射，总量5～10mg）能使65%～95%的无再流得到逆转。无再流导致的低血压不是冠状动脉内注射钙通道阻滞药的禁忌证，必要时可采用药物（升压药、正性肌力药）或主动脉内球囊反搏维持全身循环。可以考虑使用血小板膜糖蛋白Ⅱb/Ⅲa受体拮抗药。EPIC试验表明糖蛋白Ⅱb/Ⅲa受体拮抗药能降低静脉桥病变远端栓塞的发生率，但不能改善最终TIMI血流。

（5）冠状动脉穿孔。冠状动脉穿孔是经皮冠状动脉介入治疗少见而重要的并发症，经皮冠状动脉介入治疗患者发生率为0.1%，接受旋磨、旋切、激光成形术的患者为0.5%～3.0%。冠状动脉穿孔大部分同手术操作有关，应以预防为主。首先导丝操作应轻柔，保持导丝对扭力有反应。一旦发现导丝锁定并弯曲、尖端运动受限或推送导丝出现抵抗现象，应考虑到导丝钻入内膜下的可能，应立即回撤导丝，重新置放。一旦怀疑球囊导管进入假腔，应撤出导丝并经球囊中心腔轻轻注射造影剂证实。造影剂持续残留提示进入假腔，应回撤球囊与导丝重新置放。其次对于高危病变（分叉、成角、完全闭塞）患者，球囊使用不应过大。发生远端夹层程度难以确定时不应采用支架治疗。

冠状动脉穿孔的处理有时非常棘手，包括非手术与手术治疗两种方法。若心包积血较多出现急性心包压塞，应行心包穿刺，放置侧孔导管引流，引流导管应留置6～24h。急性心包压塞的患者往往表现为烦躁不安、心率减慢、血压下降、透视下心影扩大和搏动减弱。X线透视下从剑突下途径穿刺心包迅速可靠，抽出血液后可注入5～10ml造影剂证实穿刺在心包内后再送入导引钢丝、6Fr动脉鞘管、沿鞘管送入J形管（猪尾导管），以确保通畅引流。如出血量大，可在补充胶体或晶体液体的基础上，将部分从心包抽出的血液直接经股静脉回输入体内，在外科开胸之前维持血压和病情稳定。多数心包压塞仅以猪尾导管引流即可稳定，不需开胸处理，但要严密观察，并做好随时开胸止血的准备。

（6）肾功能不全：经皮冠状动脉介入治疗后肾功能不全表现为，术后 2～5d 出现少尿和血清肌酐升高。早期识别、正确诊断与及时干预可以防止其恶化为肾衰竭。造影剂诱发的肾功能异常最为常见，其他原因包括血管紧张素转化酶抑制药导致的肾缺血、动脉粥样硬化栓塞、主动脉夹层、主动脉内反搏球囊放置不正确、脱水导致的低血容量、造影剂诱发利尿和失血等。

主要预防措施包括：静脉补液、非离子型造影剂、避免使用肾毒性药物如非甾体消炎药等，以及使用强力利尿药（尿量 150ml/h）使肾衰竭的发生率略有降低。

（7）其他：血液系统并发症，包括药物（肝素）诱发的血小板减少症（HIT）、糖蛋白Ⅱb/Ⅲa 受体拮抗药诱发的血小板减少、血栓性血小板减少性紫癜（TTP）、药物诱发的中性粒细胞减少症；动脉粥样硬化栓塞；神经系统并发症，包括心脏栓塞（血栓、钙化、赘生物）、空气栓塞、颈动脉或主动脉栓塞、脑出血等。都应给予足够的重视，加以预防。

126．药物洗脱支架血管再狭窄的机制是什么？

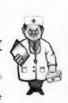

美国学者 Nakano 等发现，血管损伤与支架支撑杆间隙过大所致药物浓度不足分别是药物洗脱支架（DES）闭塞与在狭窄的主要机制。作者选择 82 例置入药物洗脱支架患者并根据冠状动脉病变情况分成 4 组：无再狭窄组（＜50%）、临界组（50%～74%）、再狭窄组（＞75%）

和完全闭塞组。总支架长度与再狭窄和闭塞具有统计学相关性，并且这些病变常位于冠状动脉远端，具有更严重的血管损伤和不匀称的支架小梁分布。多因素分析显示，最大支架小梁间隙与药物洗脱支架再狭窄具有统计学相关性（$OR=17.4$，$P=0.04$），而血管撕裂长度与药物洗脱支架闭塞具有统计学相关性（$OR=5.1$，$P=0.03$）。进一步研究发现，药物洗脱支架再狭窄的新生内膜主要成分为蛋白多糖沉积而平滑肌细胞成分较少。

127. 支架总长度与支架血栓率相关吗？

日本一项研究显示，冠心病患者的冠状动脉支架总长度与其发生支架血栓的风险相关，其观点意味着现在或今后需要进行置入支架模式的转变，即从现在对于"完全解剖性血运重建"的理念，转变到仅为缺血病变而置入支架的理念。斯坦福大学 William F. Fearson 博士在一篇文章中提到，采用 10 773 例患者、14 651 处病变的患者注册资料，第一作者 Shinichi Shirai 博士及同事根据每个病变及每人的支架总长度四分位数计算 3 年内累计临床事件发生率，全部患者接受了西罗莫司洗脱支架置入，每人和每处病变的 3 年累计靶病变血供重建率从支架长度的第 1 到第 4 四分位区间急剧上升（每人：从 7.47%升至 21.18%，$P<0.0001$；每处病变从 6.78%升至 15.57%，$P<0.0001$），支架血栓发生率也从每人支架长度的第 1 到第 4 四分位区间明显上升（从 0.69%升至 1.42%，$P<0.003$）。死亡和心肌梗死的复合终点也随着每人支架长度的增长而更易出现，尽管在多变量分析中这种关联并无统计学意义。

该研究提示，对于冠状动脉多处病变采取广泛的金属覆盖会增加靶病变的血运重建率和支架血栓的风险。"在某些患者置入多枚或长支架的决策应基于缺血的缓解，而非单纯的冠状动脉造影表现"，Feason 博士在社论中写道，致力于"功能性完全血运重建而不必解剖性完全血运重建会带来更好的结果"。

128．何谓冠状动脉介入治疗术后再狭窄？

冠状动脉介入治疗术后再狭窄是指狭窄的冠状动脉在成功进行冠状动脉扩张的介入治疗后，在随访时行冠状动脉造影，符合下述标准之一者称为再狭窄：①血管狭窄≥50%；②血管狭窄程度比原先手术后即刻造影时增加≥30%；③原来扩张后所增大的血管直径丧失≥50%。

129．冠状动脉介入治疗术后何种情况下易出现再狭窄？

临床观察发现，有些患者经过冠状动脉介入治疗后比较容易发生冠状动脉再狭窄，而这些患者往往伴随以下情况：①不稳定型心绞痛、变异型心绞痛、糖尿病患者、男性，以及吸烟等患者，术后再狭窄率较高；②冠状动脉狭窄程度严重，特别是完全闭塞者；左前降支、近段血管病变；血管分叉处病变；狭窄长度＞15mm 者；偏心性狭窄；小血管病变；弥漫性狭窄及大隐静脉移植的血管等，均易发生再狭窄；③操作上残余狭窄越严重，再狭窄率越高；病变部位未完全覆盖、支架释放不完全、支架塌陷、支架对位不好、支架边缘有内膜夹层易发生再狭窄；④支架的选材，药物支架较裸支架再狭窄率低。

130．何谓药物洗脱支架和裸金属支架？各有什么优缺点？

冠心病介入治疗中的支架一般为金属丝网状管，主要用于在冠状动脉血管成形术中撑开动脉血管，其材料多为不锈钢或合金，也可为生物材料等，因其表面无药物涂层故称为金属裸支架（BMS）。药物洗脱支架（DES）是将药物直接或与聚合物基质混合后涂布于支架表面，造成支架成为一个局部药物缓慢释放系统，这些药物缓慢释放将有助于防止冠状动脉血管再狭窄或再闭塞。裸支架的优点是价格较低，术后抗血小板药服用时间短，通常为6个月左右；缺点是再狭窄机会较药物支架明显增加。药物涂层支架的优点是能够明显降低冠心病介入治疗术后再狭窄发生率；缺点是价格昂贵，双联抗血小板药服用时间长，至少为1年，晚期血栓发生率高。

131. 如何选择支架？

怎样选择支架，每个患者有所不同，要根据冠状动脉病变的具体情况和患者的经济承受能力来决定。通常情况下，患者如果存在糖尿病、小血管病变、复杂病变、长病变、慢性完全闭塞、血管分叉部、大隐静脉移植物血管病变，以及支架内再狭窄等情况，选择药物洗脱支架效果较好；而对于那些经济困难，血管病变短、血管较粗不容易发生再狭窄的病变，高龄及有高出血风险的患者，选择价格较低的裸支架较好。

132. 何谓冠状动脉支架内再狭窄？

冠状动脉支架内再狭窄的定义为：冠状动脉造影显示经皮冠状动脉介入治疗后的冠状动脉阶段在造影中显示其血管内径再次狭窄≥50%，可以伴有或不伴有临床症状及不良心血管事件（死亡、心肌梗死、再次血运重建术）。

133. 如何对冠状动脉支架内再狭窄分型？

冠状动脉再狭窄一般分为5型：①局限型，狭窄长度＜10mm；②弥漫型，狭窄长度＞10mm，但位于支架内；③增殖型，狭窄长度

>10mm，但两端延伸至支架外；④闭塞型，支架内血管完全闭塞，TIMI 血流 0 级；⑤特殊型，狭窄长度更长，临床症状严重，发展迅速，易发生心肌梗死。

134．冠状动脉支架内再狭窄的危险因素有哪些？

冠状动脉支架内再狭窄的危险因素包括吸烟、年龄、糖尿病、血脂异常和高血压等。冠状动脉支架内再狭窄的发生率与原血管病变的部位、长度和大小呈正相关。病变的某些解剖特点也被证实与再狭窄相关，如大隐静脉桥血管病变，小血管病变，长血管病变，慢性完全性闭塞病变和再狭窄病变等也是导致血管再狭窄发病率高的因素。冠状动脉支架内再狭窄发生率依次为左前降支＞左回旋支＞右冠状动脉。

135．药物洗脱支架可以预防支架再狭窄吗？

尽管药物洗脱支架（DES）也减少支架内再狭窄的发生，但迄今为止支架内再狭窄率仍高达 10%～15%。而针对支架内再狭窄的药物和机械策略均收效甚微，支架内再狭窄极大限制了经皮冠状动脉介入治疗技术的获益，特别是糖尿病或多支血管病变患者。药物洗脱支架还可以引起迟发的血栓形成及不良血管事件，目前的研究方向是在预防支架再狭窄的同时减少晚期支架内血栓。药物洗脱支架的再狭窄通常是局灶性的，并常位于支架的边缘。

136．如何处理冠状动脉支架内再狭窄？

如果冠状动脉造影发现支架内轻度狭窄即管腔直径减少 50%～60%，而无明显的缺血症状或依据时，应该给予强化药物治疗而不再进行经皮冠状动脉介入治疗，如果是中重度再狭窄病变即管腔直径减少≥70%或伴有相关的临床症状时，应在强化药物治疗的同时考虑再次行经皮冠状动脉介入治疗术。

（1）近距离放射治疗：已经研制了两种放射源用于治疗冠状动脉支架内再狭窄，一是β射线，释放后形成电子，在靶病变几毫米内被吸收；二是γ射线，由光子释放，有很强的穿透性，需对医护人员严密防护。

（2）单纯球囊扩张：单纯球囊扩张是治疗支架内再狭窄的一种常见的方法，球囊扩张后至管腔的扩大包括：62%的斑块被压缩，38%的进一步使支架扩张。

（3）切割球囊血管成形术：切割球囊外形与普通球囊类似，不同的是切割球囊表面有3～4个金属切片。

137．冠状动脉支架内再狭窄的防治进展如何？

药物洗脱支架在发挥预防支架内再狭窄的同时，也影响了损伤血管的再内皮化的过程，导致了迟发性血栓及不良血管事件的发生。目前支架内再狭窄治疗的重点在于寻找一种新的药物洗脱支架，既能够特异性地发挥其抗血管平滑肌增长作用，同时又不影响受损的血管再内皮化；还可以寻找一种新的药物释放途径，可在早期发挥抗炎、抗增殖作用，而同时不增加晚期血栓形成的发生率。

（1）第2代药物洗脱支架：目前，第2代药物洗脱支架已应用于临床，主要包括唑他莫司（Zotarolimus）洗脱支架及依维莫司洗脱支架（EES）。

（2）药物洗脱球囊：近年来，药物洗脱球囊通过局部注射抗增殖药物作为新的给药途径抑制再狭窄已经开始应用于临床，由于紫杉醇脂溶性良好，抗增殖作用稳定，已经成为首选药物。

（3）可降解聚合物支架：与传统的支架相比，生物可降解聚合物支架特点突出。①组织、血液相容性良好，减少长期的血栓形成可能，无须长期抗凝；②可塑性良好，适应各类血管应用，减少治疗的相关风险；③中短期机械性能可比永久性金属支架，长期降解完全并促进正性血管重构；④可为支架进一步载药及靶向治疗提供条件；⑤可降解特性使得无创检查（如 MAI）成为可能，方便患者长期随诊。

138. 生物可吸收支架应用的前景如何？

生物完全可降解/可吸收支架能否成为未来心血管介入的主流，一直是学术界关注和探讨的焦点，该类支架在其置入 2 年后支架结构即可被降解，10 年后周围便无炎症细胞浸润，是一种非常好的治疗手段。不过目前看来，鉴于材料的原因，其支架结构支撑力尚有待提高，故尚难以成为较为复杂的多支血管病变的主流治疗手段。有关生物可吸收支架的相关试验大部分都是在较为简单的病变中开展的，而这些简单病变在实际临床实践中的比例尚不足 15%，这意味着今后需要面临着更多的慢性闭塞性病变和伴有钙化/扭曲的其他复杂的病变。目前来说，生物可吸收支架在上述复杂病变中应用的相关证据不充分。此外，近期有研究报道，虽然目前生物可吸收支架的刚性有所提高，但存在后扩张时发生支架断裂的潜在风险。总之，生物可吸收支架具有光明的前景，但短期内还无法替代现有的支架，今后还需要进行材质及技术方面的改进和提高。

139. 关于冠心病合并糖尿病患者的血运重建策略是什么？

既往大规模随机对照经皮冠状动脉介入治疗临床试验中的受试者，25%～30%为糖尿病患者。研究发现糖尿病合并冠心病患者常存在冠状动脉左主干、多支血管和弥漫小血管长病变，且侧支循环较差。

当发生不稳定型心绞痛时，其斑块破裂和冠状动脉血栓形成发生率显著增高。与非糖尿病患者相比，糖尿病合并冠心病患者5年死亡率升高2倍多，心肌梗死风险也增大。美国心脏学院-国家心血管中心注册登记的10万余例经皮冠状动脉介入治疗资料显示，糖尿病患者的冠状动脉病变复杂，并发症较多，经皮冠状动脉介入治疗期间和手术后并发症增多，住院期间病死率升高。

目前对于糖尿病患者的最佳冠状动脉血运重建策略尚无定论，一般认为应遵循个体化（冠状动脉病变及血管条件）和整体化（患者临床情况）原则。血运重建主要包括以下两方面。

（1）支架疗效比较：药物洗脱支架（DES）显著提高了经皮冠状动脉介入治疗总体疗效，但对糖尿病患者的有益作用尚待进一步证实。最近，在一项对SIRIUS（随机设计）和TAXUS系列研究中，糖尿病患者接受经皮冠状动脉介入治疗效果的荟萃分析中，在对单支、非复杂病变进行经皮冠状动脉介入治疗时，药物洗脱支架较裸金属支架（BMS）安全有效，可以显著降低4年的靶病变再次血供重建率，但死亡、心肌梗死和支架血栓发生率相似。同时，西罗莫司洗脱支架（SES）和紫杉醇洗脱支架（PSE）的再狭窄发生率低于磷酸胆碱洗脱支架，SES在降低糖尿病患者9个月血管造影再狭窄和主要心脏不良事件发生方面，疗效优于PES。

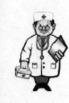

（2）冠状动脉旁路移植术与支架疗效比较：至今已有多项临床研究证实，在对糖尿病合并多支血管病变患者进行血供重建治疗中，冠状动脉旁路移植术的远期疗效明显优于单纯球囊扩张术和裸金属支架。但关于冠状动脉旁路移植术与药物洗脱支架的比较研究较少。

动脉血运重建治疗Ⅱ期研究（ARTSⅡ）显示，ARTSⅡ组30天主要心脏不良事件发生率显著低于 ARTSⅠ研究中的药物洗脱支架组。随访 3 年后发现，糖尿病患者接受药物洗脱支架治疗后 1 年无主要心脏不良事件生存率与 ARTS Ⅰ 研究中的冠状动脉旁路移植术者相似。然而，最近 SYNTAX 研究（前瞻性、开放、平行设计）结果显示，冠状动脉旁路移植术对糖尿病多支血管病变患者的疗效明显优于药物洗脱支架，冠状动脉旁路移植术研究（随机设计）也得出相似结果，认为对于糖尿病合并多支血管病变或单支复杂血管病变的患者，冠状动脉旁路移植术减少再次血运重建的作用优于药物洗脱支架。

140. 为什么合并糖尿病的急性心肌梗死患者宜置入药物洗脱支架？

《美国心脏病学杂志》2010 年 2 月 8 日发表的一项新的研究，糖尿病（DM）不会使急性心肌梗死（AMI）患者置入药物洗脱支架（DES）的结局恶化。研究指出目前一般认为药物洗脱支架可降低合并稳定型冠心病的糖尿病患者的严重不良心脏事件危险性，但对合并急性冠状动脉综合征的糖尿病患者是否也能获益尚不清楚。

华盛顿医院中心的 Asmir I. Syed 博士及同事，对比了药物洗脱支架置入在 161 例合并糖尿病和 395 例无合并糖尿病的急性心肌梗死患者中的终点事件：选择 2 组中紫杉醇和西罗莫司洗脱支架的使用情况相近的患者作为观察对象，尽管在住院期间糖尿病患者更易出现复合并发症终点（死亡、Q 波心肌梗死或冠状动脉旁路移植术）（$P=0.046$），但是 2 组间任何单一严重并发症的发生率均无统计学差异。至 1 年时糖尿病组数项结局较差，包括复合终点（死亡、Q 波心肌梗死和靶病变血运重建）（18.5% 和 9.4%，$P=0.003$）和死亡率（12.9% 和 4.6%，$P<0.001$）。但在多变量模型分析中，死亡的独立预测因素仅有女性性别和年龄，并且严重不良冠状动脉事件的独立预测因素仅有年龄和住院时间。研究者认为：在急性心肌梗死病例，相比于非糖尿病患者，

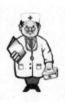

药物洗脱支架更能改善糖尿病患者的结局，因此可能成为这一人群的治疗选择。

141. 糖尿病合并冠心病患者的血运重建策略的研究进展如何？

糖尿病是由于胰岛素绝对或相对分泌不足，以及靶组织细胞对胰岛素敏感性降低，引起一系列的代谢紊乱综合征，其中以高血糖为主要标志。除药物治疗外，冠状动脉血运重建的手术经皮冠状动脉介入治疗或冠状动脉旁路移植术是糖尿病合并冠心病患者的非常重要的治疗手段，占血运重建手术总量的 1/4 之多。

糖尿病患者的介入治疗应用裸金属支架，再狭窄的问题更加突出，6 项涉及裸金属支架的研究的荟萃分析显示，糖尿病患者置入裸金属支架的再狭窄率为 37%，是裸金属支架再狭窄的独立预测因素（比值为 1.3）。即使在药物洗脱支架时代，非糖尿病患者经皮冠状动脉介入治疗术的预后优于糖尿病患者。EVASTSNT 注册研究显示，单支血管病变的糖尿病患者主要心血管事件的发生率与合并多支病变的非糖尿病患者类似，而合并多支病变的糖尿病患者的主要心血管事件发生率最高。对于已经使用胰岛素治疗的糖尿病患者，1 年的死亡率、血运重建和支架血栓发生率较高。

体外研究显示，在模拟糖尿病的条件下，西罗莫司抑制平滑肌细胞的迁移和增殖的能力不如紫杉醇。但是，5 项研究的荟萃分析显示，糖尿病患者置入西罗莫司洗脱支架（Cypher）在降低靶病变再次血运重建率（TLR）和再狭窄方面优于紫杉醇洗脱支架（Taxus）。一项糖尿病人群研究的亚组分析观察到，在术后 9 个月时，Biolimus 洗脱支架和 Cypher 支架在死亡、心肌梗死或血运重建之间没有统计学差异。

10 项随机临床试验的荟萃分析纳入 7812 例合并多支病变的冠心

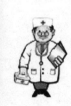

病患者，比较了冠状动脉旁路移植术与单纯经皮腔内冠状动脉成形术或置入裸金属支架的经皮冠状动脉介入治疗术的差异，平均随访 5.9 年。对于非糖尿病患者冠状动脉旁路移植术和经皮冠状动脉介入治疗术两组之间的死亡率没有差别。对于糖尿病患者冠状动脉旁路移植术组的死亡率明显低于经皮冠状动脉介入治疗组（23%和 29%）。在药物洗脱支架时代，ARTS Ⅱ 研究的糖尿病亚组分析观察到，就死亡率或心肌梗死发生率而言，置入药物洗脱支架的经皮冠状动脉介入治疗和冠状动脉旁路移植术之间却没有差别，仅增加血运重建的概率，SYNTAX 研究和 CARDIS 研究也有类似结果。

142. 血糖异常对经皮冠状动脉介入治疗患者预后如何？

一般认为，糖尿病患者经皮冠状动脉介入治疗术后高血糖会导致血流动力学改变，血液黏稠度增加，促进微血栓形成，加重斑块负荷，增加远期冠状动脉再狭窄及急性血栓发生率。

ACCORD 降糖治疗试验发现，以糖化血红蛋白（HbA1c＜6%）为目标值与标准降糖组（HbA1c 目标值为 7.0%～7.9%）相比，强化降糖组全因死亡率高于标准降糖组，且强化降糖组需要救助的低血糖事件发生率显著增高。低血糖是经皮冠状动脉介入治疗患者预后不佳的危险因素，可能原因在于低血糖后引起交感神经兴奋、心动过速、冠状动脉痉挛，加重心肌缺血、缺氧，增加不良事件的发生。

研究表明，心血管疾病患者的血糖水平与死亡率之间存在 U 形曲线关系，过高或过低的血糖水平均可增加死亡率，但其中对于经皮冠状动脉介入治疗患者血糖水平的研究目前尚没有定论。

143. 经皮冠状动脉介入治疗患者血糖控制的目标如何？

为了降低并发症，一般推荐经皮冠状动脉介入治疗患者糖化血红蛋白（HbA1c）目标值<7.0%。在理想的情况下，对没有并发症的年轻患者，早期应该鼓励严格控制血糖，根据患者的具体情况可<6.5%～6.9%。也有观念认为，老年人糖化血红蛋白目标值控制在7%～7.5%。

经皮冠状动脉介入治疗患者降糖可以改善患者的预后，但如ACCORD研究所示，糖化血红蛋白<6%时未能更多获益，故降糖治疗并非越快越好，越低越好。对于经皮冠状动脉介入治疗患者住院期间，如果监测随机血糖>10mmol/L，建议需要控制血糖，血糖控制的目标值建议为 7.7～10mmol/L，出院后监测血糖，不建议强化降糖6.6～7.7mmol/L。

144. 经皮冠状动脉介入治疗患者血糖管理的方法有哪些？

主要包括非药物疗法和药物疗法。

（1）非药物疗法：饮食上强调适当的摄入总能量和以水果、蔬菜、全麦谷物和低脂的以蛋白质来源为主的饮食。体力活动以有氧运动为主，戒烟限酒可减少经皮冠状动脉介入治疗冠状动脉再狭窄的风险。

（2）药物治疗

①双胍类：合理的使用这类药物可以使糖尿病患者相关心血管死亡率和心肌梗死发生率下降。目前对于经皮冠状动脉介入治疗术前常规停用双胍类的做法并无循证医学依据，对于所有经皮冠状动脉介入治疗术前应用二甲双胍患者，术后应该仔细监测肾功能，如果术后发生肾功能恶化，建议推荐停用二甲双胍48h，直到肾功能恢复到初始水平。

②磺酰脲类：目前的临床研究数据表明不同的磺酰脲类心血管安全性有所不同，第一代磺酰脲类药物增加心肌梗死后患者心血管疾病死

亡率风险，但有研究认为格列齐特不增加糖尿病患者心血管事件发生。

③格列奈类：研究表明瑞格列奈有助于减轻经皮冠状动脉介入治疗术后氯吡格雷抵抗，也有研究发现格列奈类与二甲双胍相比有增加心血管疾病风险的趋势，但无统计学意义。与磺酰脲类相比，其低血糖的发生率减低。

④α-葡萄糖苷酶抑制药：荟萃分析发现阿卡波糖可降低心血管事件的发生率，对血脂和血压有一定改善作用，其降糖地位也较前提升。

⑤噻唑烷二酮类：尽管研究发现吡格列酮降低心血管事件的风险，但由于体液潴留导致心力衰竭的风险增加，故对于经皮冠状动脉介入治疗术后仍合并心力衰竭的糖尿病患者不应该使用噻唑烷二酮类。

⑥二肽基肽酶-4 抑制药（DPP-4 抑制药）：荟萃分析发现，DPP-4 抑制药未显著降低心血管事件的危险性和全因死亡。DPP-4 抑制药可增加多巴胺的心肌应力，改善心肌收缩功能，增加左心室射血分数，从而改善缺血心肌功能，减缓糖尿病心血管并发症发生。目前研究显示，DPP-4 抑制药无论单用还是联用，均无增加心血管不良事件发生，但其上市不久，其效果有待进一步观察。

⑦胰高血糖素样肽激动药（GLP-1 激动药）：GLP-1 激动药可以减轻心脏缺血-再灌注损伤，改善左心室收缩功能，扩张血管、显著减少心血管危险性。近年来研究显示，该类药还可以对心肌组织、血管内皮，以及体重、血压、血脂等替代指标产生有益的影响。

145. 新型药物洗脱支架临床应用现状如何？

药物洗脱支架（DES）于 2002 年引入国内，目前已成为血运重建使用最多的工具，其优点是能明显降低再狭窄的发生率，但也不可否认，由于使用双重抗血小板治疗及支架的聚合物对血管壁的长期影响，支架内血栓始终是经皮冠状动脉介入治疗中无法解决的一个难题，随着支架研发和制作工艺的不断进步，目前已有新一代的药物洗脱支架投入临床使用。

习惯上将 Cypher、TAXUS、Endeavor、Firebird、Partmer 称为第一代药物洗脱支架，支架上所载的药物是西罗莫司（雷帕霉素）及衍生物和紫杉醇，第一代支架存在的许多弊端，如支架内血栓、支架断裂等。18% 的支架断裂发生在内膜明显增生、有再狭窄的血管，而对于无明显内膜增生者其支架断裂发生率仅为 2.6%。支架断裂的危险因素包括右冠状动脉内支架、Cypher 支架及长支架，其原因一方面与手术本身有关，如粗暴操作、对病变角度缺乏正确的评估、多个支架串联重叠等，另一方面与支架本身有关，如开环支架易发生断裂，支架表面内膜覆盖不全、贴壁不良、血管正性重构等。

研究者研发设计了新一代药物洗脱支架，包括 Xience V 支架、Nevo 支架（Cordis）及 Resolute 支架（Medtronic）。Xience V 支架采用钴铬合金，其特点在于支架壁薄，输送外径小，支架上载有的药物可于 120d 持续释放。目前已经公布的临床试验数据证实，Xience V 支架在安全性和有效性方面均可与目前临床上使用的药物洗脱支架相媲美，其某些方面甚至更优。Nevo 支架的钴铬支架小，梁薄，其上密布小的微粒，内含载有西罗莫司生物可降解聚乳酸聚乙醇酸聚合物。该设计的目的在于减少其与血管壁的接触，促进快速内皮化，3~4 个月药物被释放，多聚物被完全吸收，从而降低炎症风险。而且支架扩张时不影响微粒结构，从而不会影响药物的释放。该支架已于 2009 年在欧洲上市。NEVORES-1 研究初步结果证实了这种支架的有效性和安全性。与常用药物洗脱支架相比，该支架无支架内血栓形成，在不良临床事件和晚期管腔丢失方面也完全不具有劣势。

Resolute 支架保留了 Endeavor 支架的三个组成部分：钴铬支架、推送系统及 Zotarolimus 药物成分，使用了 Biolinx 聚合体以提高生物利用度，同时延长了药物的洗脱时间。多聚物 Biolinx 是专为药物洗脱支架设计的生物相容性多聚物，表面亲水，核心亲脂，提高了药物洗脱支架的安全性和有效性，具有极低的炎症反应和致血栓性。入组 130 例患者的 Resolute 单组试验随访结果显示 3 年靶病变血运重建为 1.6%，且第 2 年至第 3 年无新增事件。其他临床事件的累计发生率也非常低，2 年后无新增心肌梗死事件或心源性死亡。此外，虽然只有 36.6%的患者坚持双重抗血小板和药物治疗到 3 年，但随访 3 年中一直保持零支架内血栓事件率。该支架与 Xience V 支架的头对头比较研究（head to head comparative trial）是首个新一代药物洗脱支架之间的比较。入选的病例全部是真实病例（包括复杂病变）。研究结果显示随访 12 个月，死亡、血栓、晚期管腔丢失两组均无统计学差异。随着新一代支架的上市，介入医师将拥有更多的选择来处理冠状动脉病变。

146．如何看待国产支架和进口支架？

既往由于国产支架生产较少，故在冠状动脉介入治疗中均以进口支架为主。而近些年来，国内 Firebird 支架、Artner 支架、Excel 生物可降解聚合物载体支架和药物涂层支架等已经上市，由于其有较高的性价比，故越来越多受到国内各大中医院的欢迎。已有很多临床试验均已证实国产支架在使用性能、介入治疗术后心脏事件发生率、再狭窄的发生率及支架血栓形成等方面，与进口支架相比并无统计学差异，而更进一步的大规模临床试验目前仍在进行中，国产支架的主要优点是价格低廉。

一般来讲，在支架的选择上，由于进口支架制作工艺较为成熟，如患者经济条件好，其冠状动脉病变为高危再狭窄者，可考虑置入进口支架；而一般性狭窄病变，国产及进口支架选择中已无较大的区别，甚至在管径偏小的血管病变中，国产 Excel 支架占有一定优势性。

147．复杂介入治疗的处理策略和技巧如何？

复杂的介入处理策略是要严格掌握复杂介入治疗的适应证，主要是首先考虑进行复杂介入治疗能否使患者获得最大利益。尽管治疗冠心病有很多的方法，但是只要使患者个体真正获益才是好的方法，故以患者获益为最终选择是复杂介入治疗总方针。应该认识到，随着介入技术各方面的进步和器械的改进，目前已经可以处理某些从前无法处理的问题，如左主干病变、分叉病变等，再如磁导航技术，因为导丝、探头、导管这些材料都是带磁性的，它们在两个大磁场的指引下，不需要人的细微调控就可以到达某个位置，使用这些技术对一些冠状动脉分叉病变和慢性完全性闭塞病变可以减少患者和医生的辐射。在使用这些方法时，要以技术为先导，以患者获益为最大获益。在进行复杂介入治疗的时候，一定要有多套方案做准备，并随时做最坏的准备，并要有相应的处理措施，故进行复杂介入治疗更需要大胆心细，做好各项准备后才能实施。

148．经桡动脉途径介入治疗对老年人有益吗？

老年人介入治疗是个难点，因为老年患者全身的血管都发生了改变，局部血管的变化使扩张血管、放置导丝、置入支架以后，还要注意支架时对全身的综合性作用。经股静脉途径介入治疗对老年人存在一定的风险，可能引起腿部的一些并发症，压迫时还容易引起休克、出血等情况，并发症明显增加，所以从桡动脉介入有一定的优势。从桡动脉介入时，由于血管较小，故出血较少，并发症少，发生意外的情况也减少，死亡率也可能随之下降。并且，从桡动脉介入时伤口比较小，患者恢复较快，手术后不用卧床 24h，手术后 12h 就能下床。另外，经桡动脉介入也能克服静脉血栓形成等不利的情况，因而比其他介入途径更加具有优势。

149. 对临界病变的冠状动脉介入治疗，症状重要还是冠状动脉储备分数重要？

冠状动脉临界病变的经皮冠状动脉介入治疗策略一直存在争议，遇到此类病变时究竟应该依据怎样的标准来决定是否对其进行干预，一直是广大介入工作者的困惑。Holmes 教授指出，根据临床症状来决定对临界病变进行干预可能使症状得到改善，并有可能降低心肌梗死、外科旁路移植术的发生率，但单纯根据症状来进行决策，未能与病变的解剖学和功能学严重程度与临床症状相对应，有时会对那些不会引起缺血、实际上与症状无关的病变进行过度治疗。

冠状动脉储备分数（FFR）是一项评价冠状动脉狭窄病变生理学意义的指标，定义为冠状动脉存在狭窄时所能获得的最大血流量与冠状动脉正常时最大血流灌注的比值，通过计算由压力测量导丝测得远端冠状动脉灌注压与指引导管同步测定的主动脉压力的比值，冠状动脉储备分数在术中可很容易测定。正常 FFR=1.0，FFR＞0.8 提示狭窄引起心肌缺血的可能性很小（准确性高达 90%以上）。采用冠状动脉储备分数来指导临界病变的介入治疗，可以有针对性对可引起缺血的靶病变进行治疗，避免对无功能学意义的病变过度治疗。

多中心随机对照 FAME 研究表明，在多支冠状动脉病变患者行经皮冠状动脉介入治疗术中常规测定冠状动脉储备分数值，以FFR=0.80为界定值指导经皮冠状动脉介入治疗的实施，相比由造影指导的经皮冠状动脉介入治疗术标准策略，可显著减少1年期和2年期的死亡、心肌梗死、再次血供重建这些主要复合终点的发生率，死亡和心肌梗死的硬终点发生率也显著减少。冠状动脉储备分数指导策略并没有延长手术时间，相反减少了支架的使用数量（冠状动脉储备分数组平均每例患者植入1.9枚支架，造影指导组为2.7枚支架），减少了对比剂的用量，并获得了相似的、采用健康相关生活质量评价的患者功能状态。

因此，Holmes教授建议对于临界病变应该常规采用冠状动脉储备分数对其功能学意义进行评价，从而达到"再血管化治疗缺血病变、药物治疗非缺血病变"的战略目标。

150. 无症状性心肌缺血适合行介入治疗吗？

无症状性心肌缺血指冠心病患者存在心肌缺血的客观证据（如心电图缺血性ST段改变，核素缺血性心肌灌注异常，超声心动图室壁运动异常等），而临床并无心绞痛症状和心肌梗死发生，它是冠心病心肌缺血的临床表现形式之一。对无症状性心肌缺血患者需按心绞痛的治疗进行治疗。由于症状并不能完全反映冠心病的病情，因此无症状性心肌缺血患者中有相当大的一部分冠状动脉病变十分严重，特别是糖尿病患者，即使出现胸闷往往患者自身也不加以重视，这部分患者属高危人群，药物治疗效果差、应积极采取冠状动脉介入治疗或外科旁路移植手术治疗，以改善整个心肌供血状况。现已证实介入治疗与药物治疗相比，可明显改善无症状性心肌缺血患者的预后，降低其死亡率，尤其是降低心源性猝死的发生率。

151. 如何治疗心肌冬眠？

心肌冬眠是心肌氧供和心功能达到相对平衡的一种状态，但是这种平衡是一种暂时的现象。当心肌氧耗进一步增加或心肌氧供进一步减少（如动脉粥样硬化病变进展、斑块破裂、冠状动脉持续痉挛）时，该平衡可被破坏，冬眠心肌可演变为心肌坏死。因此对有条件心肌冬眠者需要积极进行治疗，以改善预后。对冬眠心肌进行治疗的目标是彻底改善冠状动脉血供，其治疗的方法主要包括：冠状动脉成形（经皮腔内冠状动脉成形术）或其他冠状动脉内介入治疗（如安放支架、旋切、旋磨、激光等）；冠状动脉旁路移植术。但目前尚无证据表明内科治疗（包括溶栓治疗）对治疗冬眠心肌有效。

152. K^+-ATP 通道开放药对冠状动脉微血管病的作用如何？

冠状动脉介入术在处理较大冠状动脉粥样硬化方面取得了巨大的成就，是冠心病治疗领域的里程碑。然而，限于设备及技术，经皮冠状动脉介入治疗主要集中于解决大的冠状动脉（心外膜冠状动脉）的病变，而无法解决微血管病变。目前对于微血管病变的评估、诊断、治疗均存在困难，对微血管病变的研究是当前冠心病诊疗方面的热点。临床上的冠状动脉微血管病变常见于微血管性心绞痛、经皮冠状动脉介入治疗后无复流、冠心病合并糖尿病和女性冠心病等，其中微血管性心绞痛多见于围绝经期妇女，临床表现为有心绞痛症状，运动试验阳性，但冠状动脉造影检查正常；经皮冠状动脉介入治疗后无复流主要是由于远端微血管栓塞、微血管狭窄或痉挛造成经皮冠状动脉介入治疗开通大冠状动脉后仍不能获得正常冠状动脉血流，严重影响经皮冠状动脉介入治疗的短期成功率和长期预后。目前能够改善冠状动脉微血管的药物很少，ATP 敏感的 K^+通道开放药可以开放血管平

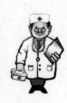

滑肌细胞膜和心肌线粒体膜的 ATP 敏感的 K^+ 通道，其中开放血管平滑肌上的 ATP 敏感的 K^+ 通道，舒张血管，对微血管的扩张作用呈逐级增强。研究证实，ATP 敏感的 K^+ 通道开放药扩张微血管的作用显著强于硝酸甘油，临床研究也证实该制剂（尼可地尔，商品名：喜格迈）可以显著延长微血管性心绞痛患者的运动时间，延长 ST 段压低的时间。并可以显著减少慢性复流现象的发生。

未来冠心病的治疗必须深入理解微血管病变，从而发展出更多的能够改善微血管功能的治疗措施。

153. 什么是主动脉内气囊反搏术？其工作原理如何？

主动脉内气囊反搏术是一种使冠状动脉的血流量增加和心脏的后负荷下降的辅助装置。其原理将一个气囊导管放入降主动脉近心端，当心脏收缩时，气囊内的气体迅速放空，使主动脉压力瞬间下降，心脏射血阻力降低，心脏后负荷下降，心脏排血量增加，心肌耗氧量减少。当心脏舒张时，在主动脉瓣关闭同时气囊迅速充盈向主动脉远近两侧驱血，使主动脉根部的舒张压增高，从而增加了冠状动脉血流和心肌氧供，同时也使全身器官灌注增加，这种装置尤其适合用于急性心肌梗死并发心源性休克患者。

154. 什么是冠状动脉旁路移植术？

冠状动脉旁路移植术是外科治疗冠心病的一种有效方法，通过开胸，露出心脏。然后，从下肢取下一段静脉或内乳动脉、桡动脉等桥动脉，做一个或多个绕过冠状动脉堵塞部位的旁路，使血流恢复正常。冠状动脉旁路移植术主要适合于严重冠状动脉病变的冠心病患者，临床研究表明，该手术可延长患者生命，提高其生活质量。

155. 冠状动脉旁路移植术有哪些适应证？

冠状动脉旁路移植术的适应证包括：①冠状动脉造影显示左冠状动脉主干病变或两支重要冠状动脉严重狭窄或三分支病变者；②经内科冠状动脉介入治疗术后反复血管再狭窄者；③经过溶栓治疗或介入治疗的急性心肌梗死仍有持续的或反复的胸痛发作的患者。

156. 怎样评价和比较药物、介入治疗、旁路移植术的治疗作用效果？

在冠心病的治疗过程中，治疗方案的选择应根据冠状动脉造影的结果、左心室功能的评价、患者的症状和心肌缺血的范围等情况综合判断。

与冠状动脉旁路移植术（CABG）比较，冠状动脉介入治疗的主要优点是应用相对简便，避免或减少全麻、开胸、体外循环、中枢神经系统的并发症并缩短康复时间。重复经皮冠状动脉介入治疗比重复旁路手术简便易行，而且在紧急情况下能迅速地达到血管重建。经皮冠状动脉介入治疗的缺点是早期再狭窄，不能解决多个完全闭塞或弥漫狭窄性病变。

冠状动脉旁路移植术的优点是能更持久和更彻底地进行血管重建，这与阻塞性动脉粥样硬化病变的形态无关，故冠状动脉粥样硬化越广泛、越弥漫，越应该选择冠状动脉旁路移植术，尤其是左心室功能不全时。但许多冠状动脉旁路移植术研究未能反映出当前外科实践的结果。当前只要手术者技术上可行，多使用动脉旁路移植，其 10年通畅率＞90%。

许多非随机和随机研究对经皮腔内冠状动脉成形术和冠状动脉旁路移植术进行了比较，获得了一些普遍性结论。

对单支病变患者，这两种血管重建方法的远期生存率和心肌梗死发生率相似。但是接受经皮腔内冠状动脉成形术的患者需要应用更多的抗心绞痛药物治疗，而且进行靶血管重建术者明显多于冠状动脉旁路移植术组，其差别主要是由于经皮腔内冠状动脉成形术治疗后的再狭窄造成的。

对多支病变患者，有人进行5年的多支冠状动脉病变患者的经皮腔内冠状动脉成形术和冠状动脉旁路移植术随机临床试验的随访研究显示，尽管经皮腔内冠状动脉成形术组患者比冠状动脉旁路移植术组提前出院，但经皮腔内冠状动脉成形术组包括日常活动在内的功能状态的改善低于冠状动脉旁路移植术组，总病死率、心脏性死亡率和心肌梗死发生率两组无差别。与经皮腔内冠状动脉成形术组相比，冠状动脉旁路移植术组患者心绞痛发作的比例较低，需要再次血管重建术治疗的更少，特别在糖尿病患者冠状动脉旁路移植术组存活率明显高于经皮腔内冠状动脉成形术组。因此，对于糖尿病、多支血管弥漫病变、左心室功能减退、左主干远端以及伴有前降支开口病变的多支病变和通过经皮冠状动脉介入治疗不能达到完全血管重建的患者，选择冠状动脉旁路移植术更为有益。ARTS试验是第一个比较支架置入和外科手术的试验，共收入1205例心绞痛或无痛性心肌缺血的多支病变患者。经过1年的随访，冠状动脉内支架置入组和冠状动脉旁路移植术组死亡、脑卒中和心肌梗死发生率相似，仅是支架置入组比冠状动脉旁路移植术组需要更多地进行再次血管重建，其原因与经皮冠状动脉介入治疗后的再狭窄有关。但合并糖尿病的患者经2年随访时，冠状动脉旁路移植术组病死率及重要心脏不良事件发生率低于支架置入组。

一些临床试验资料提示，经皮冠状动脉介入治疗与药物治疗相比，其缓解症状，改善患者的生活质量较优，而两组远期预后相似。

新近发表的 AVERT 研究结果表明，对于低危的稳定性心绞痛患者，积极的降脂治疗在减少缺血事件方面至少与经皮腔内冠状动脉成形术同样有效。目前，尚有一些血管重建与药物治疗临床效果比较的研究正在进行中。根据有限的随机试验结果，目前可以认为，对轻度心绞痛（CCS 分级 1 或 2 级）患者可以首先采取药物治疗，而对心肌缺血症状重以及体力活动有症状的患者更多接受经皮冠状动脉介入治疗。

目前较为公认的看法如下：经皮冠状动脉介入治疗适合于有中等范围以上心肌缺血或存活心肌的证据、伴有前降支受累的单双支病变、能进行完全血管重建者，经皮冠状动脉介入治疗成功率高、手术风险低、再狭窄率低的病变（如血管直径＞2.5mm 的短病变），能够进行完全性血管重建的多支病变，有外科手术禁忌证或要经历非心脏大外科手术者，以及急性冠状动脉综合征，尤其是急性心肌梗死患者。

冠状动脉旁路移植术适合于左心室射血分数＜40%的多支病变、经皮冠状动脉介入治疗不能进行完全血管重建的患者，糖尿病伴有多支弥漫病变，左主干病变及前降支开口病变伴有多支病变、经皮冠状动脉介入治疗不能成功者。

药物治疗适合于 2 级分支病变，非前降支开口或近端的不能血管重建的单支病变，无大面积心肌缺血证据者，以及病变狭窄＜50%者。

157．不稳定型心绞痛如何选择介入或外科手术治疗？

在高危险患者中具备以下情况之一则应考虑行紧急介入性治疗或冠状动脉旁路移植术。

（1）经内科加强治疗，心绞痛无明显改善仍反复发作。

（2）心绞痛发作时间明显延长超过 1h，且药物治疗不能有效缓解发作。

（3）心绞痛发作时伴有血流动力学不稳定改变，如出现低血压、急性左心功能不全或伴有严重心律失常等。

不稳定型心绞痛紧急介入性治疗的风险一般高于择期介入性治疗，故在决定之前应仔细分析病情，权衡利弊。紧急介入性治疗的主要目标是以迅速开通病变的血管，恢复其远端血流为原则，对于多支病变的患者，不必一次完成全部的血管重建，如果冠状动脉造影显示患者为左冠状动脉主干病变或弥漫性狭窄病变不适宜介入性治疗时，则应选择急诊冠状动脉旁路移植术。对于血流动力学不稳定的患者最好同时应用主动脉内球囊反搏，力求稳定高危患者的血流动力学。除以上少数患者不稳定型心绞痛外，大多数不稳定型心绞痛患者的介入性治疗宜放在病情稳定至少48h后进行。

五、中医治疗及其他

158. 中医对于冠心病的疗效如何？

冠心病从中医学上讲属于胸痹。中医治疗冠心病必须权衡标本虚实的轻重缓急。一般中医将冠心病分为以下类型进行辨证施治。

（1）活血化瘀：多适用于冠心病心血瘀阻者，多见胸闷、胸痛，疼痛固定，痛如锥刺，舌下有瘀点瘀斑，代表中成药为冠心丹参滴丸等。

（2）芳香温通：适用于寒凝血脉冠心病心绞痛患者，代表中成药为苏合香丸等。

（3）益气养阴：适用于冠心病气阴两虚证者，多见胸闷隐痛，时作时止，心悸气短，倦怠懒言等。常用方剂有麦冬汤等。

（4）通阳宣痹：适用于外寒内袭或内有阴寒痰湿者，多见胸闷痹

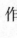

阻，气机不畅而胸闷心痛，代表方剂为瓜蒌薤白半夏汤。

（5）滋阴潜阳：适用于冠心病心肾阴虚证，多见胸闷胸痛，心悸盗汗，心烦不寐，头晕耳鸣等。中成药有六味地黄丸、银耳密环菌片等，方剂有六味地黄汤等。

159．治疗冠心病常用的中成药有哪些？

（1）速效救心丸、麝香保心丸：属于活血理气药，可以缓解冠心病心绞痛，用于治疗胸闷、憋气，心前区疼痛，急性发作可舌下含服10～15粒，一般在5min内心绞痛可缓解。

（2）苏合香丸：属于传统中成药，具有芳香开窍，理气止痛之功能。每次1丸，日服3次，口含或嚼服。

（3）通心络：具有益气活血，通络止痛作用。用于冠心病心绞痛患者，治疗心气虚乏、血瘀络阻者。口服，每次2～4粒，每日3次，4周为1个疗程。对轻度、中度心绞痛患者可每次2粒，每日3次；对较中重度患者可每次4粒，每日3次。

（4）冠心丹参滴丸：具有活血化瘀，理气止痛功效。用于胸中憋闷、心绞痛者。口服或舌下含服，每次10丸，每日3次，4周为1个疗程。

（5）地奥心血康胶囊：具有活血化瘀，行气止痛功效，可以扩张冠状动脉血管，改善心肌缺血。每次1～2粒，每日3次饭后服用。

（6）静脉用药：复方丹参注射液每次20ml，每日1或2次，2～3周为1个疗程；参麦注射液每次40ml，每日1次，7～14d为1个疗程；银杏达莫注射液每次20～25ml，每日1次，10～15d为1个疗程；灯盏花注射液每次12ml，每日1次；红花注射液每次10～20ml，每日1次，15d为1个疗程。

160．针灸可以治疗冠心病吗？

研究证明，针灸对冠心病防治有一定的疗效，它可改善冠心病患者的冠状动脉循环和左心功能状态，提高其心肌抗缺血性损伤的能力，从而使心绞痛缓解。

161．针灸治疗的注意事项是什么？

针灸时要注意：①对于饥饿、疲劳、精神高度紧张者不宜针刺；体弱者刺激不宜过强，应采取平卧位治疗。②尽量避开血管针刺，防止出血，对于有凝血功能障碍者，不宜针刺。③皮肤有感染、溃疡等部位不宜针刺。④针灸时注意防止晕针、滞针、弯针、断针。⑤注意防止出现血肿，如果一旦出现，可先冷敷止血，然后热敷消肿。⑥防止气胸发生，防止损伤重要脏器。

162．为什么对不稳定型心绞痛要积极治疗？怎样治疗？

一般认为，对所有不稳定型心绞痛（UAP）都应予以积极治疗，因为其是介于稳定型心绞痛和急性心肌梗死（AMI）之间的一种临床状态，病情变化多端，可逆转为稳定型心绞痛，也可能迅速进展为急性心肌梗死甚或猝死。其发生多数与动脉粥样硬化斑块破裂、血栓形成有关。斑块破裂后，斑块下胶原和脂肪暴露，血小板激活并黏附、聚集，形成血栓有关。因此，不稳定型心绞痛与急性心肌梗死有共同的发病基础。当血栓不完全或间断阻塞冠状动脉管腔时，临床上常表现为不稳定型心绞痛，而血栓突然完全闭塞管腔则表现为急性心肌梗死或猝死，由于血小板激活后释放血管收缩物质血栓素 A_2（TXA_2），因此，不稳定型心绞痛时均有不同程度冠状动脉痉挛因素参与。

对于不稳定型心绞痛患者应立即收入病房进行监护治疗，其目的是增加心肌血供、减轻疼痛。治疗措施包括镇静、扩张血管、减慢心率、降低心肌耗氧及抗凝血、溶栓等。

（1）硝酸酯类：这类药物可以扩张冠状动脉血管，降低冠状动脉阻力，增加冠状动脉血流，还可通过扩张外周血管，减少静脉回流，降低心脏负荷，从而改善心脏局部或整体功能。一般使用硝酸甘油和二硝酸异山梨酯。硝酸甘油 0.3～0.6mg，于发作时含服，1～2min 开始起作用，持续半小时；亦可预防应用，防止预期发作的心绞痛；对于严重的患者，可以静脉滴注。二硝酸异山梨酯，可用 5～10mg，每日 3 或 4 次，作用时间可达 3～4h，紧急情况下也可舌下含化。另外，还有硝酸甘油油膏、硝酸甘油贴剂、硝酸甘油喷雾剂等可选择应用。但应注意长期大剂量应用长效制剂，有时由于产生耐药性，使疗效降低，此时可以减量，间歇给药。如为避免病情加重，亦可用其他药物替代。

（2）β受体拮抗药：它通过减慢心率及负性肌力作用，降低血压，减少心肌耗氧而缓解心绞痛发作，目前已有多组随机试验证实β受体拮抗药可取得良好的临床效果。常用制剂为普萘洛尔每日 30～200mg，阿替洛尔每日 5～20mg，美托洛尔每日 100～200mg。但此类药物对变异型心绞痛无效。β受体拮抗药与硝酸酯类、钙通道阻滞药成为治疗心绞痛的三大类基本药物。

（3）钙通道阻滞药：可以抑制心肌收缩，降低血压，减少心肌氧耗，扩张冠状动脉，尤其对冠状动脉痉挛者有良好效果。由于硝苯地平常可引起反射性心率加快，常用其控释剂或长效制剂替代，对于恶化劳累型心绞痛治疗时应与β受体拮抗药合用。常选用的制剂有硝苯地平缓释片（拜新同）30～60mg，每日 1 次，地尔硫䓬30～90mg，每日 3 或 4 次，应注意的是后者一般不主张与β受体拮抗药合用。

（4）抗凝血治疗：由于不稳定型心绞痛发作多是由于粥样硬化斑块破裂和（或）粥样斑块出血，以及附壁血栓引起，故对不稳定型心绞痛应采取抗凝血治疗，除非出现禁忌。但目前循证医学并不支持溶栓治疗不稳定型心绞痛。由于溶栓疗法加重了粥样斑块出血或是由于其他原因引起的不稳定型心绞痛。

（5）非药物疗法：如经皮腔内冠状动脉成形术（PTCA）利用球囊压挤的作用，使血管内的粥样硬化斑块断裂，内膜层中出现浅表的纵向撕裂或暴露，并可延伸至中层，导致中层永久性的纵伸延长，使血管腔横断面积扩大。对于不稳定型心绞痛，成功的经皮腔内冠状动脉成形术不仅可以改善左心室的局部或整体功能，而且也能够立即消除心肌缺血的发作。其心肌功能状态及心肌灌注可持续改善4～6年。采用经皮腔内冠状动脉成形术治疗的适应证为：临床有心绞痛症状，发作较频繁或用药疗效欠佳，冠状动脉造影显示单支血管病变，病变位于血管近端，长度<1cm，呈孤立性、向心性的不完全性狭窄，不伴有钙化，并有正常的左心功能，年龄<65岁者更适宜。目前随着经皮腔内冠状动脉成形术手术器械及技术的不断更新提高，其适应证不断扩大，对一些复杂病变也能进行经皮腔内冠状动脉成形术。然而，经皮腔内冠状动脉成形术6个月内的再狭窄率仍较高，为30%～40%。为了解决这一难题，人们又开展了多项新技术，如药物洗脱支架、冠状动脉内激光成形术、冠状血管内支架术、冠状血管内旋切术及冠状血管内旋磨术等，这为不稳定型心绞痛的治疗提供了更多的非药物手段。

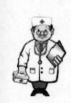

对于不稳定型心绞痛顽固性心肌缺血，尤其是静息时反复发作者，经最佳药物治疗仍不能控制者亦可选用主动脉内气囊反搏术，以减轻左心室收缩负荷，升高舒张期血压，增加冠状动脉灌注。

163．不稳定型心绞痛出院后的治疗方案如何？

不稳定型心绞痛患者应该定期门诊随诊。低危险组的患者 1～2

个月随访 1 次，中、高危险组的患者无论是否行介入性治疗都应 1 个月随访 1 次，如果病情无变化，随访半年即可。

不稳定型心绞痛患者需继续服阿司匹林、β 受体拮抗药和一些扩张冠状动脉药物。不宜突然减药或停药，尤其是 β 受体拮抗药不能突然停药。对于已作了介入性治疗或冠状动脉旁路移植术者，术后可酌情减少血管扩张药或 β 受体拮抗药的使用量。

在冠心病的二级预防中阿司匹林和调血脂治疗是最重要的。作为预防用药阿司匹林宜采用小剂量，每日 50～150mg 即可。降低胆固醇的治疗，即血清胆固醇＞4.68mmol/L 或低密度脂蛋白胆固醇＞2.60mmol/L 均应服用他汀类降胆固醇药物，并达到有效治疗的目标。血浆三酰甘油＞2.26mmol/L 的冠心病患者一般也需要服用降低三酰甘油的药物。其他二级预防的措施包括向患者健康教育宣传、戒烟、控制高血压、血脂异常、糖尿病、肥胖和并存的其他心血管危险因素、改变不良生活方式、合理膳食、适度运动等。

164．ACC/AHA 公布的急性心肌梗死的医疗质量评估标准如何？

美国心脏学院/美国心脏协会（ACC/AHA）最近更新了急性心肌梗死（包括 ST 段抬高型急性心肌梗死）的医疗质量评估标准，突出了诊断、教育、治疗，并特别强调急性心肌梗死的诊疗流程和临床转归。ACC/AHA 认为，评估标准必须有充足的循证医学证据，还要满足适用性、可行性和有效性。以下为该医疗质量评估标准的重大修订和主要内容。

（1）因为有令人信服的证据表明他汀类的获益。但研究发现，由于没有达成共识，低密度脂蛋白胆固醇＜2.6mmol/L 的患者在出院时常不服用他汀类，因此，质量评估建议在出院时，无论低密度脂蛋白胆固醇是否高于 2.6mmol/L，也无论当时低密度脂蛋白胆固醇水平如何，均需给予他汀类，并建议饮食干预。

（2）到达医院后即刻给予 β 受体拮抗药被删除，因为急性期给予 β 受体拮抗药的风险受益还有争议，而且静脉 β 受体拮抗药的使用方法相对麻烦。

（3）对需要急诊经皮冠状动脉介入治疗（PCI）而转运的 ST 段抬高型心肌梗死患者而言，需要记录到达首诊医院的急诊科至转出时间，以及从到达首诊医院至到达接受经皮冠状动脉介入治疗医院的时间，时间对患者的预后有很大的影响。

（4）出院前评估左心室收缩功能，因为左心室收缩功能判断预后，指导治疗。

（5）国家注册研究发现急性冠状动脉综合征患者应用过量抗凝血/抗血小板药很常见，过量应用带来的后果很严重。质量评估建议认为，在临床工作中需要识别出肝素、依诺肝素或血小板膜糖蛋白 Ⅱ b/Ⅲ a 受体拮抗药的剂量在指南中已经有了明确的规定，但是麻烦的是需要计算体重和肌酐清除率。但无论怎样，还是应该注意剂量，避免过量，一旦有过量问题，应该注意及时反馈，及时纠正。

（6）到达医院即可服用阿司匹林和出院后长期服用阿司匹林可改善患者的长期生存。

（7）出院时服用 β 受体拮抗药可减少缺血复发风险和远期死亡率。

（8）血管紧张素转化酶抑制药（ACEI）和血管紧张素 Ⅱ 受体拮抗药（ARB）可降低明确冠心病患者的血管事件和死亡风险。

（9）最后要强调的是，已行介入治疗的患者应用氯吡格雷的情况较为满意，但未行介入治疗的患者也需要应用氯吡格雷，不同的医院执行这一点的差异比较大。

（10）现在虽然住院时间较以前缩短，但住院期间的患者教育工作也应该是一个重点，如饮食、控制体重、运动和服药的注意事项等，最近 AHA 咨询委员会还建议进行抑郁筛查，这些也被列入医疗质量的评估范围之内。

（11）住院的患者转至心脏康复部门依据的是指南，目的是更好地进行二级预防和康复。

ACC/AHA 还指出，患者的预后是评估诊疗效果的金标准，提高质量就必须应用循证医学证据，这样才能改善患者的预后，质量评估建议的评估指标具有很高的证据级别，所纳入的指标容易执行，资料容易收集，而且可以比较。

165. 心肌梗死后应用干细胞治疗有效吗？

即使在严格的试验中，发生急性心肌梗死的患者也不能从自体骨髓干细胞治疗中受益，这是德国研究者在《美国心脏病学杂志》2010年2月8日文章的结论。

乌尔姆大学的 Jochen Woehrle 博士及其同事提到，以往关于此疗法的研究得出了矛盾的结果，因此他们实施了该项特别严格的双盲、随机、安慰剂对照研究。他们以自体红细胞标本作为安慰剂输注，因为其他试验中使用的无细胞安慰剂很容易与骨髓标本相区分。该试验纳入了 42 例在症状发作 6h 内接受再灌注治疗的急性心肌梗死患者，并在 5～7d 接受了冠状动脉内骨髓细胞或安慰剂输注。1 个月时，与基线相比，左心室射血分数在安慰剂组增加了 1.7%，而治疗组下降了 0.9%，在 3 个月和 6 个月时，两组之间未见统计学差异。梗死面积、左心室舒张末期和收缩末期指数等其他结果也未见变化，由于在骨髓细胞治疗患者中没有看到任何优于安慰剂的迹象，在完整的预试验阶段完成后该试验不得不终止。

第四章　国际心血管学会关于特殊类型冠心病血运重建治疗新观点

- 冠心病治疗的正确方法:选用循证医学证实的有效疗法及药物;对于 ST 段抬高型急性心肌梗死应及时行再灌注疗法;对非 ST 段抬高型心肌梗死或不稳定型心绞痛,采用抗凝血、抗血小板、抗缺血及抗危险因素治疗。
- 目前世界公认的心血管学会是欧洲心血管病学会(ESC)。
- 2014 年 ESC/欧洲心胸外科协会(SACTS)冠心病血运重建指南在 ESC 年会上发布,指南更好地应用现有的血运重建技术,改善患者预后。
- 新指南再次强调"时间就是心肌"、2h 开通血管的重要性。
- 内容主要包括: ST 段抬高心肌梗死患者的血运重建治疗、NSTE-ACS 管理、特殊人群的管理、并发症人群的管理等。

1. 2014 年 ACC/AHA 指南有哪几大特点?

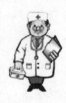

（1）首先是新版指南采用新的术语 NSTE-ACS,替代了不稳定型心绞痛和非 ST 段抬高型心肌梗死。采用 NSTE-ACS 这个术语,是为了强调不稳定型心绞痛和非 ST 段抬高型心肌梗死在病理生理学上的连续性。而且,表现为不稳定型心绞痛和非 ST 段抬高型心肌梗死的患者,从临床表现上很难区分。

（2）为了更明确传递这种以病理生理学为基础的患者处理策略，新版指南采用"缺血指导的策略"这一术语，并且替代"初始保守治疗"的术语。

（3）在 NSTE-ACS 患者治疗领域最快速的进展之一就是心肌肌钙蛋白的应用。心肌肌钙蛋白检测的敏感性在不断提高。提高检测心肌坏死诊断准确性的有前景的方法是检测心肌肌钙蛋白绝对变化值，这比传统的检测相对变化值更准确。

（4）新版指南提供最新总结表格，更加容易获得信息。这些表格包括了 2013 年版胆固醇治疗指南信息。新版指南同意对于隐匿性心血管疾病患者强化他汀类治疗。

（5）新版指南倡导应用 TIMI 风险评分和 GRACE 风险评分对患者进行风险分层。新指南还阐述了如何识别不是急性冠状动脉综合征并且可以早期安全出院低危胸痛患者的方法。

（6）根据过去 7 年获得的新知识，新版指南强化了出院后处理这一部分。这一部分的核心是如何使患者获得最佳的生活质量，包括患者教育和对所建议治疗的依从性，特别强调心脏康复的重要性。

（7）新版指南还特别指出现有证据不足，包括需要更多有关 75 岁以上患者和女性患者的资料。这一部分人群在 NSTE-ACS 患者占有相当比例。

2. 什么是血运重建治疗的时间延迟？

2014 年 ESC 心肌血运重建指南继续强调时间延迟在 ST 段抬高型心肌梗死（STEMI）患者管理中的重要性，指出发病 2～3h 内为最佳"再灌注时间窗"。而总缺血时间是指从发病到实施再灌注治疗（溶栓治疗或经皮冠状动脉介入治疗）的时间。它包括了以往共识的进院-

球囊扩张时间（door-to-balloon），还包括容易被忽略的首次医务人员就诊患者到球囊扩张（FMCCTB＜120min）以及医院转诊（DIDO＜30min）两个时间段。其治疗的前提是减少"总缺血时间"，以便最大程度减少坏死心肌。

3．如何选择再灌注策略？

一般来讲，直接经皮冠状动脉介入治疗已经是替代溶栓再灌注治疗的最佳策略。但是，如果患者就诊的医院无进行经皮冠状动脉介入治疗的条件，并且患者无法在30min内实施转诊经皮冠状动脉介入治疗，即可考虑溶栓治疗，特别是在症状发作2h内的患者尤其重要。如果溶栓成功后也需要转至经皮冠状动脉介入治疗的医院进行常规的冠状动脉造影或补救经皮冠状动脉介入治疗。对于那些心肌梗死心功能Killip 2级以上的患者，要求尽早使用美托洛尔或其他β受体拮抗药以便有利于减少心肌梗死的面积。

4．直接经皮冠状动脉介入治疗的策略是什么？

对于ST段抬高型急性心肌梗死患者，其处理罪犯血管的原则是：直接经皮冠状动脉介入治疗仅限于干预梗死相关动脉（罪犯血管）（Ⅰa）。而对于多支血管病变，不建议处理非相关且远离梗死区的病变。对于中度狭窄、合并心源性休克、极不稳定的病变或已经皮冠状动脉介入治疗处理了罪犯血管以后仍有持续性缺血症状时，方可对非罪犯血管进行处理（Ⅱa）。

经桡动脉冠状动脉介入治疗仍然是首选的入径方法（Ⅱa）。直接经皮冠状动脉介入治疗优于单纯球囊血管成形术（Ⅰa）。与第一代药物洗脱支架及裸金属支架相比，新一代药物支架更安全有效（Ⅰa），不推荐常规使用血栓抽吸装置，但可选择性使用（Ⅱb）。要避免支架释放不完全或支架选择过小。

5. 延迟经皮冠状动脉介入治疗的策略是什么？

（1）对于多支血管病变，经皮冠状动脉介入治疗直接干预了罪犯血管后，其他血管病变应在数天至数周再进行延迟经皮冠状动脉介入治疗为宜（Ⅱa）。

（2）推荐 ST 段抬高型急性心肌梗死患者溶栓后在 3～24h 内运送到具备经皮冠状动脉介入治疗能力的医院，以完成对罪犯血管的经皮冠状动脉介入治疗（Ⅰa）。

（3）对于在溶栓后仍然存在严重并发症（致死性心律失常、心源性休克、严重心力衰竭）的患者应进行延迟经皮冠状动脉介入治疗（Ⅰb）。

（4）对于溶栓未成功或再梗死的患者应尽快进行补救经皮冠状动脉介入治疗（Ⅰa）。

（5）对于发病症状在 12～40h 的患者，即使疼痛缓解及血流动力学稳定，行延迟经皮冠状动脉介入治疗也可能获益。

（6）对于症状发作超过 24h 血管闭塞病变的 ST 段抬高型急性心肌梗死患者，不建议对闭塞性病变进行干预，只有在出现反复性心绞痛或能证明仍有缺血证据时才可考虑经皮冠状动脉介入治疗；对于病情稳定的 ST 段抬高型急性心肌梗死患者，行直接经皮冠状动脉介入治疗没有获益。

6. 溶栓的策略是什么？

尽管溶栓治疗疗法有限且有很多禁忌及高出血风险（颅内出血），但它对于那些无法行直接经皮冠状动脉介入治疗（路途遥远）患者提供最为有效的治疗手段。新指南仍不推荐异化经皮冠状动脉介入治疗，即减少或正常剂量的纤溶药量，联合血小板膜糖蛋白Ⅱb/Ⅲa受体拮抗药及抗血小板药治疗后再转运行直接经皮冠状动脉介入治疗。

7. 冠状动脉旁路移植术的策略是什么？

对于存在多支血管病变，其罪犯血管已经进行了急诊经皮冠状动脉介入治疗或溶栓后补救经皮冠状动脉介入治疗成功的患者，先进行危险性分层，并组织心脏内、外科专家共同讨论决定下一步治疗策略。最终决定选择经皮冠状动脉介入治疗或冠状动脉旁路移植术治疗。

不推荐常规行经皮冠状动脉介入治疗失败或经皮冠状动脉介入治疗后仍存在症状的患者行急诊冠状动脉旁路移植术，但推荐冠状动脉解剖不适合经皮冠状动脉介入治疗且合并心源性休克的患者，或存在机械并发症需修补的患者行急诊冠状动脉旁路移植术（Ⅱa）。

对于症状发作超过 24h，其冠状动脉解剖不适合旁路移植的多支病变的患者，如果没有持续性疼痛及血流动力学恶化情况，可以等待3～7d 后再手术为宜。

8. 有心绞痛症状患者行血运重建的证据有哪些？

冠心病是慢性心力衰竭的最常见原因，左心室射血分数（LVEF）降低的患者是心脏性猝死高危人群。对于这类患者进行血运重建治疗，不管是冠状动脉旁路移植术还是经皮冠状动脉介入治疗，首先要以改善患者的心绞痛症状为前提。

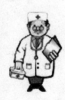

《新英格兰医学杂志》于 2011 年发表了 STICH 研究。该研究入组 1212 例 LVEF≤35%的合并冠心病心力衰竭患者，对比了冠状动脉旁路移植术+药物治疗与单纯药物治疗。结果发现，冠状动脉旁路移植术组的心血管死亡率、全因死亡率和心力衰竭住院率明显下降。此外，近期发表的关于冠心病合并心力衰竭患者超过 10 年随访的研究，将进一步验证血运重建的益处。

9. 如何对 LVEF＜35%的慢性心力衰竭患者推荐血运重建治疗？

对于左主干病变及等同左主干前降支（LAD）或左回旋支（LCX）近端病变的患者推荐冠状动脉旁路移植术（Ⅰ／C）。对于 LAD 重度狭窄及多支血管病变患者推荐冠状动脉旁路移植术以降低死亡率以及因心脏原因再次住院的风险（Ⅰ／B）。对左心室室壁瘤形成的患者，如果这些患者的室壁瘤较大、有破裂风险、有血栓形成，或是心律失常的来源，建议推荐冠状动脉旁路移植术（Ⅱa／C）。

对于有存活心肌证据的患者，才应进行血运重建治疗（Ⅱa／B）；对于有存活心肌，但不适合冠状动脉旁路移植术的患者，可行经皮冠状动脉介入治疗（Ⅱb／C）。

10. 心源性休克患者如何进行血运重建？

在心源性休克原因中，急性心肌梗死占 75%。SHPCK 研究证实，对于由心肌梗死引起的心源性休克患者，通过采用紧急血运重建治疗与强化药物治疗相比，前者能改善远期生存率。故对于急性冠状动脉综合征合并心源性休克患者，血运重建治疗为（Ⅰ／B）类推荐。主动脉内球囊反搏（IABP）在治疗心源性休克中的地位受到 IABP-SHOCK 研究的挑战。在研究选择了 600 例患者，随机分为 IABP 组和无 IABP 组，结果发现两组间的 30d 死亡率及远期获益差异无统计学意义。因此，主动脉内球囊反搏并未常规推荐应用于心源性休克患者（Ⅲ）。

11. 冠心病合并慢性肾病患者血运重建治疗背景如何？

2014 年，ESC 心肌血运指南专门重点介绍冠心病合并慢性肾病（CKD）治疗。回顾性研究显示，对于多支血管疾病合并慢性肾病患者，尤其对于急性冠状动脉综合征患者，行血运重建与传统药物治疗相比，有较高的生存率。对于适合介入治疗的患者，置入药物洗脱支架（DES）明显优于裸金属支架（BMS）。随着介入时代的到来，无论是冠状动脉造影还是介入治疗，引起肾功能损伤最重要原因是对比剂。而传统的随机对照试验往往把合并慢性肾病的患者排除在外，故近年来已有多项研究专门纳入慢性肾病患者，以观察冠心病合并慢性肾病患者血运重建治疗的疗效。

12. 轻中度肾病患者如何进行血运重建？

回顾性研究显示，合并轻中度肾病患者行冠状动脉旁路移植术与经皮冠状动脉介入治疗，可增加围术期和短期致死事件，但有效降低中长期死亡事件。ARTS 研究提示，在多支血管病变的患者中，与置入裸金属支架组相比，行冠状动脉旁路移植术组的主要心血管事件、心肌梗死、卒中及 3 年死亡率未见明显统计学差异，但裸金属支架组在再次血运重建方面劣于冠状动脉旁路移植术组（25%和8%；HR=0.28；95%CI 为 0.14～0.54）。该研究表明，对于合并肾病的患者，血运重建策略选择至关重要，无论选择哪种治疗，获益都是明显的。

13. 严重肾病患者如何进行血运重建？

对于严重肾病患者，尽管缺乏相应的临床随机研究数据，但通过大量系统的综述和荟萃分析，其 5 年生存率的趋势图显示，对于合并多支血管病变的患者，冠状动脉旁路移植术明显优于经皮冠状动脉介入治疗，前者能显著降低死亡和复合终点事件。对于严重肾病患者可考虑行肾移植术，但这部分患者可以考虑冠状动脉旁路移植术或经皮冠状动脉介入治疗，两者疗效相同。

14．如何有效地预防造影剂引起的肾病？

造影剂肾病（CAN）是住院期间继发性急性肾损伤最常见的形式。其中，糖尿病肾病患者应用造影剂后发生造影剂肾病高达50%，已成为继支架再狭窄和血栓后的又一介入难题。预防造影剂肾病方法较多，其中，水化治疗是当前公认的有效方法，但对于具体水化治疗方案还有分歧，比如生理盐水、0.45%氯化钠溶液、碳酸氢钠等。对于肌酐清除率＜40ml/(min·1.73m^2)的患者在介入治疗前推荐使用等渗盐水。大剂量他汀类能减少造影剂肾病发生，可作为预防造影剂肾病的附加选择。抗氧化剂维生素C的应用仍在探索中。不推荐诊断性介入检查和介入治疗分次进行。对行冠状动脉旁路移植术的患者，预防性应用可乐定、非诺多泮、乙酰半胱氨酸等药物的疗效仍不十分清楚。

15．糖尿病患者血运重建背景如何？

2014年ESC大会对糖尿病患者的血运重建治疗策略专门进行了论述，主要强调SYNTAX（一种心血管危险性评分方法）积分在血运重建治疗策略中的作用，更加关注糖尿病患者血运重建后肾功能问题。对抗血栓药及降血糖药的使用进行了分析及推荐。显示了对糖尿病患者特殊人群的重视，但缺乏新一代药物洗脱支架和冠状动脉旁路移植术在糖尿病患者中的疗效对比观察。

16．如何推荐糖尿病患者血运重建治疗策略？

相对于非糖尿病患者，糖尿病患者ST抬高型心肌梗死（STEMI）症状出现较晚，且多伴有血流动力学障碍或器官的终末损害，故接受血管重建治疗往往会延迟。对于ST段抬高型急性心肌梗死的糖尿病患者，在规定的时间内进行直接经皮冠状动脉介入治疗优于溶栓治疗（Ⅰ／A）；糖尿病为非ST段抬高型急性冠状动脉综合征（NSTE-ACS）

的高危患者进行早期介入治疗的次级标准，早期侵入性治疗优于非侵入性治疗（Ⅰ/A）；对于稳定的多支病变患者和（或）有缺血证据，血运重建治疗能降低心脏不良事件（Ⅰ/B）；对于稳定的多支病变患者，如能承受手术风险，冠状动脉旁路移植术优于经皮冠状动脉介入治疗（Ⅰ/A）；对于稳定的多支病变患者 SYNTAX 积分 ≤22 分，可考虑经皮冠状动脉介入治疗（Ⅱa/B）；新一代药物洗脱支架优于裸金属支架（Ⅰ/A）；推荐双侧乳内动脉移植（Ⅱa/B）；服用二甲双胍的患者，冠状动脉造影或经皮冠状动脉介入治疗后应监测肾功能2～3d（Ⅰ/C）。

17. 对糖尿病患者行冠状动脉旁路移植术还是经皮冠状动脉介入治疗？

是否合并糖尿病是冠状动脉多支血管病变血运重建治疗选择的重要因素。荟萃分析显示，与应用第一代药物洗脱支架的经皮冠状动脉介入治疗相比，冠状动脉旁路移植术能提高生存率，降低高 SYNTAX 积分患者主要不良心脏事件的发生，而低 SYNTAX 积分患者中与经皮冠状动脉介入治疗相比无统计学差异。冠状动脉旁路移植术有增加卒中的风险，而经皮冠状动脉介入治疗有更高的再次血运重建发生率。使用双侧乳内动脉移植能提高患者的长期生存率，但需要关注乳内动脉引起的胸骨感染问题，对于肥胖者（胸骨感染高危）可考虑以桡动脉为桥血管。动脉桥较静脉桥有更高的远期通畅率。

18. 糖尿病患者使用裸金属支架还是药物洗脱支架？

药物洗脱支架与裸金属支架相比，前者有更低的靶病变血管重建率，但在死亡、心肌梗死、支架内血栓形成方面两者无差异。目前没有数据支持哪种药物洗脱支架更有优势。

19. 糖尿病患者血运重建的药物应用有哪些？

对于糖尿病患者,抗栓类药物目前仍推荐口服 P2Y12 抑制药(如氯吡格雷),而血小板膜糖蛋白 Ⅱb/Ⅲa 受体拮抗药并无额外获益。一般建议在造影或经皮冠状动脉介入治疗术前停用二甲双胍,48h 后可重新应用,但这种观点缺乏令人信服的证据。对于糖尿病合并肾功能不全的患者,建议术前停用二甲双胍。目前尚无试验研究显示胰岛素及极化液的应用可以改善糖尿病合并 ST 段抬高型急性心肌梗死患者行经皮冠状动脉介入治疗的预后;有关冠状动脉旁路移植术的观察性研究显示,将血糖控制在 6.6～9.9mmol/L,患者的并发症及病死率较低。

20. 2014 年 ACC/AHA 指南关于 NSTE-ACS 管理要点有哪几方面？

(1)急诊救治方面:对于胸痛患者或其他症状提示急性冠状动脉综合征者,应在到达急诊 10min 内行 18 导联心电图检查;对症状显示急性冠状动脉综合征及疑似急性冠状动脉综合征者,均应在症状发生时及 3～6h 后行心肌肌钙蛋白检测;此外,还应运用风险评分评估 NSTE-ACS 患者预后。

(2)标准"初始药物治疗"方面:对于动脉血氧饱和度不足 90%、存在呼吸窘迫或其他低氧血症高危因素者,应积极供氧;对缺血性胸痛者可舌下含服硝酸甘油,每 5 分钟 1 次,共 3 次;对于持续胸痛者若无禁忌证可考虑静脉注射吗啡;对于无β受体拮抗药禁忌证的患者,需要在发病首个 24h 内口服β受体拮抗药;在此期间,不应停用非甾体消炎药,否则会增加主要心脏不良事件发生风险。除非存在禁忌证,否则要启用或坚持高强度他汀类治疗;对于左心室射血分数＜40%或

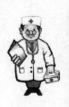

合并高血压、糖尿病或稳定性心绞痛患者，除非存在禁忌证，否则要启用或检查血管紧张素转化酶抑制药。

（3）标准抗血小板方面：除非存在禁忌证，发病后尽快给予非肠溶性阿司匹林咀嚼片 162～325mg，并以 81～162mg 剂量维持治疗。对接受早期介入治疗或缺血指导策略的患者，若无禁忌证则推荐应用 P2Y12 抑制药联合阿司匹林治疗 12 个月。无论初始联合策略如何，所有 NSTE-ACS 患者均应行抗凝血联合抗血小板治疗。

（4）早期介入及缺血指导策略：对于难治性心绞痛或血流动力学/电生理不稳定的 NSTE-ACS 患者应采取早期介入策略；对于临床事件风险较高的初期稳定 NSTE-ACS 患者也应采取早期介入策略；缺血指导的策略可用于低危者、肌钙蛋白阴性的低危女性及无高危因素者。

（5）经皮冠状动脉介入治疗及出院管理方面：接受经皮冠状动脉介入治疗的患者应使用 P2Y12 抑制药（氯吡格雷、普拉格雷或替格瑞洛）治疗至少 12 个月。就替格瑞洛与氯吡格雷而言，接受早期介入治疗或缺血指导策略的 NSTE-ACS 患者应优选前者。就普拉格雷与氯吡格雷而言，接受经皮冠状动脉介入治疗的非出血高危 NSTE-ACS 患者应优选前者。经皮冠状动脉介入治疗后应选择 81mg 阿司匹林行维持治疗；此外，若患者既往有卒中或短暂性脑缺血发作史，不推荐应用普拉格雷。出院后应对患者就症状、生活方式干预、标准双联抗血小板治疗、胆固醇管理、及时随访、心脏康复及免疫接种进行详细教育。

（6）特殊人群：老年人群应合理接受药物、早期介入及血运重建治疗。若患者合并心源性休克，应早期行血运重建治疗。对合并慢性肾病（CKD）者应评估肌酐清除率并调整药物用量；行冠状动脉及左心室血管造影时应充分补液；对轻、中度慢性肾病者可考虑介入治疗。对伴明显急性冠状动脉综合征或非阻塞性冠心病症状者若考虑存在应激性心肌病，要行影像学检查进一步确诊或排除。对女性患者药物治疗方法同男性，但需要注意抗血小板/抗凝血药应用剂量；对合并高危因素者应早期介入治疗。

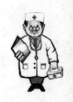

第五章　冠心病患者的护理

- 控制冠心病危险因素高血压、高血脂、糖尿病，要戒烟限酒、低脂饮食、控制体重。

- 急性心肌梗死是心血管系统的危重症，确诊或高度怀疑的患者均应住院治疗，要求卧床休息、心电监护、血流动力学监测及严格的护理。

- 长期卧床的不足之处是呼吸抑制、体力活动量下降、血容量减少、血黏稠度增高、易致下肢和肺血管血栓，要尽量避免。

- 介入治疗术后常见的症状有腰痛、腰酸、腹胀、失眠、排尿困难、尿潴留等，症状不严重但要及时处理。

- 冠状动脉介入术后仍要坚持服用氯吡格雷1年，并长期应用阿司匹林及他汀类调脂药物，以防支架内血栓和血管再狭窄。

- 心力衰竭患者输液速度不宜过快，但右心衰竭合并心源性休克的患者，因其存在有效血容量不足，应尽快加快滴速。要密切观察血压、中心静脉压、肺毛细血管楔压变化情况，根据其具体数值调整输液速度。

- 冠心病患者心理调护极为重要，要注意耐心解释、鼓励、安慰、暗示等方法，注意不要过度强调药物的不良反应。

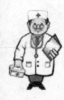

1. 急性心肌梗死患者住院后要注意哪些问题？

急性心肌梗死是心血管系统的常见病和危重病，确诊或高度怀疑急性心肌梗死的患者均应住院治疗，对于确诊急性心肌梗死的患者除要求严格卧床休息、进行心电监护和必要的血流动力学监测外，还应注意下列问题：①睡硬板床、平卧位，保持室内环境整洁和安静；②低流量（2～5L/min）鼻导管吸氧；③避免环境刺激和精神刺激，防止情绪激动，必要时可口服镇静药，若胸痛可使用镇痛药；④注意日常活动，不要大声说话及用力咳嗽，在陪护帮助下定时翻身、饮食和大小便，避免用力屏气；⑤饮食要求易消化、清淡、少食、多餐，一日可分 4～6 次进食，切忌暴饮暴食；⑥严禁吸烟、饮酒；⑦患者要主动配合医护人员观察病情变化，定时测血压，要如实诉说症状变化；⑧活动方式和时间以及活动量要严格按照医师要求进行，不可随意运动；⑨若有异常要及时告知医生。

2. 急性心肌梗死患者在什么情况下应严格限制运动？

急性心肌梗死患者一般在下列情况下应严格限制其运动：①急性心肌梗死抢救期间或急性心肌梗死发生后的前 3 天；②患者在休息时仍有胸闷不适、心绞痛发作或持续存在充血性心力衰竭症状和体征，并且心力衰竭尚未控制者；③冠状动脉造影显示三支冠状动脉分支严重狭窄者（80%～90%）；④不稳定型心绞痛近期频繁发作者；⑤急性心肌梗死并发心肌炎、心包炎者；⑥巨大室壁瘤者；⑦血压≥180/100mmHg 或≤90/60mmHg 未能控制者；⑧下列心律失常者：如二度或三度房室传导阻滞；窦性心率＞110/min；频发室性期前收缩，活动后增加；持续室性心动过速；快室率心房颤动而药物控制不佳者；⑨合并急性严重的感染。

3．急性心肌梗死后如何早期安排康复活动？

目前认为，对于急性心肌梗死后患者只要无活动禁忌证，就应该早日进行康复活动，这对于患者的预后极为有利。但康复活动应该在医护人员的指导下进行，并要强调个体化原则，一般可以进行早期活动的项目如下。第 1 天：卧床休息，被动活动肢体每日 5 次，每次 6～12min；第 2 天：床上刷牙洗脸，主动活动；四肢、肩、肘、髋、膝、手屈伸每日 3 次，每次 6 回；第 3 天：坐位洗漱、进餐每日 3～5 次；第 4 天：自动坐位，进餐每日 3～5 次；第 5 天：床旁站立 5min，每日 2 次，可以在室内下床用床旁便器；第 6 天：室内原地踏步 30min，每日 3 次，餐后 30min 进行；第 7 天：室外慢行 20m，每日 2 次，如有家属在旁可以自动如厕；第 8 天：步行 50m，每日 3 次；第 9～12天：步行 100～200m，每日 2 次。

4．急性心肌梗死患者在哪些情况下应停止康复运动？

有些急性心肌梗死患者虽然不必严格限制运动，但应停止康复活动如：①稍活动即有胸闷等不适感；②活动后出现新的心律失常；③活动后感到头晕、头痛；④活动后出现心动过速、心率＞120/min；⑤活动后收缩压较原来下降超过 20mmHg；⑥轻度活动后动态心电图出现 ST 段下降＞0.1mV，或抬高＞0.2mV。

5．预防急性心肌梗死患者便秘的方法有哪些？

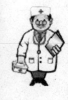

急性心肌梗死患者由于长期卧床，消化功能减退，加之食少和经常使用哌替啶（度冷丁）、吗啡等镇痛药，使胃肠道功能受抑制，因而易致便秘。故急性心肌梗死患者应注意：①注意多饮水，每日饮水量在 2000ml 左右；②多吃蔬菜、水果等富含纤维素的食物，特别是香蕉、梨、桃、橘子、芹菜、韭菜、菠菜、小白菜等；③适当进食粗

粮也有利于通便，如糙米、玉米、全麦面粉、红薯等；④培养患者养成定时规律排便的习惯，可选择在晨起、早饭后或睡前等时间大便；⑤急性心肌梗死的1个月内，可每日适当地使用泻药，如苁蓉通便液、果导片、番泻叶等，以利大便通畅；⑥适当进食一些润滑肠道和软坚通便的食品，如香油、蜂蜜、核桃仁等；⑦坚持适当的锻炼，增强胃肠运动，增进胃肠道消化液的分泌，有助于排便，其运动方式因人而异，如做腹部环形按摩，轻压肛门后部，通过局部刺激促进胃肠蠕动，有助于排便；⑧消除患者的紧张心理，如在床上排便时，应给予适当的遮蔽，防止干扰；⑨不喝浓茶，因茶叶中含鞣酸，可起到收敛作用，使大便干燥，易造成便秘。避免吃不利于通便的食物如高粱米、柿子等。避免使用不利于大便的药物如阿托品、溴丙胺太林、四环素、铋剂、山莨菪碱等。

6. 探视急性心肌梗死患者时要注意什么问题？

急性心肌梗死患者住院初期，应严格限制探视患者，其目的是保证患者有足够的精神调养和体力休息，并有利于医护人员的临床工作。探视患者应注意下列问题：①不要把忧伤和焦虑的情感当面透露，防止患者恐惧和不安，加重病情；②不要和患者谈及激动、兴奋或生气的话题，防止患者情绪波动，病情加重；③谈话要有艺术性，尽量多鼓励多安慰患者；④不宜过长时间和患者交流；⑤尽量不要从家里带来过多的食物，要按医护人员的要求给患者食用，不要让患者吃得过多过快；⑥适当送一些促进患者心情愉快的礼物，如鲜花、纪念品等，促使患者心情舒畅；⑦各种探视均应注意不能让患者处于疲劳和持续兴奋状态，防止病情加重；⑧出院前一天应特别小心，注意患者的变化，防止晚上发生意外。

7．长期卧床对急性心肌梗死患者有何危害？

心肌梗死患者发病后要求前 3 天卧床休息，但并不是要求长期卧床休息，长期卧床的害处如下：①长期卧床可影响呼吸功能，使肺通气功能降低、易致局限性肺不张和肺炎；并可造成抵抗力下降、褥疮并发感染，也可引起真菌、病毒感染或二重感染；②卧床 3 周以上，体力活动量将下降 20%～25%，心排血量也降至最低水平，最大氧耗量从 5L/min 降至 3.5L/min 以下；③卧床 7～10d 后，可使血容量减少 700～800ml，宜出现直立性低血压和反射性心动过速；④长期卧床可致消化功能不良，胃肠蠕动下降，造成腹胀、便秘、食欲缺乏等症状出现，尤其是在出现便秘时，用力屏气排便可致心力衰竭出现或心力衰竭加重，甚至发生猝死、室壁瘤形成、心脏破裂和严重心律失常；⑤长期卧床使血容量减少、血黏度增高，加上下肢活动减少，易致下肢和肺血管栓塞；⑥长期卧床缺乏锻炼可致失用性肌肉萎缩、骨质疏松、关节僵硬固定等；⑦长期卧床与外界接触过少可致患者精神压抑，发生性格变异和痴呆等。

8．为什么要给急性心肌梗死患者吸氧？

吸氧对于急性心肌梗死的益处为限制梗死面积扩大，消除或减轻患者的焦虑恐惧心理，减轻胸痛、呼吸困难和发绀的程度，减少并发症的发生。

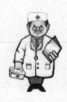

急性心肌梗死经常在早期出现不同程度的低氧血症，表现为呼吸困难，其原因为细支气管周围出现水肿导致小气道狭窄和气道阻力增加，氧流量减少，局部换气量减少，尤其是两肺底最为明显。早期给氧的优点是有利于氧气的氧合和交换，减轻气促、疼痛和焦虑症状。临床上一般在发病早期给予鼻导管吸氧 24～48h，流量为每分钟 3～5L。如果急性心肌梗死并发急性左侧心力衰竭、肺水肿、休克或心脏破裂、心包压塞等严重并发症，由于这时单纯鼻导管吸氧难以纠正其严重低氧血症，故应立即进行面罩吸氧和机械通气，一般给予持续吸氧，吸氧开始 3～5d，持续吸入高流量氧，待病情稳定后再改为低流量氧，总吸氧时间一般为 7～10d。有的患者尽管有严重缺氧但呼吸交换尚可，可给予面罩持续吸氧。

9. 怎样护理行溶栓治疗的急性心肌梗死患者？

急性心肌梗死再灌注治疗手段之一是静脉溶栓治疗，由于溶栓治疗所需要的药物特殊性，故对溶栓患者要进行特别的护理。

（1）溶栓前加强心理护理，向患者说明应用溶栓治疗的意义，消除患者的焦虑、恐惧、紧张、悲观等心理，详细解释病情，劝导其积极配合各种治疗、护理及检查。

（2）要求患者绝对卧床休息，同时给予氧气吸入 4～6L/min、心电监护，及时抽血检查血常规、血小板、出凝血时间，有的患者需要配血备用，建立静脉通路，常规备好必要的仪器如除颤仪、心电图机、血压计，以及必要的抢救用药。

（3）溶栓过程中经常询问患者胸痛有无减轻及减轻的程度，仔细观察皮肤、黏膜、咳痰、呕吐物及尿中有无出血征象。心电、血压监测注意有无心律失常、低血压发生。

（4）对于使用肝素者应监测凝血时间，查活化部分凝血活酶时间并调整肝素剂量，使活化部分凝血活酶时间达正常对照的 1.5～2.0 倍。

（5）按规定检测肌酸激酶、肌酸激酶同工酶和肌钙蛋白等心脏损伤标志物的变化，观察酶学峰值出现时间。

10. 如何观察置入临时起搏器的急性心肌梗死患者？

有些急性心肌梗死合并房室结或窦房结病变时，需要安装临时起搏器治疗，以防心脏意外发生，但对于安装临时起搏器的患者要注意密切观察，适当护理。

（1）安装起搏器后嘱患者左侧卧位 15°，平卧位 30°，尽量减少手术部位的肢体活动。

（2）注意观察心脏内电极的机械刺激作用，如胸痛、心包摩擦音，必要时超声心动图评价。

（3）检测起搏器导联的电活动情况，至少每天 1 次检测起搏阈值及感知功能，同时检查起搏器的连接是否脱落及起搏器电池消耗情况。

（4）防止局部感染和血栓形成，保持穿刺部位的清洁、消毒，注意足背动脉搏动等。

11. 怎样护理急性心肌梗死合并心律失常的患者？

心肌梗死后合并心律失常是其严重并发症之一，对此要认真对待。

（1）对于心肌梗死后合并心律失常患者应准备好抢救药物（如利多卡因、胺碘酮、阿托品等）及设备（除颤仪）。

（2）注意监测心律、心率、血压等。

（3）一旦发现监护仪上出现心室颤动或快速室性心动过速同时有血流动力学改变者，紧急通知医生，立即准备除颤。

（4）对于正在使用抗心律失常药的患者应注意药物不良反应，以及药物对局部的不良反应。

12. 怎样护理急性心肌梗死合并糖尿病的患者？

因为糖尿病是冠心病的等危症，当合并心肌梗死时其预后要比非糖尿病患者差，故对其护理要特别小心。

（1）由于急性心肌梗死合并糖尿病患者出现胸痛的症状不典型，因此必须密切观察。

（2）要进一步加强心电监护，观察心率；备好各种药品和除颤、起搏装置。严密观察面色、四肢温度、湿度及血压变化。

（3）严密监测血糖、尿糖、尿酮、血气分析，并注意呼吸的频率及气味。

（4）严格无菌操作，加强环境消毒；注意及时给患者翻身，进行皮肤和口腔护理，严格无菌操作导尿；注意留置针输液护理，并定期更换。

（5）心肌梗死后合并糖尿病患者要合理饮食，每日每公斤体重104.5～125.4kJ 热量。其中，糖占总热量的 50%～60%，蛋白质占总热量的 12%～15%，脂肪占总热量的 30%～35%。

（6）心理应激易诱发血糖升高、各种心律失常甚至猝死，注意心理辅导。

13. 怎样护理急性心肌梗死合并心源性休克患者？

对于心源性休克患者应将其头部及下肢分别抬高 30°～40°，给予高流量吸氧，密切观察生命体征、神志变化情况，留置导尿管，计算每小时尿量，保证静脉输液通畅，有条件者可监测中心静脉压或肺毛细血管楔压。做好患者的皮肤护理、口腔护理，按时翻身预防肺炎等并发症，做好记录。

14. 如何处理介入治疗后患者常见的症状？

冠状动脉介入治疗术后 48h 内，由于患者平卧，下肢伸直不能活动等，多数患者常有腰痛、腰酸、腹胀、失眠、排尿困难、尿潴留等不适症状，其患者主要症状有腹胀、腰痛和失眠。对此常用的处理方法如下。

（1）由于介入患者卧床引起胃肠蠕动减弱，进食不易消化导致腹胀，可用热水袋、热毛巾腹部热敷，也可按顺时针方向，以肚脐为中心轻轻按摩治疗；严重腹胀时，可以药物或肛管排气缓解症状。

（2）长期卧床及腰椎病变等可以导致腰痛，这时在腰部应用气垫床、靠垫，垫一些柔软、舒适的棉织品，定时做腰部按摩可以缓解腰痛症状。可以将手伸入患者腰部做按、揉、压，每次 3～5min。对于严重心脏病患者，在度过绝对卧床期后，可做一些小幅度的侧身活动，也可给予热敷、针灸、按摩治疗，必要时镇静止痛药物治疗。

（3）精神紧张、身体不适可以造成失眠，可以通过自我精神调整、减少探视、保持环境安静解决，也可以使用镇静药。

（4）全身放松，相信这些症状在下床活动后会很快消失，从心理上解除紧张、恐惧心情。适当活动对侧肢体，尽可能早期进行床上活动，可采取平卧与侧卧交替的体位。

（5）对于排尿困难、尿潴留患者，可采用诱导排尿法，如用温水冲洗会阴部，听流水声，热敷、按摩膀胱并适当加压等，并要求患者主动配合。大多数患者经过上述治疗都能自行排尿，如果无效可行导尿术。

15. 怎样掌握"介入术后限制活动"患者的活动量？

对于冠状动脉介入手术后限制活动的患者仍应该让其适当活动，以利于病情恢复及减少并发症的发生，一般可以进行如下活动：①手术侧肢体限制活动时，非手术侧肢体可自由活动；②手术侧下肢可稍微外展弯曲，但不要大幅度弯曲或肌肉紧绷；③手术侧下肢在去除沙袋压迫后可以进行活动，以防止血栓形成，具体方法为向脚尖部绷紧肌肉运动和向脚背部勾紧肌肉运动各做数次；转动踝关节运动数次，膝关节做弯曲与伸展运动；④对于下肢静脉曲张或静脉炎患者，注意

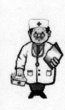

不要用力按压、挤捏下肢，防止其破溃。

16. 冠心病介入治疗术者，在拔鞘前、中、后应注意哪些问题？

（1）行冠状动脉介入术患者在鞘管拔除前，要注意保持穿刺侧的下肢绝对禁止活动，有时可见穿刺部位的覆盖敷料被浸透，如果渗血并不严重，不必处理；但如果渗血较严重，应及时处理（或更换敷料，或提前拔除鞘管，或更换大一号的鞘管）。此外，冠状动脉介入治疗术后的一些并发症常发生在术后 24h 内，应严密观察心电图、心律、血压等指标的变化情况，如果有胸闷、胸痛的症状时应及时处理。由于极少数患者注射造影剂后，会发生变态反应，故还应注意是否有寒战、发热、全身皮疹等反应，这时要给予激素类等药物治疗，以缓解症状。

（2）行冠状动脉介入术患者在拔出鞘管时，由于各种因素（如疼痛、恐惧、看到出血等）均会刺激其大脑神经中枢，造成迷走神经张力增加，血压下降，脉搏减慢，患者感到胸闷、心悸、恶心、出大汗等表现，严重时可以出现迷走反射，表现为血压低、心率慢，有时可危及生命，故在这时要特别注意，并随时准备采用必要的措施：首先拔出鞘管时局部注射麻药，解除患者疼痛；其次术后适量饮水、适当补液；最后教育患者拔出鞘管时不要过分紧张忧虑，当其感到恶心、头晕时随时准备给予阿托品等药物治疗，以免迷走反射发生。

（3）在鞘管拔出后，要注意对介入手术的穿刺点用弹性胶布、胶布或绷带进行加压包扎；在这些包扎尚未解除前，要注意观察伤口局部渗血情况，如包扎的敷料渗血，包扎侧肢体的色泽、足背动脉搏动、有无明显肢体发凉或疼痛等现象。在解除这些包扎后 48h 内，要注意听诊局部有无血管杂音。

对于经桡动脉穿刺介入治疗的患者，其卧床时间较短、易压迫止血。主要是观察手部血液循环情况，注意观察局部手指的色泽、手指温度、手指腹部的张力等情况，避免严重者发生手部缺血性坏死现象。

17．如何安排冠心病急诊介入术后患者第1～3天的活动？

冠状动脉急诊介入术患者在术后第1天应绝对卧床休息，在护理人员帮助下进食，穿刺部位应加压包扎12h，4～6h后拔除鞘管，下肢制动12h；要被动地进行活动关节、大肌群；在病情稳定后可以听音乐以解除焦虑，要多饮水。

术后第2天患者应在床上自己进食，在护理人员协助下洗脸、梳头、擦浴、刷牙；可以主动活动对侧肢体，穿刺侧限制活动12h后可床边用马桶排便；可以读书看报纸；脱离CCU监护，每次活动后应休息半小时。

术后第3天可在床上坐起活动1～3h，可在床边擦洗；可下床站立，床边走动；允许会客、谈话；护士向患者介绍心脏康复知识；每次活动后应休息半小时。

18．如何安排冠心病急诊介入术后患者第4～6天的活动？

第4天可在椅上坐1～2h，在他人帮助下洗漱；可在护士协助下室内慢走100m，允许看书报、杂志，可以向患者介绍冠心病的防治常识，并向其说明可以从事何种可以耐受的活动。

第5天可在椅上坐更长时间如2～4h，但穿衣服需要在他人帮助下进行，允许在室内行走，或在陪护人协助下在病区内行走，可以观看书报、杂志、电视；加强对患者进行冠心病的宣传教育。

第6天可以离床坐在椅上，患者自己擦身、穿衣服、脱衣服；可自行慢走200～350m，各种活动时间控制在30min内。

19. 如何安排冠心病急诊介入术后患者第6～9天的活动？

第7天患者生活可基本自理。可以在病区内自由走动，但上下楼梯需要在搀扶下进行，允许进行非体力娱乐，护士向患者讲解运动常识，可进行亚极量运动试验。

第8天可继续进行上述活动，要稍强于原来的强度，可慢走400～500m，每日2次，可自行上下一层楼，允许大部分娱乐活动。

第9天生活基本自理，可上下两层楼，教育其生活常识尤其是冠心病的二级预防，准备出院。

20. 支架置入体内后患者常有哪些顾虑？

目前患者对支架置入体内后的主要顾虑是担心其会塌陷、移位或生锈。由于介入支架一般采用的是不锈钢合金材料，具有很强的支撑力、耐腐蚀和塑形记忆功能，故不会生锈和塌陷。此外，冠状动脉支架置入术中的扩张支架时所给予的高压力已经超过汽车轮胎压力的6～8倍，可以使支架紧紧地镶嵌于冠状动脉壁上，不会使支架移位。

21. 硝酸酯类对介入治疗后的患者有效吗？

硝酸酯类在支架术后短期应用是有益的，其益处与患者的病情密切相关。使用硝酸酯类的剂量及疗程一般根据患者在介入术后的症状（如是否有心绞痛或心肌缺血）而定：有些患者未扩张所有狭窄的病变，术后一般可以使用单硝酸异山梨酯20mg，每日2次，主要用于控制冠心病症状防止病情发展；有些患者已扩张所有狭窄的病变，一般也在术后1～2周服用上述药物，主要防止冠状动脉痉挛。

22. 冠状动脉介入术后患者应注意哪些问题？

根据目前资料，患者冠状动脉介入术后尤其要注意以下几点：

①根据医嘱坚持服药尤其是氯吡格雷要坚持服用1年，以预防支架内血栓及再狭窄；②注意预防动脉粥样硬化斑块的进展，要戒烟限酒，低脂饮食，控制体重，坚持有规律的轻松缓和的体育锻炼和体力劳动，保持精神愉快，改变急躁易怒的性格，保证足够的睡眠，减少精神刺激和紧张；③控制冠心病危险因素，血压、血糖和血脂在正常水平；④注意术后服用药物的各种不良反应；⑤按规定定期复查，如果感到心前区疼痛或不适，要随时检查；⑥尽可能避免磁共振等有磁性的手段进行检查。

23．为什么冠心病介入术后需要进行冠状动脉造影复查？

临床统计表明，在成功的冠状动脉介入支架植入后，约有15%的患者可能出现再狭窄，这些再狭窄多数发生在术后3～6个月。故行冠状动脉介入支架治疗的患者最好在术后6个月内进行冠状动脉造影复查，如果发现再狭窄可以及时处理，其处理方法为在此处进行球囊扩张或支架内再植入支架，必要时进行冠状动脉旁路移植术。

24．如何护理介入治疗术引起的假性动脉瘤？

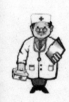

假性动脉瘤易发生在肥胖、高血压、依从性差、多次穿刺的患者，对这些患者在护理中应注意如下几点：①术后注意观察穿刺部位，一般每30分钟观察1次，要做好交接班工作，严密观察出血渗血情况、血肿范围的变化，并做好记录；②注意观察穿刺侧肢体远端的血液循环情况，特别是足背动脉搏动和皮肤温度情况；③加压包扎解除后，注意观察局部有无肿块，触摸有无搏动感；④听诊有无血管杂音，注意防止假性动脉瘤的扩大；⑤注意观察血压、心律、面色、肤温等全身情况；⑥要求患者卧床休息，患肢限制活动，指导患者在床上大小便，尽量避免屏气、用力解大便。

25. 如何对急性心肌梗死患者进行饮食护理?

一般认为,急性心肌梗死的饮食分为两个时间段,急性期和缓解期。

(1)急性期:要求患者在发病后 3d 内绝对卧床休息,一切活动需专人护理。在急性心肌梗死发病后 1~3d,因其不能活动,脾胃功能亦必受影响,故食物必须细软易消化,饮食以流食为主,注意给予少量菜汤、去油过滤肉汤、大枣汤、米汤、稀粥、果汁、藕粉、口服补液等,防止给予引起胀气、刺激性食物,包括豆浆、牛奶、浓茶、咖啡等。每日补液总量控制在 1000~1500ml,可以分 5 或 6 次喂服。每天总热量控制在 2093.5~3349.6kJ,避免过热过冷。急性心肌梗死发作后,小便中常见钠的丢失,故过分限制钠盐,也可诱发休克,因此,患者的食物中尽量含钠、钾、镁离子,但注意一般低盐饮食,这对于合并有心力衰竭的患者极为重要。对于不宜从消化道进食的患者,可补充胃肠外营养。

(2)缓解期:定义为发病 4d 至 4 周。这时随着心肌梗死病情好转,可逐步改为半流质饮食,注意少量多餐。一般在急性后期总热量可适当增加至 4187~5024.4kJ。膳食宜清淡、富有营养且易消化。可以进食粥、麦片、淡奶、瘦肉、鱼类、家禽、蔬菜和水果。食物不宜过热、过冷,并应少吃多餐,经常保持胃肠通畅,以防止大便过分用力。心肌梗死 3~4 周后,随着患者逐渐恢复活动,饮食也可适当放松,但对于脂肪和胆固醇的摄入仍应控制,对于伴有高血压或慢性心力衰竭患者仍应低盐饮食。一方面,肥胖者应减食。避免饱餐高脂饮食,防止餐后血脂增高,血液黏度增高引起局部血流缓慢,血小板易于凝集而致血栓形成,引发再梗死。另一方面,饮食也不必过分限制,以免造成营养不良。

26. 怎样正确地掌握冠心病患者的输液速度？

冠心病患者的输液速度尽量不要太快，一般输液速度控制每分钟25～40滴，但对于右侧心肌梗死合并心源性休克的患者，因其存在有效循环血容量不足，应尽量加快输液滴速，输液时要密切观察血压、中心静脉压、肺毛细血管楔压变化情况，并根据血压、中心静脉压、肺毛细血管楔压值调节输液速度。

27. 怎样从心理上调护冠心病患者？

保持良好的心理健康状态对于冠心病患者极为重要，日常生活中对于冠心病患者的心理调护以解释、鼓励、安慰、保证和暗示等方法为主，主要归纳如下：①尽量使患者对于冠心病的发病有一个正确的认识，包括其病因、危险因素、发病机制、危害，以及诊疗手段，尤其是对于冠心病的预防知识的宣教极为重要；②患者尽量做到生活有规律性，应注意劳逸结合，心态平静、从容、乐观向上；③尽可能地满足患者的各种需求，如被尊重的需求、适应陌生环境的需求；④安全的需求及获得信息的需求等，后者主要包括了解住院制度的信息、安排治疗的信息、病情进展信息以及预后的信息等；⑤注意矫正其异常心理行为，要持之以恒。

28. 怎样恰当地向患者告知药物不良反应，以避免不利的心理影响？

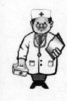

现代医学要求，患者应在对医疗决策（包括药物不良反应）充分知情的前提下做出是否同意的决定。我国《医疗机构管理条例》和《医疗事故处理条例》也明确规定，进行有创、侵袭性操作时，医务人员需征得患者的同意。医师负有告知义务，患者享有知情同意权。但是实践中，并没有界定医师告知义务履行标准及患者知情同意权的保障问题。从心理学角度来看，过度强调药物不良反应的告知，对患者有不利影响。

临床上，人们对安慰剂效应比较熟悉，如肌内注射生理盐水止痛的有效率达 30%～50%（安慰剂效应）。有人对抗抑郁药荟萃综合分析表明，服用安慰剂的群组自杀或企图自杀下降30%，而服用抗抑郁药群组下降40%。这种安慰剂心理作用对患者无疑是有利的。

临床上同时还存在"反安慰剂效应"，但这种效应往往被忽视，如约60%的癌症患者接受化疗前就会感到恶心，这就是"反安慰剂效应"的结果。如果心血管医生按照规则必须事先告知某种心脏药物的全部不良反应，则不良反应的概率和强度无疑将增加，这对于心脏病患者来说是非常不利的。最近还发现，模拟心脏手术也会有相似现象。从心理科学的角度来看，这对患者无疑是不利的。

药品不良反应是在正常用法用量的情况下，出现与用药目的无关或意外的有害反应，其本身也是药理作用的一部分。一般说来，不良反应比较轻微，停药后通常可以很快消退。考虑医疗目的，势必要使患者忍受药物轻微不良反应。俗话说"药有三分毒"，从这点来看，心血管医师可以不必过度强调药物的不良反应。多数心血管药物的适应证说明只有几个字而不良反应则描述很长且这些不良反应很罕见，如果详细说明需要耗大量时间，并势必会导致患者对这些药物的不信任。此外，有的不良反应描述需要专业性，特别是心脏介入治疗，医生费劲解释半天，患者也会云里雾里，将信将疑，这也会增加反安慰剂效应。但如果药物的不良反应超过主要治疗作用，不良反应明确且具有严重的毒性反应、特别的配伍禁忌等，这时应该详细介绍，避免不必要的纠纷。

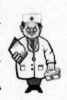

第六章 冠心病患者的日常生活

- 冠心病患者的日常生活要讲究科学性，吃喝睡眠及运动均要有规律性。避免精神紧张和情绪激动；合理饮食，严禁暴饮暴食；戒烟、限酒；不喝浓茶、咖啡；避免过度劳累或突然用力，劳逸结合；根据个人身体条件、兴趣爱好参加适当的锻炼；坚持按规定服药，控制冠心病各种诱因。

- 冠心病患者饮食要科学，不要盲目过度地节制饮食，否则，会导致营养不良、抵抗力下降而引起其他疾病。饮食宜清淡，主食吃五谷杂粮，副食吃蔬菜、水果、豆类、植物油等。蔬菜对冠心病患者非常有益，应该多吃。茶叶有抗凝血和促进纤维蛋白溶解的功效，对冠心病有良好的作用。

- 运动能够扩张冠状动脉，增加侧支循环，改善心肌供血，还能够提高心肌对缺氧的耐力，加强心脏的排血量；运动能够降低血脂，加强血液中抗凝血系统的活性；运动是减肥的一个好方法。运动可减轻精神压力，提高冠心病患者的生活情趣，这对冠心病患者的身心健康都有益处。

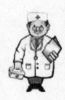

- 冠心病患者肥胖者较多，过于肥胖者因心血管疾病致死的较正常体重的人多 62%。坚持运动可以减肥，这对延长肥胖冠心病患者的寿命具有积极的作用。

- 冠心病患者要注意科学地选择适合自己的运动项目；遵守循序渐进的原则；控制好运动的强度，运动不要太激烈。

224

1. 冠心病患者如何安排作息时间？

冠心病患者生活要有规律性，尽量做到如下几点。①起床宜缓不宜急：应先慢慢坐起来，稍活动一下，再缓缓地下床，从容地穿衣；②饮水：经过一夜的体内代谢，血液黏稠度增高，是脑血栓和心肌梗死的诱发因素，晨起即饮一杯白开水；③洗漱：宜用温水，尤其是在冬季，骤然冷水刺激可致血管收缩而使血压升高，寒冷刺激也是心绞痛发作常见的诱因；④晨练：冠心病患者适当锻炼可改善病情，但运动的项目应柔和，如太极拳、健身操、散步、慢均等，时间不宜过长，运动强度以每分钟心率不超过 120～130 次为宜；⑤一日三餐：原则是宜清淡，富含优质蛋白，血脂高、偏胖者，应适当限制高脂肪和高热量食物，病情较重伴有水肿、尿少者，应严格限食盐，一日三餐的分配和健康人一样，早餐要吃好，午餐要吃饱，晚餐要吃少，尤其是晚餐，切不可吃得过饱，以免加重心脏负担，使病情加重，不宜喝浓茶、咖啡；⑥外出：尽量不乘公共汽车，过度拥挤和嘈杂可致血压升高；⑦午休：午饭后最好睡上半小时至 1 小时，即使不睡也要小憩一会儿，坚持午休有助于血压保持稳定，对心脏功能差者尤为必要；⑧晚饭后稍坐一会儿，可走出家门到幽静地方散步半小时左右，如有家人为伴更好，这样会使身心都处于放松状态；⑨服药：服降压药不宜过晚，一般认为晚上不宜服降压药，以上午服用为宜，剂量一定要按医嘱，不能擅自更换药物和改变剂量；⑩睡眠：睡前 10min 应安静或听一会轻松优美的音乐，冠心病患者床边应备好保健盒。

2. 冠心病患者在日常生活中应注意什么？

冠心病患者在日常生活中要尽量避免诱因，禁烟限酒，避免过饱饮食、情绪激动，注意气候变化。归纳如下。

生活中应注意"寒冷、劳累、清晨"和"饱餐、饮酒、兴奋"。其原因：①清晨血压波动明显，血液黏稠，心肌容易缺氧，已有研究表明，早晨冠心病心脏事件发生明显高于其他时间；②血管对于冷刺激反应易收缩，加重了心肌缺氧，故遇到寒冷时要小心；③过度劳累，极易诱发心肌梗死、猝死，故注意不要过度疲劳；④饱餐可使血流重新分配，胃肠血流增多，而心脏血流反而减少，心肌容易缺氧，故注意不要过饱油腻；⑤乙醇（酒精）刺激使心搏加速，心脏兴奋性增加，加重心肌缺氧状态，故注意不要过度饮酒；⑥情绪激动，容易造成心肌梗死、心律失常，故避免情绪激动极为重要。

起床时要小心，防止意外发生：①睡醒后在床上躺半分钟；②起床前在床上坐半分钟，下地前两腿垂在床沿再等半分钟。主要原因是如果起床太快，发生突然的体位变化，容易造成直立性低血压、诱发脑缺血等意外事件，目前已有报道，有的冠心病患者由于起床过快而造成心脏事件发生，甚至出现猝死，故这一时刻也要额外小心。

3. 冠心病患者饮食原则是什么？

冠心病患者饮食的原则是应选择那些脂肪和胆固醇含量较低，维生素丰富、有益的无机盐、食物纤维与微量元素较多的食物。故冠心病患者应当遵守如下饮食原则。

（1）减少脂肪的吸入。通常脂肪的摄入量必须低于总热量的 30%。其中饱和脂肪酸要控制在总热量的 10% 以内，增加不饱和脂肪酸。

（2）减少每天胆固醇的摄入量，使每天胆固醇摄入量应不超过300mg，或者 100mg/kcal 以下（1kcal=4.184kJ）。

（3）多吃新鲜水果蔬菜。如洋葱、绿豆芽、大蒜、扁豆等；多吃豆制品；多吃谷类，特别是粗粮；特别是要食用液体的植物油和鱼油。

（4）少吃或者不吃糖类食物。如蔗糖、葡萄糖等简单的糖类，宜多食用复合糖类或者有降血脂、抗凝血功效的食物。

（5）把热量控制在标准量之内。应把体重维持在标准水平（高于或低于标准体重5kg为正常参考范围），如果超重，就要适量运动，增加体力活动，限制总热量。

（6）提议少吃富含胆固醇和饱和脂肪酸的肥肉、动物油（如猪油、羊油、鸡油、黄油等）、高脂奶制品、蛋黄和动物内脏等食品。

（7）降低盐的摄入。人均一日的摄入量应低于6g，冠心病患者应减少到每天5g以下。

（8）少喝酒。每天摄入量不能超过30g，多饮茶，如果有饮酒的习惯，应戒除。

（9）日常饮水时要多饮用经过软化处理的水，如北方在饮水前可将水放置一会儿，可以使水中的碱性物质能较好地沉淀。

4. 冠心病患者控制饮食非常重要吗？

冠心病患者要采取科学的方法控制饮食，不要盲目过度地节制饮食，因其不能起到防病治病的效果，反而增加精神上的负担，导致营养不良、抵抗力下降等引起其他疾病。

控制饮食是指在满足机体需要的情况下，尽可能地减少热量的摄入，而不是指吃得越少越好。每人每天根据不同情况需要不同的热量：轻体力劳动者为125.6J/kg；中等体力劳动者或者脑力劳动者为146.5～167.4J/kg；重体力劳动者为188.4～243.1J/kg。另外，热量还要根据年龄进行修正。资料表明，人的热量需要量最高是在21—31岁时，把此值看作100，则51—60岁时应降到80%；61—70岁时应降到70%；70岁以后应降到60%。因此，当人体已经肥胖时，饮食的热量应减少到正常量的 50%～70%。

控制饮食不但要控制热量的摄入总量，而且还要合理调整饮食的成分结构，使蛋白质、脂肪、糖类的比例达到平衡。通常情况下摄入的总热量中，13%～15%是由蛋白质提供，其中一半应该是动物蛋白质；15%～30%是由脂肪提供的，其中大部分应当是植物性的，由于植物油中含有很多的不饱和脂肪酸，可以促使脂代谢和凝血系统的正常化；其余 50%～60%都是由糖类提供的（要限制糖精的摄入）。所以，人类完全可以从低热量的植物性食物中取得大量的维生素、糖类、微量元素、矿物质和电解质。在感到饥饿时，应该多吃水果蔬菜，以减少热量摄入。同时，还要合理安排餐次，要少食多餐。

另外运动不但有益健康还助于减肥，要在运动医学专家的指导下运动，因为不适当的运动反而会危及身体健康。

5. 冠心病患者如何进行食物选择及分配？

食物的选择对冠心病的防治极为重要，一般将食物分为可随意进食的食物、适当进食的食物、少食或忌食的食物三类。冠心病患者一般可食用可随意进食的食物，如谷类（粗粮）豆类（大豆，高尿酸者忌食）、蔬菜（大蒜、白菜）、菌藻类（香菇、海带）、水果、瓜类；可有选择性地少量摄入适当进食的食物，如瘦肉、鱼类、植物油（豆油、花生油）、奶类、鸡蛋（每周 2～3 个）；尽量避免少食或忌食的食物，如动物油（猪油）、肥肉、内脏、烟、巧克力、糖等。

食物的选择对冠心病的防治极为重要，但饮食的方法同样重要，其方法的注意如下：①合理分配早、中、晚各餐，要定时定量就餐，早餐占全日量的 35%～40%，以豆类、牛奶、鸡蛋为主；午餐占全日量的 40%～45%；晚餐占全日量的 20%～25%；②按规律进餐，一日三餐要"早吃好、午餐饱、晚吃少"，尽量多样化，避免偏食；③进食时细嚼慢咽，要有粗有细，粗细粮搭配，避免挑食和偏食；④避免进食大量富含动物性脂肪和胆固醇的食物，忌长期饮用软水，忌饮用大量富含咖啡因的可乐，严格限制饮酒；⑤不咸不甜，尽量少放糖和盐，少吃甜食；⑥七八成饱，忌暴饮暴食；⑦忌餐后立即饮茶、喝水，以避免其妨碍营养物质的吸收；忌餐后吸烟；忌餐后剧烈活动；忌餐后立即大便；忌餐后立即上床睡眠；⑧少量多餐，但合并糖尿病者正进行降血糖治疗的患者例外；⑨烹调食物以蒸、煮、焖、拌为主，尽量减少营养物质的丢失，保证低脂饮食，少吃煎、炸、炒食物。

6. 冠心病患者的主食选料有哪些？

通过科学研究证明，冠心病患者的主食选料应当为以下几种。

（1）玉米：性平、味甘甜，有开胃、利尿、利胆、降压的作用。有抗血管硬化的功效，脂肪中亚油酸含量高达 60%以上，还有卵磷脂和维生素 E 等，能够降低血清胆固醇，防止高血压、动脉硬化，防止脑细胞衰退。以促进血管舒张，维持心脏的正常功能。

（2）燕麦：富含亚油酸、燕麦胶和可溶性纤维，可以降低血清总胆固醇、三酰甘油等物质，可以消除积累在血管壁上的低密度脂蛋白，防止动脉粥样硬化。

（3）荞麦：含有芦丁、叶绿素、苦味素、荞麦碱及黄酮元素。可以降血脂、降血压，加强和调节心肌，增加冠状动脉的血流量，防止心律失常。

（4）大豆：性平、味甘甜，有健脾养胃，润燥消水的作用。含有大量皂草苷的纤维素和不饱和脂肪酸，能够降低血中胆固醇，防治高脂血症、动脉粥样硬化症和冠心病。

（5）甘薯：能提供大量的黏多糖和胶原物质，由于它含有丰富的糖类，维生素 C 和胡萝卜素。可以有效地维持人体动脉血管的弹性，保持关节腔的润滑，防止肾脏结缔组织萎缩。坚持食用，可以防止脂肪沉积、动脉硬化等疾病。

（6）绿豆：性寒、味甘甜，有清热解毒，利尿消肿及消暑的作用。常食能够降低胆固醇、脂肪，可以减少动脉中粥样斑块，还可防治冠心病、高血压，以及夏季中暑。

（7）花生：含有大量的氨基酸和不饱和脂肪酸，长期服用能够防止动脉硬化。

7. 冠心病患者怎样合理用早餐？

现代人生活节奏加快，常不吃早餐，午餐暴饮暴食，晚上大吃大喝，导致吸收的热量增多，再加上运动不足，剩余的热量以脂肪的形式储存在体内引起肥胖。

研究证明，不吃早餐的人比吃早餐者血液中胆固醇和中性脂肪要高 33%，这些人很容易患胆结石和胆囊炎等疾病。另外，早餐时吸收的热量不容易转化成脂肪存储起来，但晚餐摄取的热量就很容易转化成脂肪存储在体内。但并不是天天吃早餐了就可以防止患这些疾病，因为如果早餐的食物选择不恰当，长期下去同样会影响健康。这些不健康的早餐包括煎鸡蛋、油饼、油条、汉堡包、甜点、高糖饮料等，常吃这样的早餐会引起肥胖或者引起疾病如糖尿病、胆固醇过高等。

冠心病患者要按时吃早餐，因为清晨血液黏稠度增加，不吃早餐会加重了血液黏稠度，从而促进心脏病和缺血性卒中的产生。冠心病者经过一夜空腹后，其血小板活性增加，增高了血液的黏稠度，血流缓慢，冠状动脉血流量减少，尤其是患有动脉硬化和心血管疾病的患者，在血液黏稠度增加、血流缓慢的情况下很容易形成血栓，阻塞冠状动脉引起心脏病发作，阻塞脑血管而引起缺血性卒中。早餐后，这种危险性就会降低，因为这时血液中促血栓形成的物质相对减少，血液黏稠度下降。由此可见，吃早餐既是营养上的需要，还是预防心脏病发作和缺血性卒中的有效措施。

早餐要合理，早餐应含有适当比例的糖类、蛋白质、脂肪，以及适量维生素和矿物质。如果是纯糖类的早餐，在餐后 1h 血糖达到高峰，然后血糖迅速下降；但如果是糖类、蛋白质和脂肪合理配置的早餐，就能在进食后继续保持血糖的较理想的水平。高质量的早餐包括谷类、乳类、肉类、蔬果类，如果只有其中的三类也算是不错的选择。

8. 合理饮食与控制体重有何关系？

控制体重必须采用科学的方法，不可盲目地控制饮食，这样不仅不能起到防病治病的作用，而且会造成过大的精神负担、营养不良、抵抗力下降而导致其他疾病。

控制饮食并不是吃得越少越好，它是指在满足机体需求的情况下，避免摄入过多营养。每人每天的正常需求量为：轻体力劳动时为 30cal（1cal=4.184J）/kg；中等体力劳动或脑力劳动时为 35～40cal/kg；重体力劳动时为 45～70cal/kg。计算能量消耗时，还需要考虑年龄修正值：从 35 岁起，每增加 10 岁每天饮食应该减少 100cal 能量。据世界卫生组织的资料，在 20—30 岁时，人的热能热量需要量最高，若是以此值为 100%，那么，51—60 岁时应降至 80%；61—70 岁时应降至 70%；70 岁以后应降至 60%。

除热量摄入总量要控制外，饮食的结构也须合理调整，使蛋白质、脂肪和糖类比例均衡。总热量的 10%～15% 应来源于蛋白质，一半应该是动物蛋白质（无脂鱼肉，干酪等）；15%～30%由脂肪提供，其中绝大部分应当是植物性的（植物油），植物油中含大量不饱和脂肪酸，可以促使脂代谢和凝血系统正常化；其他50%～60%的热量由糖类提供，但要注意限制精糖摄入。人类从植物食物中不仅可获取丰富的糖类，而且能获得大量B族维生素、矿物质、微量元素。

进食足够的新鲜水果、蔬菜是非常有益的，它们含有大量维生素、矿物质、电解质并且热量很低。控制饮食有饥饿感时，可以用此类食物充饥，有人称之为过渡性饮食方法。

9. 冠心病患者的营养配餐及食谱有哪些？

由于冠心病发病和饮食密切相关，故合理的饮食可以起到重要的防治作用。患者可参照以下原则进行营养品配餐。

（1）适宜的食物：每天可食牛奶或者酸奶 260g 左右，绿色蔬菜 360g，水果 140g，豆制品 100g，鱼肉 90～140g 或者瘦肉 100g，主食 200～300g，鸡蛋每周 2～4 个，海带、紫菜各 20g。

（2）餐饮和餐量：提倡少吃多餐，最好每天 3～5 次，要注意不要过饱，因为饱餐和高脂肪餐使血液黏度增加，诱发急性心肌梗死。要以清淡、勿油腻、易消化的食物为主，适当采取蒸、煮、拌、炖、炒等少油的烹调方法。可以多吃含有黄酮类的食品，如红茶、洋葱、西红柿、绿叶菜、苹果、山楂等。

（3）常用的食谱见表 6-1。

表 6-1　冠心病患者食谱

食谱名	三餐食谱
食谱 1	早餐：牛奶 190g、大米粥 25g、馒头 40g、拌白豆腐干芹菜适量 中餐：大米饭 150g、清蒸鱼、香菇炒小白菜、西红柿豆腐汤适量 晚餐：小米粥 25g、馒头 90g、炒牛肉丝葱头、炒绿豆芽青蒜适量

食谱名	三餐食谱
食谱2	早餐：牛奶180g、小米粥24g、麻酱花卷50g、拌煮黄豆黄瓜少许 中餐：蒸发糕（玉米面50g和标准粉50g混合制成）90g、炒鸡丝49g、豆腐汤90g 晚餐：大米饭110g、精肉末24g、炖香菇白菜丝100g、炒土豆丝少许
食谱3	早餐：牛奶90g、八宝粥28g、拌青豆些许 午餐：炒木耳适量、杂面窝头2个、鲫鱼豆腐汤适量 晚餐：拌香菇青椒丝80g、小米粥50g、紫菜汤适量

10．急性心肌梗死患者的饮食有哪些特殊性？

急性心肌梗死患者属于冠心病高危人群，饮食的方式对其疾病的转归极为重要，故其饮食具有一些特殊性：①为了减轻心脏负担，一般采用低热量饮食，发病初期，每日摄入的热量应为2093.5～3349.6kJ，补液量以1000～1500ml为宜；②要少食多餐，避免过饱，晚餐要尽量少吃；③适量补充蛋白质，选择膳食要注意平衡、清淡和富有营养的原则，尽量保证心肌有足够营养供给；④避免过冷、过热、有刺激性食物，不饮浓茶、咖啡等，以免引起胃肠不适和精神兴奋等；⑤注意保持电解质平衡，尤其是钠、钾离子的平衡，要注意适当补充镁盐的摄入，防止心律失常和心力衰竭的发生；⑥对于并发左侧心力衰竭患者，要适当限制盐类，每日盐摄入量以2～5g为宜，对于重度或难治性心力衰竭患者，食入盐量应控制在每日1g；⑦在发病开始的1～2d，一般给予少量流质食物，每日6～7次，每次100～150ml，待病情稳定后改为半流食或普通饮食，注意给予补充适量的水果蔬菜，防止便秘。

11．冠心病患者为何要清淡饮食？

冠心病患者宜清淡饮食。主食要吃些五谷杂粮，副食要吃蔬菜、水果、豆类、植物油等素菜。常吃这些食物，血浆中胆固醇、三酰甘油的含量就相对较低，动脉粥样硬化与冠心病平均的发病率也较低。蔬菜对冠心病患者也非常有益，应该提倡多吃。

（1）蔬菜中含有很高的各种矿物质、维生素，以及蛋白质、糖、脂肪和纤维素，这些都是人体必需的营养物质。此外，蔬菜可以帮助人体吸收糖类、蛋白质和脂肪，由于其可以刺激消化腺的分泌，促进食物消化和吸收。

（2）蔬菜有助于减肥。因为蔬菜体积大，容易使人感到饱胀，但所含的热量比较少，它所含的酒黄石酸可以阻止糖类转变成脂肪。故对于肥胖者而言，多吃蔬菜非常重要。此外，蔬菜还有非常多的维生素，可以刺激小肠的蠕动，促进人体排泄。

（3）蔬菜富含钾，它是心肌活动中不可缺少的元素，而蔬菜所含的钠较少，身体不会潴留很多的水分，从而减轻了心脏的负担。另外，蔬菜中所占的果胶可以帮助动脉粥样硬化者机体排除胆固醇，所含的大量维生素也可以帮助机体进行正常的胆固醇代谢。

（4）蔬菜还可以增强人体抗癌的能力。由于蔬菜中含有大量的粗纤维，它可以刺激胃肠加快蠕动，保持大便畅通，及时排除落在胃肠道内的致癌物质。有些蔬菜如豆芽、南瓜等含有一种能分解致癌物质亚硝胺的酶，使亚硝胺失去致癌作用。此外，蔬菜中还有大量的维生素，也具有明显的抗癌作用。

综上所述，冠心病患者不仅有必要的药物治疗，还要科学合理地搭配饮食。在平常的膳食安排中，必须要偏淡、偏粗、偏素，忌过咸、过精、过荤，这样才能有效地防治冠心病。

12. 冠心病患者怎样才能做到低脂低盐饮食？

目前认为，所有的冠心病患者均应低脂低盐饮食，要严格限制动

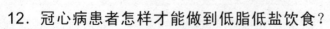

物内脏、肥肉、鱼子、蟹黄等饱和脂肪和胆固醇含量高的食物摄入，但可适当食用瘦肉、鱼类和奶类等低胆固醇食物，使每天胆固醇摄入量控制在 300mg 以下。值得注意的是鸡蛋的胆固醇主要在蛋黄中，1 只鸡蛋约含 250mg 胆固醇；健康人每天增加 1 只鸡蛋，不影响血胆固醇含量，事实上适量吃鸡蛋有益无害，但不宜多吃。对于含有反式脂肪酸较丰富的食物，如人造黄油、起酥类食品，应尽量少吃，因为这些食物有明显增加高脂血症的危险作用。冠心病患者可适量摄入海鱼、鱼油类食物，这些食物富含 ω-3 多不饱和脂肪酸，具有保护血管内皮细胞、减少脂质沉积等功能。

冠心病患者应摄入低盐，以防心力衰竭的加重和血压的升高，一般每天摄入量不超过 6g。要做到低盐饮食，一般注意以下几点：①烹调食物中少放盐（普通啤酒瓶盖去掉胶垫后一瓶盖食盐约为 6g）；②注意食物中看不见的"盐"，在常用食物中，谷类、瓜类、水果中含钠较少；而动物性食物中含钠较高；有些调味品、熟食、半熟食、饮料等含盐量较高，在选用食品时，要注意其盐含量；③注意了解常用增味剂盐的含量，做到心中有数，注意控制。

13. 五谷杂粮对冠心病的防治有何价值？

五谷杂粮主要为谷类和豆类，均是我国人群最常食用的食物，其特点分别如下。谷类：是国人的主食。由于国人约 3/4 的热量由粮食供应，这些粮食主要有谷类，包括糯米、粳米、玉米、大麦、小麦、燕麦、高粱等。谷类食物的主要成分为淀粉，其次含有一定量的蛋白质、维生素和铁、铜、铬、锌等微量元素，其中谷类的蛋白质是人体蛋白质的重要来源。由于各种谷类蛋白质所含的氨基酸不完全相同，为了保持体内氨基酸平衡，提高蛋白质利用率，故应提倡各种粮食合

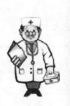

吃，尽量食用粗粮。豆类：可以供应优质蛋白质，它是防治高脂血症和冠心病的健康食品，主要包括大豆、黑豆、绿豆和赤豆等。豆类蛋白质的含量如下：每 100g 大豆中含蛋白质 40g；每 100g 绿豆、赤豆中也可含有 20～25g 蛋白质。此外，大豆中还含有 16%～20% 的脂肪，其中主要为不饱和脂肪酸。大豆含有的皂草苷，可以降低血胆固醇，这对于治疗高血压、糖尿病、冠心病和高脂血症都有一定的重要作用。单从营养价值上评估，其豆制品如豆浆、豆奶等的营养价值与牛奶接近。

14．蔬菜、水果对防治冠心病有价值吗？

蔬菜对于冠心病的防治价值主要在于其含有人体所必需的多种物质，如矿物质、微量元素、维生素、纤维素、糖类、蛋白质等，这些物质是冠心病患者体内尤其是心肌细胞不可缺少的物质，目前常用的对冠心病的防治有重要价值的蔬菜有：西红柿、胡萝卜、大蒜、芹菜、洋葱、芦笋、香菇、木耳、姜等。通常认为冠心病患者应多吃蔬菜，但并不主张完全素食，主要是由于纯素食者会导致某些必需氨基酸、维生素和微量元素的缺乏，而这些物质对于患者心肌和其他重要器官具有重要的营养价值，如果缺乏势必造成不利的影响。

水果和新鲜蔬菜类似，均有一定的营养价值，但水果较新鲜蔬菜的维生素 C 含量丰富，此外，红果、樱桃、菠萝等红黄色水果还富含胡萝卜素，鲜果和干果还能提供丰富的钙、磷、镁、铜、铁、锰等矿物质，这些均对冠心病患者极为有利。目前认为，水果属低能量高纤维食品，冠心病患者可以适当多吃一些，不必严格加以限制，这些水果根据季节和地区不同而定，冠心病患者可以经常选用的水果有山楂、西瓜、苹果、香蕉、猕猴桃等。

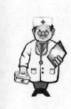

15. 冠心病患者常用的蔬果都有什么特性？

蔬菜和水果对于冠心病患者是必需的，可以防止过多脂肪的摄入，又能补充大量的维生素、各种矿物质及微量元素。冠心病患者常用的蔬菜和水果特性如下。

（1）白菜：性微寒、味甘，能够预防动脉粥样硬化症、心血管疾病、便秘等，还可以除烦解毒，通利肠胃。

（2）胡萝卜：性微温、味甘，能预防动脉硬化及血栓的产生，增加冠状动脉血流量，降低血脂，促使肾上腺素的合成，能起到预防冠心病、高血压病等的作用。

（3）茄子：富含维生素P，能降低胆固醇，防止小血管出血，增强毛细血管弹性和促进细胞新陈代谢。能够起到预防和缓解高血压病、动脉粥样硬化症等心脑血管疾病的作用。

（4）洋葱：富含大量类黄酮和二烯丙基二硫化合物，可以增加纤溶酶的活性，可以促进已经凝结的血块溶解，并能够降血脂，防止动脉硬化，预防心肌梗死。此外，它所含有的前列腺素A可以加快冠状动脉血液流量，扩张冠状动脉和外周血管，降低血液黏稠度。

（5）苹果：味酸甜，有解暑、开胃的作用。苹果中还富含很多种降血脂、抑制血小板聚集、防止动脉硬化、减少血管栓塞倾向的物质，可以防止因心肌缺血、缺氧而引起的心力衰竭，可以软化血管，使血脉畅通。所以，能够预防和缓解冠心病、动脉粥样硬化症、心肌梗死症。

（6）香蕉：味甘甜，具有清肠、抗炎、降压的功效。可以防止人体内胆固醇的聚积，有效地降低血压，保持动脉畅通。可用来预防和缓解冠心病、原发性高血压等。

（7）柑橘：含有丰富的维生素C、维生素P，味酸甜，能开胃顺气，生津止渴，还可以降血脂、降血压、防止胆固醇在人体内沉积。

它还能对心血管起到很好的保护作用，可以预防和缓解冠心病、高血压病等。

（8）葡萄：富含大量的类黄酮，能有效地防止动脉阻塞，能够缓解冠心病、高血压病等症状。据研究表明，平均每天摄取含30g类黄酮食品的冠心病患者，其死亡率可以降低50%。

（9）西瓜：味甜、性凉，具有生津止渴、消暑、利尿、降压的作用，还可以用来缓解冠心病、高血压等疾病。

16. 怎样看待硬果类食物对冠心病的防治价值？

冠心病患者经常食用的硬果类食物包括瓜子、花生、核桃、杏仁、榛子等，其营养价值与豆类等同，其特点为不仅含有较高的蛋白质和脂肪，还含有较高的维生素E，这些物质都对冠心病的防治极为有益，目前较为肯定的对冠心病的防治有一定作用的硬果类食物包括花生、核桃、松子、榛子等。

17. 牛奶对冠心病的防治有价值吗？

牛奶是冠心病患者常用的食物，每100ml牛奶中含有3.3g蛋白质、130mg钙、13mg胆固醇等，其中牛奶含有较多的优质蛋白质，这些优质蛋白质中包含各种必需氨基酸（包括蛋氨酸在内的人体不能合成的8种必需氨基酸），其生物利用率和营养价值均很高，牛奶中的蛋白质具有消除血液中过量的钠的作用，故能降低血压，防止动脉粥样硬化的发生和发展；牛奶中的乳酸钾具有抑制胆固醇合成的作用；此外，牛奶也含有丰富的钙质和胆碱，具有减少胆固醇从肠道吸收、促进胆固醇排泄的作用，钙还具有保护心脏的作用。

值得一提的是，牛奶经过发酵处理后形成酸奶，后者不仅保持了原奶的营养素，而且其胆固醇含量更低，如每100g酸奶中仅含12mg

胆固醇。酸奶的主要优点是含有较多的乳酸钾，可以抑制胆固醇的生物合成，故冠心病患者长期饮用对机体极为有利。

18. 蛋类对冠心病的防治有价值吗？

蛋类是人类最常食用的营养食品，它的特点是富含脂肪和蛋白质。鸡蛋的蛋白质含有与人体接近的氨基酸种类，而鸡蛋黄中除含有多种脂肪酸、卵磷脂外，还含有丰富的维生素 A、维生素 B_1、维生素 B_2 和烟酸。目前认为适当进食鸡蛋对冠心病患者有益处，但对于高胆固醇血症的冠心病患者应适当控制，主要是由于鸡蛋黄中含有较多的胆固醇。故目前认为冠心病患者可以适当食用鸡蛋，但在量上要加以控制，一般为每日 1 个鸡蛋为宜，也可仅吃鸡蛋白不吃鸡蛋黄，对于伴高脂血症的冠心病患者，要尽量少吃或不吃鸡蛋，或仅吃鸡蛋白，避免鸡蛋黄。

19. 肉类对冠心病的防治有何价值？患者应如何选用？

目前人们食用的肉类主要包括家禽肉和家畜肉。肉类的食用价值在于它能提供人体优质的蛋白质、脂肪、矿物质和维生素，因此它是人类的主要的副食品之一。但对冠心病而言，肉类的营养价值与其构成部分有关：瘦肉是蛋白质的良好来源，属完全蛋白，易为人体消化吸收和利用，并且瘦肉中含有较多的矿物质和 B 族维生素，故摄取一定数量的瘦肉对冠心病患者有益；而肥肉属于高脂肪、高热量食品，冠心病患者对此应少食用；动物的内脏也含有较多的胆固醇，故高脂血症者应严格控制。一般而言，冠心病患者肉类的选择如下：牛肉优于猪肉，家禽肉优于家畜肉，仔禽优于老禽，兔肉优于牛肉和猪肉，鱼肉优于家禽肉。

适合冠心病患者选用的肉类常有以下几种。

（1）鸡肉：鸡肉的脂肪几乎是不饱和脂肪酸，是老人和心血管疾病患者较为理想的蛋白质食品。鸡肉性平、味甘咸，具有补益五脏、补精充髓的作用。此外，鸡肉对于水肿、产后乳少、消渴、病后虚弱等都有很好的效果。

（2）泥鳅：脂肪含量较少，胆固醇的含量更低，还含有一种十六碳烯酸的元素，有助于人体抗衰老。还可以补益脾胃，祛湿。可用于预防和缓解高血压病、贫血等疾病。儿童多吃可有助于生长发育，老年人多吃则可减缓衰老。

（3）鲫鱼：具有补脾健胃，通乳利湿的功效，因其性平、味甘。它是高蛋白质、低脂肪的食品，有助于高血压病、冠心病、脑血管病患者的治疗。

（4）鲤鱼：富含大量不饱和脂肪酸，具有降低胆固醇的功能。因其性平、味甘，而且有下气通乳、消肿的功效。可有利于防治冠心病、高脂血症。

（5）带鱼：含有多种不饱和脂肪酸，所以具有降低血压、降低胆固醇的效用。还具有补虚、暖胃、润肤的作用。

（6）甲鱼：其脂肪中富含不饱和脂肪酸，具有降低胆固醇沉积、防止动脉粥样硬化的作用，还可利于防治动脉硬化。另外，甲鱼性平、味甘，有益气补虚、补肾健骨、滋阴凉血、软坚散结的作用。

（7）兔肉：富含大量的卵磷脂，但胆固醇含量少，所以可利于防治动脉粥样硬化及冠心病。并且，卵磷脂有抑制体内血小板凝聚的功效，可以有效地防止血栓的产生。

（8）海参：含有高蛋白质，低脂肪，而且不含胆固醇，治疗老年冠心病、动脉硬化症、糖尿病、心绞痛等有明显的作用。此外，还可用于补肾养精、阳痿遗精、肠燥便秘、身体虚弱等症状。

20. 冠心病患者应该怎样选择海产品类食物？

海产品类食物繁多，主要包括鱼、虾、蟹、软体动物和贝壳类等，其共同特点为味道鲜美，营养丰富，比如鱼的脂肪和肝脏富含维生素A和维生素D；牡蛎等贝壳类食物富含铜和锌；海鱼的碘和氟含量丰富。研究表明，鱼类食物可降低血压，每日食 30g 鱼，可以使冠心病的死亡率降低 50%。一般的鱼类（包括海鱼和河鱼）其胆固醇的含量都不会很高，鱼类的脂肪酸碳链很长（有 20～22 个碳原子），并且不饱和程度很高（含 5～6 个双键），故其具有降胆固醇作用（食用鱼油降低胆固醇有效率为 66%，降三酰甘油的有效率为 74%）。

海产品还有海藻类，包括海带、昆布、紫菜等一大类海生植物，均富含蛋白质、维生素和矿物质，这些物质对于维持营养均衡和防治冠心病很重要，目前市场上很多海藻类药物如藻酸双酯钠具有明显的降低血胆固醇和抗凝血作用，这对冠心病患者极为有利，目前有资料表明，日本人冠心病发病率偏低的原因之一就可能与其食用海产品较多有关。

21. 饮茶可防治冠心病吗？

很多研究表明，茶叶对防治冠心病有很好的效果。茶叶有抗凝血和促进纤维蛋白溶解的功效，对冠心病有良好的作用。茶中含有的茶多酚，可改善微血管壁的渗透性能，能有效地增强心肌和血管壁的弹性和抵抗能力，还可降低血液中的中性脂肪和胆固醇。维生素 C 和维生素 P，也具有改善微血管功能和促进胆固醇排出的功能。而茶叶中的咖啡因和茶碱则可直接兴奋心脏，扩张冠状动脉，改善冠状动脉灌流，提高心脏的功能。研究发现喝茶与减少冠心病的发病率密切相关。不喝茶的人群，冠心病的发病率为 3.1%，偶尔喝茶的人群为 2.3%，常

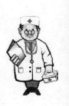

喝茶的（喝 3 年以上）人群为 1.4%。数字显示，常喝茶的发病率比不喝茶或偶喝茶的明显偏低。由此可知，常喝茶对预防冠心病确有益处。

茶叶中虽含有咖啡因，但与饮用咖啡或纯咖啡因是完全不同的。饮用咖啡和纯咖啡因，会增加血脂，易引起动脉硬化；而饮茶不但不会升高血脂，反而能够降低血脂，减少动脉硬化与冠心病的发生，这是由于茶叶中含有多种成分综合作用的结果。

22. 冠心病患者如何茶饮？

目前人们常用的茶饮是茶叶和咖啡，但这两者的成分不同，其中茶叶中含有茶碱、鞣酸、茶多酚、氨基酸、维生素和少量的咖啡因等，而咖啡主要含有咖啡因，咖啡因对胃肠道有刺激作用，可引起恶心、呕吐，还可引起心动过速、心律失常、心绞痛等，故冠心病患者应该注意。茶叶中的茶碱能兴奋呼吸和心血管中枢，使呼吸加深、心肌收缩力加强、冠状动脉扩张，同时还有利尿作用；鞣酸有抗炎、解毒、抗菌等作用；茶多酚、维生素、氨基酸等对冠心病患者有益处。

茶叶对冠心病有益，茶叶中的茶碱能降低血清胆固醇浓度，改善胆固醇与磷脂的比例，减轻动脉硬化，增加毛细血管壁的弹性，并可抗凝血和促进纤维蛋白溶解，对冠心病患者产生良好的作用，所以，茶成为冠心病患者最好的饮料。由于冠心病患者的血管和心脏功能已发生障碍，所以喝茶应注意以下几点：①茶宜清淡，不可太浓。因为茶能增加心室的收缩，加快心率，过浓的茶汤会使这种作用加剧，引起心跳加快，使患者出现胸闷、心悸、气短等异常现象，严重者造成危险的后果。②在临睡前最好不要喝茶。茶中咖啡因有兴奋大脑皮质的功效，为保证休息，冠心病患者睡前最好不要饮茶。③饮茶数量和品种，应根据体质和感觉适当调整。就茶的品种和性能而言，绿茶未经发酵，各种天然有效成分含量较多，对人体产生的各种作用也最强。青茶和花茶半发酵，红茶全发酵，效果较弱。究竟选用哪种茶，除考虑平时嗜好外，还应根据感受及病情的影响进行选择。

除茶叶外，茶饮的其他常见的饮料如可乐和咖啡最好不饮或少饮，其原因是大量饮用（一次饮 10 瓶可乐）可产生中毒症状，出现躁动不安、呼吸急促、肌肉震颤、心动过速等，大量饮用饮料还可诱发心绞痛、心律失常等；咖啡可以增加体重，升高血糖，并使血胆固醇成分正常的比例失调，这对冠心病和心肌梗死患者都极为不利。

23. 怎样看待冠心病患者饮酒？

目前对于冠心病患者饮酒的利弊尚无统一的意见，有人认为饮酒对健康有利；也有人认为饮酒使血管扩张、心跳加快、心肌耗氧量增加，加重心肌缺血，笔者认为酒对于人体的利弊，除个体差异外，关键在于饮酒的量。

大量饮酒会增加心脏和肝脏的负荷，乙醇（酒精）能直接损害心肌，造成心肌能量代谢障碍；抑制脂蛋白脂肪酶，促使肝脏合成前 β-脂蛋白，血中 β-脂蛋白（主要含胆固醇）消失减慢，三酰甘油上升，促进动脉粥样硬化。但持续少量地饮酒可使血中高密度脂蛋白增加，并有降血脂的功用，从而可保护心血管系统，抑制动脉粥样硬化形成。少量饮酒还可以活血提神，有防止心绞痛发生的作用，这对冠心病患者是有利的，有研究表明，少量饮酒的人发生心肌梗死的机会比不饮酒者低 40%。冠心病患者在饮酒时要注意：饮低度酒如葡萄酒、黄酒等，不要饮烈性酒如高度白酒；饮酒次数要少，要控制饮酒的量；不要空腹，以及烦闷、烦恼、激动时饮酒；心肌梗死急性期或心绞痛发作期间避免饮酒。

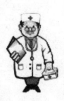

24. 饮酒对冠心病危险的影响存在性别差异吗？

丹麦的研究人员发表在《英国医学杂志》早期在线版上的一项研究提示，饮酒对冠心病危险的影响存在性别差异。对于年龄较大的女性，饮酒量对冠心病的影响比饮酒频率更重要，然而对于男性情况正相反。

这项研究纳入了 28 448 例女性和 25 052 例男性受试者，受试者年龄 50—65 岁，他们在 20 世纪 90 年代参加了丹麦的饮食、癌症和健康研究，在研究开始时所有受试者均没有心血管疾病。来自饮食调查表显示，女性每周饮酒的中位数为 5.5 次，而男性次数达 11.3 次。

汇总两个注册地的数据发现，截至 2002 年 1 月，中位随访 5.7 年间，女性受试者发生了 749 次冠心病事件，男性发生了 1283 次冠心病事件。研究人员承认，其中一个注册地所用的数据只是更新到 2000 年，因此在研究的最后两年一些致死性事件失访。

对数据进行分析显示，每周至少有一天饮酒的女性发生冠心病的危险低于那些饮酒频率更低的女性，但是，每周多次饮酒对冠心病危险影响不大。与之不同的是，男性饮酒频率与冠心病危险呈负相关，与饮酒频率较低的男性相比，每天饮酒的男性危险最低。

除了这些结果，研究人员警告说，大量饮酒的有害作用远远超过了其益处，这可能局限于中年或老年人群中。他们警告："大量饮酒与许多疾病呈正相关，如肝病、癌症和车祸，酗酒人群的总死亡率也高于少量饮酒者。因此，在做出公共卫生建议时，应该考虑这种情况下饮酒和冠心病之间的负相关性。"

25. 冠心病患者为什么要戒烟？怎样才能戒烟？

冠心病患者应当戒烟，当然是越早越好。但有些人误认为已经吸了几十年的烟，动脉硬化已经形成，又合并高血压，故戒烟没多大意义。这种是错误的观点，可使得这些人的冠心病、高血压迅速地增加。由于冠心病的主要危险因素是吸烟，而吸烟不仅仅是一种习惯，更重要的是一种慢性、成瘾性疾病。资料显示，一支卷烟产生的烟雾中含有焦油40mg、尼古丁3mg、一氧化碳（CO）30mg。这几种物质对人体危害均极大，其中尼古丁可直接刺激心血管中枢，并促进肾上腺素和去甲肾上腺素释放，血管对尼古丁的敏感性提高，更易引起血管痉挛、血压剧增、冠状动脉痉挛，导致心绞痛发作；一氧化碳可直接损伤血管内皮细胞，使血中胆固醇水平增高，高密度脂蛋白水平下降，加重冠心病病情。伴有肺部慢性疾病的老年人，吸烟会使呼吸道分泌物增加，抵抗力下降，容易感染，通气功能更加低下，使低氧状态加剧，引起心肌缺氧。而戒烟可使血中低密度脂蛋白下降，高密度脂蛋白升高，脂代谢紊乱趋于均衡，这对阻止动脉粥样硬化持续发展，防止冠心病发作有良好效果。临床调查证明，戒烟后可使心肌梗死率、冠心病猝死率、脑血管意外发生率明显降低。

冠心病患者可以通过以下方式戒烟：①注意力转移，和别人多加交流；②采用逐日减量法，逐渐减少吸烟量，直至完全戒除；③采用厌恶控制法，从心理上厌倦吸烟；④服用戒烟药、糖、茶、贴片等，或服用中草药地龙、鱼腥草、远志等，帮助戒烟；⑤采用针刺或按压内关、合谷等穴位，协助戒烟。

26．冠心病患者便秘的危害如何？

大便次数减少且大便干燥坚硬，有排便困难者称为便秘。便秘对冠心病患者极为不利：大便在肠道内滞留的时间过久会产生大量组胺，后者吸收进入体内可引起头痛；过度用力排便易使腹压增高，造成动、静脉内压力增高，心脏负荷加重，导致心肌缺血加剧、心肌梗死或心律失常，严重者可致猝死；用力排便可诱发脑血管破裂，造成脑出血等；用力排便可使长期卧床并发静脉血栓形成的冠心病患者体内栓子脱落造成肺栓塞；大便干结难解还可以造成腹胀、腹痛、烦躁不安等症状，从而加重心脏负荷，诱发心绞痛、心肌梗死、动脉瘤或室壁瘤的破裂等。

冠心病尤其是急性心肌梗死患者由于长期卧床，消化功能减退，进食减少，经常使用哌替啶（度冷丁）、吗啡等镇痛药，造成其胃肠道功能受到抑制，因而出现便秘症状，所以冠心病患者应合理地饮食、适当地运动，必要的药物治疗。

27．冠心病患者如何安排睡眠？

足量的、有效的睡眠对于冠心病患者的防治也极为重要，除安排好其睡眠的数量外，更重要的是保证其睡眠的质量。

（1）安排合理的睡眠时间：睡眠时间因人而异，根据其习惯不同而定，大多数主张早睡早起，一般为晚上 9—10 时入睡，早晨 5—6 时起床，中午饭后可午睡 1～2h。

（2）安排正确的睡眠姿势：一般主张右侧卧睡，以避免压迫心脏（左侧卧睡可压迫心脏和胃部）；仰卧时不要将手放至胸部，以免引起噩梦。睡眠时可采取头高足低位（床头比床尾高 20～25cm），这样可以减少回心血量，降低中心静脉压和肺动脉舒张压，减少卧位型心绞痛的发作。

（3）安排合适的睡眠环境：要注意室内空气清洁，严禁室内吸烟。

（4）其他：避免睡前喝浓茶、咖啡等刺激性饮料，防止其影响睡眠；晚饭避免过饱、过咸，避免睡前大量饮水，导致夜尿过多，下床次数过频。睡前可适当看些图书和健康的电视连续剧等，但要避免其时间过长，防止造成精神兴奋影响睡眠；如果出现烦躁和焦虑时，可服适当的镇静药助眠。

28．冠心病患者如何进行洗浴？

通常讲，冠心病患者可以进行洗浴，洗浴时应将水温控制在25～40℃，不要过热的热水浴、蒸汽浴、桑拿浴等。同时还要注意：①要在服药后，病情稳定时进行洗浴；②严禁饱餐后洗浴；③洗浴前后注意保暖，洗浴水温绝对不能过高，禁冷水浴，防止心绞痛发作；④注意浴室的通气和湿度；⑤洗浴时最好要有人陪同，防止意外。

29．冠心病患者为什么要坚持运动？

众所周知，适当的运动对身体健康都是非常有益的。对于冠心病患者来说，运动更是恢复健康的最佳方法，运动配合药物，对患者的身体恢复起到良好的效果。长期坚持体育锻炼能够加强心脏的功能，使血管更有弹性，并且还能够增加心肌的厚度，增加冠状动脉中血液的流量。经常锻炼的人，心肌收缩能力增强，而心肌的耗氧量并不增加，所以心脏的跳动会变得有力。适量的体育运动还能够增强人的心肺功能，冠心病发作的机会便会减少。据有关研究发现：运动可以引起心脏细微结构的改变，运动后，心肌毛细血管密度加大，冠状动脉微血管扩张，有利于患者康复。随着人们生活水平的提高，肥胖人逐渐增多，这又是发生冠心病发作的重要原因之一，所以近些年来，非常流行运动减肥法。据调查：太肥胖的人因心血管疾病致死的数量较正常体重患者病死的人数多了62%。所以运动在预防及治疗冠心病的方法中，也是有很重要的地位的。运动的益处主要表现在以下方面。

（1）运动能够扩张冠状动脉，增加侧支循环，有改善心肌的作用。

（2）运动能够提高心肌对缺氧的耐力，加强心脏的排血量，使全身重要器官的供血、供氧量增加。

（3）运动能够降低血脂，加强血液中抗凝血系统的活性，对防止血栓的形成和心肌梗死的发生有重要作用。

（4）运动是减肥的一个好方法。多数冠心病患者过于肥胖，过于肥胖者因心血管疾病致死的较正常体重的人多 62%。

（5）运动可减轻精神压力，提高冠心病患者的生活情趣，这对冠心病患者的身心健康都有益处。

30. 冠心病患者的合理运动原则是什么？

冠心病患者能够通过运动，适当提高自身的免疫力，恢复人体功能。有氧运动可以改变血流的动力效果，扩大心室舒张的容积。科学合理的计划运动对于冠心病患者的康复是非常有用的。运动要遵循循序渐进的原则，逐渐增加运动量，控制好运动的强度，不要做过于激烈的运动，要按照科学原则选择适合自己的运动方法。合理的运动原则需要注意以下几点。

（1）运动类型：冠心病患者运动时，不能做较大强度的运动，要根据自己的年龄和病情选择正确的运动。刚开始运动时，应当选择比较缓慢的运动。例如：散步、慢跑等属于低强度的运动类型，也是医学中提到的"有氧运动"，持续进行这类有氧运动能够增加心肌的供氧量，从而提高心、肺功能。

（2）运动强度及频率：临床实践显示，曾患过心绞痛的患者，运动时的最高心率要限制在每分钟 110 次以内；40 岁以上的冠心病患者在运动时，最高心率最好不要超过每分钟 120 次。运动的频率也要合理节制，每周可以锻炼 3～4 次，每次半小时就可以。

（3）选择正确的运动时间：因为上午 6—10 时是冠心病患者病发的危险期，所以活动最好选择其他时间。下午比较适宜冠心病患者做户外运动。

（4）因人而异：每个患者的个人身体素质有所差别，并不是人人都适合，所以还要根据患者的自身情况制订锻炼计划。按照其年龄、身体素质和爱好来决定锻炼的内容和强度。

（5）随时检查身体状况：冠心病患者锻炼前，应该与医生沟通，将自己的运动计划给医生，经医生同意后才能够采取。运动中如出现胸闷、心绞痛等症状时，应该立即停止活动，请求医生帮助。

31. 冠心病患者运动时应注意哪些？

冠心病患者运动时应注意下列几点。

（1）运动前先确定能否可以参加运动和体育锻炼，以及多大量的运动等。对于轻症患者可作自我评估，可以连续下蹲 10~20 次或原地慢跑 15s，若无不适症状，则可进行运动锻炼，对于相对重症的患者可请医师评估。

（2）由于早晨的交感神经张力较高，造成冠状动脉张力增加，易发生心绞痛、心肌梗死、猝死等心血管意外事件，故最佳运动时间应选择在下午。最好饭后不要立即进行活动，一般在饭后 1~2h 方可开始。

（3）运动时要注意避免剧烈的竞技性体育活动；禁止洗冷水浴；不要在活动后立即洗热水浴；严禁在无人监护区进行游泳等危险性运动；做深呼吸和屏气动作时要慎重。

（4）在运动前应做半小时准备工作，在运动后应有 15min 的放松缓冲时刻。运动时要注意自我感觉，如果出现胸痛、胸闷、心慌、呼吸困难、冒冷汗、头晕、恶心等，应立即停止运动，必要时到医院诊治。

（5）所有运动应坚持持之以恒、循序渐进的原则。

（6）注意运动时携带急救药品，必要的救生卡，说明姓名、年龄、联系电话、疾病名和用药方法等。

（7）对于病情严重者应严格限制其运动量：①急性心肌梗死、重度心力衰竭、频发严重心绞痛、有室性心动过速等严重心律失常病史的患者；②糖尿病尚未良好控制者；③有传导阻滞、置入起搏器、服用洋地黄、高血压未很好控制者。

心肌梗死患者待病情稳定并出院，可进行一系列活动：由室内活动发展为室外活动、随着体力的逐渐恢复逐步发展到一般性外出活动。但是应该充分认识到，心肌梗死是一种严重并且易受各种危险因素影响的病症，在一定的条件下极易再发，为了防止心肌梗死的再发，患者应平时常服并随身必备硝酸甘油等药，为了防止意外，心肌梗死患者单独外出时还要佩戴标志显著的一张应急性保健卡片，说明病情和随身的必备药物，以及联系人等，以备不测。卡片要随身携带，放在明显的位置，使得他人能够及时发现，迅速处理。

32. 什么是有氧运动、乏氧运动？冠心病患者如何选择？

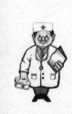

有氧运动称为动态运动，表现为不同的肌群进行交替收缩和舒张，使肌肉的张力不变而长度有变化，如步行、游泳、骑车、跑步、爬山、太极拳和打球等；无氧运动称为静态运动，表现为肌肉持续收缩，肌肉的长度不变而张力增加，如举重、拔河等。对冠心病患者宜进行适量的有氧运动，其运动量包括每次运动持续时间和运动强度两方面，一般认为冠心病患者的运动时间应以 30～50min 为宜，而运动

强度可根据公式决定：运动时的心率（％）＝（最高心率－休息时心率）/休息时心率，最高心率=210－年龄（岁）。规定运动时心率<50%为轻度运动量，50%～75%为中等度运动量，>75%为重度运动量。冠心病患者一般从轻、中度运动量开始，根据具体情况逐渐加大运动量，尽量避免剧烈运动。

33．冠心病患者为何提倡散步？如何散步？

一般来讲，冠心病患者应选择运动量适中、简单易行的方式进行运动，其中散步是冠心病患者最为适合的运动方式。除急性心肌梗死急性期、严重未能控制的心力衰竭需要绝对卧床休息外，绝大多数冠心病患者都可进行散步活动，有研究显示，长期坚持每天 20min 以上的散步活动的患者其心电图心肌缺血性异常改变的发生率较非散步活动者少 1/3。散步对于冠心病防治的益处在于：①促进全身血液循环，尤其是冠状动脉的血液循环，同时使心肌收缩力加强、心排血量增加；②能使身体产生一种低频、适度的振动，这种振动可使血流加速、血管张力增加，同时可降低低密度脂蛋白、提高高密度脂蛋白，有利于防治动脉粥样硬化；③可促进机体的新陈代谢，增加机体的能量消耗，降低肥胖患者体重；④消除精神疲劳和情绪紧张；⑤帮助消化，防治便秘。

冠心病患者应该如下进行散步：①散步可以选择清晨或傍晚的时段和空气新鲜、环境优美的地方进行；②散步的时间和距离应因人而定，一般每日散步 30～60min；③散步速度最好匀速行进，不要时快时慢；④散步中可根据具体情况适当地休息 1～2 次，每次 3～5min；⑤散步前要做好准备工作，衣服不宜穿得太多，冬天应注意保暖，鞋袜要舒适，情绪要放松，散步时随身携带急救药；⑥最好在散步前和散

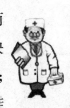

步结束后的即刻、3min、5min 各数脉搏，及时调整运动量。除散步外，慢跑对冠心病的防治也有益处，它可加速冠状动脉循环，减少冠心病心脏事件的发生，不利之处是跑步是一种体力消耗较大的运动，这对于老年冠心病患者或体质较差的患者可能带来不利，应当注意。

34．怎样掌握正确的运动方法？

掌握正确的运动方法对冠心病的防治是十分重要的，冠心病患者要从实际出发，掌握运动规律，量力而行，不能忽视自己的病情和基本的身体条件。否则将会产生危险的后果。正确的运动方法应注意以下几点。

（1）准备活动：患者在运动之前处于休息状态，冠状动脉没有充分的扩张，应当用一刻钟左右的时间，活动身体的各个部位，如颈部、腰部、手、脚等，使全身的每个部位预先进入运动状态，也让体内的各个器官有一段适应的时间。

（2）运动过后不要马上休息：因为运动时全身的每个器官都处于紧张状态，如果立即停止运动，会导致非常严重的后果。所以在结束运动之前，需逐渐减小运动量，让血液流动逐渐缓慢后再停止运动。

（3）适量运动、循序渐进：运动初期不要立即从事比较剧烈的活动，要逐渐培养自己的运动功能，不要急于求成。运动初期适合慢走、散步等舒缓的运动方式，制订计划，按阶段练习，逐渐增加运动量和运动时间。在刚开始进行锻炼的时候，脉搏的跳动最好控制在 100/min，逐渐加快，但是最快也不要超过 120/min。在运动时间方面，开始应为 15min 左右，以后可以增加到 30～60min。运动的频率开始最好为每周 3 次，然后逐步增加。

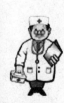

（4）坚持运动：冠心病患者持久坚持运动是最重要的。因为运动

康复与药物治疗是有差距的，服用药物后可能会立即见效，而运动则是要长久坚持，仅仅一两天效果是不明显的。有的患者过于心急，坚持锻炼1周后没有起色，便会放弃运动，从而前功尽弃。而休息一段时间以后再锻炼，对患者本人的健康没有任何好处。所以，冠心病患者应当注意持之以恒的运动原则。

35. 怎样判断不同类型冠心病患者的运动量？

冠心病患者的运动量要根据其年龄、体质、类型进行不同的选择：①急性心肌梗死，急性期应严格限制其运动量；②合并心力衰竭、心律失常的冠心病患者如果有明显的心悸、乏力、胸闷、气促等症状，其活动量宜小，以活动后不加重其现症状为宜，如果心力衰竭明显，应适当地限制其活动；③心绞痛或隐匿型冠心病可适当增加活动强度和次数，坚持持之以恒、循序渐进的原则，酌情选择散步、慢跑、骑自行车、打球、打太极拳、广播体操等项目。心绞痛发作期内及心肌梗死半年内的患者，不宜做剧烈运动。

36. 为什么冠心病患者不宜屏气和深呼吸？

通常情况下，人体进行屏气（深吸气后紧闭声门用力呼气）动作可使血压产生如下双向性变化：屏气使胸腔内压增高，血压上升；也可因回心血量减少和心排血量减少，血压随之下降，反射性引起心率加快；当屏气完毕后，用力长呼气，可以使胸腔内压下降，血压继续下降至原来水平以下。故冠心病患者应避免进行屏气动作，如提重物、用力解大便、举重、俯卧撑等。

冠心病患者也不要进行深呼吸动作，因为深呼吸不能缓解心绞痛症状，而且对冠心病患者有害无益。因为深呼吸可以造成体内含氧量增加，二氧化碳含量降低，干扰了体内正常内氧与二氧化碳的平衡，

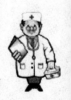

导致患者生理功能紊乱，使酸性物质下降和碱性物质相对增加，形成碱中毒；此外，深呼吸还可使冠状动脉痉挛、支气管痉挛等，故冠心病患者不宜深呼吸。

37. 户外活动是否要注意气候？

各类冠心病患者，为了促进机体康复，提高机体抵抗力，在疾病恢复期、病情稳定之后，心脏功能允许的范围内，进行合适的户外体育锻炼是十分必要的。然而，进行户外体育锻炼时，必须注意气候条件的变化对身体和疾病是否有影响。不言而喻，冠心病患者体质大多较差（有些患者貌似健康，实际外强中干），对各种致病因素抵抗力较弱，对气候条件的变化特别敏感，不易适应。天气特别寒冷时不宜进行户外锻炼，体质弱、病较重及年龄较大者特别需要注意。当然，体质较好，有一定耐寒力的轻症患者，可以适当接触寒冷刺激，但应以不感到明显不适、不致引起感冒为限制。除寒冷因素外，还有刮风、炎热、干燥、阴雨及温度过高等气候原因（中医学将它们概括为"六淫"——风、寒、暑、湿、燥、火），对冠心病患者也是不利的，也可以直接或间接地导致冠心病发作，所以进行户外锻炼时，也应该注意或适当回避之。例如，酷热可引起脱水、虚脱及中暑等症状，这些都会加重心脏负担，重则引起冠心病复发。

38. 冠心病患者在冬天应该注意什么？

资料表明，冠心病的死亡率以 12 月至次年 2 月份最高，主要与季节有关，冬天寒冷的刺激可以引起交感神经兴奋，使外周血管收缩、痉挛，血流速度缓慢，血黏度增高，心率加快和血压升高，加重心脏负荷，诱发冠状动脉痉挛，导致心绞痛和心肌梗死发生。因此，冠心病患者在冬天应注意一下：①坚持服用常用药物，外出随身携带保健急救盒，定期复查，了解病变动态，注意预防感冒等疾病；②气温骤降时要多穿衣服，注意保暖，以防受凉，但也要着装轻便，减轻重量，防止心肌耗氧量增加，户外活动时应戴口罩；③尽量减少户外活动，参加力所能及的体育锻炼，增强御寒能力，北方地区冬季室外活动最好选择在上午 10—11 时或下午 3 时左右，以阳光充足时为宜；④居室应该保持温暖（18～20℃），不要突然离开温暖的居室到室外，防止室内外温差剧变；⑤尽量用冷水洗脸、温水擦身，提高机体御寒能力；⑥冬季注意多吃蔬菜、水果等，保持大便通畅，不宜过冷饮食，避免饱餐；⑦避免过度饮酒，戒烟。

39．冠心病患者在夏季应该注意什么？

夏天患者出汗多，造成血黏度增高，容易形成血栓，诱发冠状动脉痉挛，故冠心病患者在夏季应注意下列几点：①注意防暑降温。尽量少擦汗，多扇扇，勤冲澡，适当补充丢失的钠盐和水分，必要时室内可适当地开空调，其最佳温度为 24～27℃；②要保持心情平静，避免烦躁和激动，按时作息，如入睡较晚，早晨就不宜过早起床，中午适当休息，以补充睡眠不足；③注意清淡饮食，不要过多地吃冷饮，注意瓜果及蔬菜饮食卫生，保持大便通畅。

40．冠心病患者娱乐活动及观看节目时应注意什么？

娱乐活动很多，如打扑克、玩麻将、下象棋、跳舞、唱歌等，这些活动对于冠心病患者有一定的益处：可以调节患者的情绪，转移其注意力，使其减轻疾病的痛苦、放松身心，以利于疾病康复。但也有其不利的一面：如娱乐时过分激动或过度用力均可诱发心绞痛、心肌梗死或猝死。因此冠心病患者在娱乐中应注意：①娱乐活动应选择在通风良好、空气新鲜、气候宜人的地方进行；②活动时尽量避免情绪

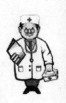

过度激动；③娱乐活动时间的选择要恰当，且时间不宜太长；④如果出现胸闷、胸痛、气促等症状，应立即停止娱乐活动，及时诊治；⑤尽量避免饱餐后或饥饿时进行娱乐活动。

此外，冠心病患者在观看节目尤其是电视节目时注意：①选择观看健康向上、内容轻松、愉快的内容，避免惊险、恐怖、悲伤的内容；②注意观看的时间不宜过长，音量不宜太大，以 1～2h 为宜，每半小时需活动一下身体；③尽量有人陪着一起观看，避免情绪波动；④保持室内空气清新。

41. 冠心病患者性生活时应注意什么？

大多数冠心病患者在心肌梗死出院后的恢复期第 3～6 周后可恢复性生活，如一般上 2 层楼后未感到胸痛和胸闷不适，就可进行性生活。一般来说，年龄在 50 岁以下，能上三楼而无不适症状的患者可以过性生活，为预防心绞痛发作，可在同房前 10min 服用硝酸甘油；如上三楼就感到不适、心率在 110/min 以上者暂不要过性生活。下列情况出现应避免过性生活：①近半年内发生心肌梗死者；②近日内心绞痛频繁发作，或平时经常感心前区不适、心悸、气促、胸痛症状不稳定者；③饱餐、烦恼、焦虑、疲劳状态等；④性生活中或事后出现胸痛、胸闷、心悸、气促等症状及或心率＞120/min 者；⑤遇到其他不良事件时。

治疗勃起功能障碍的药物如西地那非绝对不能与任何硝酸酯类合用，两者合用可致严重低血压，甚至引发生命危险。

42. 哪些冠心病患者不能乘坐飞机？

冠心病患者在以下情况时不可以乘坐飞机：①急性心肌梗死患者；②未能有效控制较严重的心律失常、休克和心力衰竭患者；③频发心绞痛发作、心肌梗死前综合征、高血压未控制者；④心功能不全，稍活动即感气促、胸闷者。

43．情绪激动和过度劳累对冠心病患者的影响如何？

情绪激动和过度劳累对冠心病的影响均很大，冠心病患者应尽量避免情绪激动和过度劳累。比如当家中发生意外事件时，要保持冷静，注意休息和良好的睡眠，可从事一些力所能及的活动，以便转移精力。过度劳累也同样可以造成身心损害，使心肌耗氧量增加，诱发心绞痛。总之，冠心病避免过度劳累，尤其是精神疲劳极为重要。

44．如何安排冠心病患者的居住环境？

居住环境对于冠心病患者的康复也非常重要，一般对其居住环境的安排如下：室内保持安静，保持其噪声白天应小于 50 分贝，夜间小于 45 分贝；居室保持良好的通风；居室保持适宜的温度和湿度，室温 20℃，湿度 60%；居室布局合理，家具简洁，便于活动；花草放置得当；环境优雅、室内温馨；厕所有坐便器，防止排便时意外情况发生。

45．怎样看待冠心病患者服用滋补品？

根据目前资料，适当给冠心病患者提供滋补品对其康复有一定的益处，但滋补品并不能取代药物治疗、饮食和运动治疗。冠心病患者服用滋补品应注意如下：①最好在冬季服用，适当选择以党参、黄芪、附子、桂枝为主的温补药物；②老年冠心病患者宜选用西洋参、人参、何首乌、枸杞子、天麻、冬虫夏草和（或）羊肉、银耳、核桃、山药等药物；③患心肌梗死的老年人，尤其是怕冷、四肢发冷、精神不振者，可适当选用红参、附子、肉桂、当归、干姜、桂圆、胡桃肉等温补药物；④对于可补可不补的患者一般不补，对于能食补的患者不用药补，为了避免不良反应，要避免大量滥用滋补品。

46. 置入起搏器的冠心病患者应该注意哪些？

冠心病患者经常合并窦房结或房室结病变，有时也置入永久性起搏器，这些患者还应注意：①安装起搏器患者应该按时服用冠心病相关药物；②起搏器电池的一般寿命为6~8年，要定期进行测试起搏器各项参数，定时检查体表心电图或24h动态心电图；③除颤或外科手术使用电刀可对起搏器有一定的影响，应事先说明；④尽量远离磁场区（雷达站、电台和电视中转发射站），忌行磁共振检查和使用电神经肌肉刺激器，在使用金属探测器或防盗系统时要小心，不宜停留太久，必要时向检查者说明，乘飞机前应向安检人员出示起搏器置入证明；⑤移动电话应距离起搏器15cm以上，尽可能用起搏器置入部位的对侧上肢接听手机、电话等；⑥避免用力挥动置入侧上肢；⑦在洗澡时避免用毛巾用力擦洗起搏器置入处；⑧起搏器的置入时间和型号要有记录，尽量随身携带起搏器置入卡；⑨当发现伤口发红、发热、肿胀，疼痛加重或开始有分泌物，或出现安装起搏器之前的相同症状，或感到疲劳、呼吸短促、心悸改变等要及时就诊。

47. 心肌梗死患者如何进行家庭疗养？

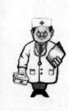

心肌梗死患者病情稳定后出院的一段时间内，要在家中疗养，其注意如下：①按照规定坚持治疗，按时服药；②不要滥用药物，用药要尽量精简；③定期复查，及时了解疾病变化情况，相应调整药物；④适当的运动，其量要由小到大，要有规律性，不能过度劳累；⑤戒烟，不喝酒或少喝酒，避免烈性酒；⑥合理安排饮食，合理营养搭配，避免饱餐，保持大便通畅；多吃水果和蔬菜；⑦尽量学会一些基本的

护理常识，如测脉搏、量血压等。

在家疗养期间，其患者家属也要做到如下几点：①提醒患者按时服药、定期复诊；②及时了解患者的内心想法，帮助其消除恐惧和不安思想情绪，想方法保证足够的睡眠时间；③安排合理饮食和生活，适宜的锻炼项目和运动量；④协助患者控制冠心病的危险因素，如高血压、高脂血症、糖尿病、肥胖等；⑤及时发现患者常见的一些并发症，如心律失常、心力衰竭、心绞痛等，并及时治疗。

48. 如何安排疗养康复后心肌梗死患者的工作？

心肌梗死患者在家中疗养康复后如何工作，要根据每个患者的具体情况，具体对待。如果梗死的面积并不大，且无明显并发症，基本上恢复到心肌梗死前的心功能状态，这些患者可在心肌梗死后 2～3 个月即可以开始恢复轻微工作。如果心肌梗死的面积大、有并发症出现，只要恢复正常心功能，并且病情控制稳定，无心绞痛等症状，半年后可以适当地参加一些社会活动。总之，心肌梗死患者如何安排工作，主要取决于其病情的严重程度和康复情况。安排心肌梗死患者参加工作应注意如下：①工作时要从轻活动开始，可先半日工作，半日休息，待有充分的思想和体力准备工作后再全日工作；②根据病情选择不同的体力工作，要避免重体力劳动和风险性较大的劳动，不要长期从事精神紧张性工作；③避免造成一切引起精神紧张的活动；④工作要量力而行，劳逸结合，注意放松身心，如出现心悸、胸痛、气促、冷汗、恶心等症状，应立即停止工作，必要时诊治；定期体检，做到心中有数，掌握自己的病情变化；⑤上下班途中要尽量小心，防止意外发生；⑥随身携带必需的药物以备急用；⑦避免饥饿或饱餐状态下进行工作。

49. 老年冠心病患者血压控制的佳点如何？

纽约大学兰贡医学中心 Sripal Bangalore 博士和同事对 INVEST 研究中 8354 例患者进行非预设事后分析，发现 JNC8 推荐的目标收缩压（SBP）140～150mmHg 相比，伴有冠心病的≥60 岁高血压患者收缩压控制在＜140mmHg 有更好的心血管预后。这些结果对 JNC8 推荐的≥60 岁患者收缩压目标值放宽至＜150mmHg 提出质疑。

"该研究支持利益相关者包括美国心脏病学学会（ACC）、美国心脏协会（AHA）和 JNC8 工作组的个别成员关于 JNC8 升高老年患者降压目标的担忧"，ACC 主席 Patrick O'Gara 和 AHA 主席 Elliott Antman 指出："该研究提示放宽≥60 岁患者的降压阈值对于患者和公众的最佳利益可能有害。ACC 和 AHA，联同美国心肺血液研究所正在组建编写组，将评价各种来源证据，制订新的全面的高血压指南。"

该分析未解决无冠心病的 60 岁以上患者的最佳目标值，"但年龄与冠心病密切相关，因此这些数据可能适用于无冠心病患者，"Bangalore 指出："我认为这会成为衡量患者风险和获益的一种判断。"

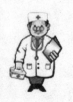

第七章　冠心病的预防

- 冠心病的预防应当以预防冠状动脉粥样硬化的发生为主。对已患冠心病者，则重点是防止病情进一步发展；对于已发生过心肌梗死的患者，应防止其复发和并发症的发生。

- 冠心病的预防工作，从青少年时期就应着手，只有无病早防，才能减少冠心病的发病率。学术界提倡的现代预防策略是：综合评估和干预多重危险因素，而非单一危险因素。

- 冠心病的三级预防如下。

  - 一级预防是指针对尚未患病，但具有高危因素患者进行的针对性防治工作。

  - 二级预防亦称继发性预防，是指对已患冠心病者采用药物或非药物性治疗措施，以预防复发或病情加重。二级预防主要包括：①阿司匹林，75mg（稳定时），≥150mg（不稳定时）；血管紧张素转化酶抑制药；（低分子）肝素抗凝血（不稳定时）。②β受体拮抗药，血压控制至理想水平。③他汀类，彻底戒烟。④控制糖尿病，清淡饮食。⑤健康教育（对患者）和继续教育（对医护人员），适量体力运动（有氧性）。

  - 三级预防是指预防或延缓冠心病慢性并发症的发生和患者的死亡，包括康复治疗等。

261

- 预防猝死尤其是心源性猝死，应做到加强宣传教育，尤其是心血管疾病的宣教；开展心肺复苏培训，学会复苏技能；避免过度劳累和激动；避免暴饮暴食；避免过度受凉；避免吸烟和酗酒等；及时处理高危因素等。
- 预防高脂血症是预防冠心病的关键。已查出血脂高于标准值者，饮食上应注意"一个平衡"和"五个原则"。即平衡饮食，低热量、低胆固醇、低脂肪、低糖、高纤维素的饮食。

1. 冠心病可以预防吗？

研究表明，冠心病是可以预防的，随着社会的进步，科学技术的提高，人们对冠心病的预防已经积累了丰富的经验，并取得了显著的效果。经验表明，冠心病的预防以控制危险因素，改善生活方式为核心，而对已患冠心病的患者，则重点放在防止冠心病的进一步发展；对于已经发生过心肌梗死的患者应进一步防止其复发和并发症的发生。

研究发现，冠状动脉粥样硬化斑块是可以消退的。已有大量动物实验和临床资料表明，经过1～2年积极适当的治疗，包括合理饮食、降血压、降血脂、戒烟、适当运动等，约有30%的患者体内的冠状动脉粥样斑块有所消退。对已经发生急性心肌梗死的患者，如果给予正确处理和适当治疗，也可以抑制病变的进一步发展，长期稳定，不再复发，达到正常人群的生活质量和生存年限。

2. 为什么说冠心病的防治工作刻不容缓？

近年来，由于生活节奏加快，生活水平的提高，饮食结构不合理中肉、蛋、奶、奶油等高脂肪、高胆固醇食物比例加重，脑力劳动者增加，体力活动减少等，使我国冠心病发病率也逐年上升。冠心病所引起的心绞痛、心肌梗死、猝死，使许多中年人劳动能力明显下降，甚至完全丧失，造成严重的社会问题。因此攻克冠心病迫在眉睫。

冠心病的基本原因是动脉粥样硬化。动脉粥样硬化起病隐袭，幼年即可产生。当表现出血管狭窄、供血不足的情况时，多已到达到血管壁纤维化严重，合并钙化、溃疡、血栓形成等晚期病变，即使是使用现代医疗手段，也较难完全康复。实验研究证明，早期粥样病变，通过减除危险因素可使粥样斑块减退。某些药物对粥样硬化的发生、发展可能有一定的防治作用，但对晚期已出现复杂病变的粥样斑块则毫无效果。所以，目前对于动脉粥样硬化、冠心病必须重在预防，坚持预防为主的策略。

3. 冠心病预防应从何时着手？

有人误认为冠心病是老年病，要到四五十岁才预防。但国内外大量资料显示，冠状动脉粥样硬化从幼年开始就逐渐出现，最早者发现于新生儿，10—20岁年龄人群发生率高达13.3%。如美国曾对平均年龄为22岁的300名士兵的尸体进行检验，发现这些死亡的青年中，肉眼可看到冠状动脉病变者达77%。日本一组尸体解剖资料发现10—30岁的少年和青年893人中，有冠状动脉粥样硬化的占33.7%。随着年龄增长，冠状动脉粥样硬化会逐渐加重，40岁以上冠状动脉粥样硬化发生率显著增多，老年期更是如此。因此，戒除危险因素，改善生活方式，预防冠心病发生，从青少年时期就应着手，只有无病早防，才能减少冠心病的发病率。

4. 未来20年我国心血管病发病率将会怎样？

哥伦比亚大学医学中心和我国阜外心血管病医院、北京安贞医院专家的一项联合研究表明，预计未来20年内，由于我国老龄化和人口持续增长，我国成人心血管疾病发病率每年将增加50%以上，其中高血压、高胆固醇血症、糖尿病、肥胖、吸烟等心血管疾病危险因素的持续存在将加剧心血管疾病发病率的增长。

该研究采用一种Markov计算机模拟模型——中国冠心病政策模型来预测2010—2030年我国35—84岁的人群心血管疾病（包括冠心病和脑卒中）的流行趋势。研究结果显示，如果在危险因素保持不变的情况下，由于老龄化和人口持续增长，预计至2030年中国心血管事件年发生率将增加50%以上；如果按目前状况发展，未来20年内，高血压、高胆固醇血症和糖尿病发病率将持续增加，主动吸烟率将会有所下降，则心血管疾病年发病率将额外增加23%，相当于未来20年内将分别发生2130万例心血管事件和770万例心血管疾病相关死亡。

研究者承认，尽管中国的生存质量和预期寿命均改善和延长了很多，但由于人口老龄化、饮食结构改变和体力活动减少等将使心脏病和脑卒中患病率急剧增加。中国必须采取强化预防策略才能避免未来心血管疾病的剧增，比如积极控烟和控制血压。尽管20世纪80年代中期以来，我国男性吸烟率已经下降了10%以上，但目前仍有62%的我国男性吸烟，49%的不吸烟者（多为女性）处于被动吸烟状态。如果我国男性主动吸烟率于2020年和2030年分别控制在20%和10%以内，或人群平均收缩压降低3.8mmHg以上，就可抵消其他心血管疾病危险因素的不利趋势，从而使心血管疾病可得以良好预防，使总死亡病例减少290万～570万。研究者指出，加强烟草税收政策将挽救数百万人的生命，即使平均胆固醇水平和糖尿病的患病率均持续升高并且吸烟率仍保持在2000年的平均水平，如果人群平均收缩压降低3.8mmHg，仍可大大减少全因的死亡率。因此，研究者建议，我国医

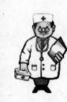

疗系统改革应以控制全体人群危险因素为主，同时注重进行心血管疾病危险因素筛查，及时推广控制危险因素和治疗成功的地区经验。

来自北卡罗来纳大学教堂山分校的 Sidney Smith 教授则认为，中国未来 20 年内 30%～40% 的心血管事件并非完全归因于高血压、高胆固醇血症、吸烟、糖尿病发病率的持续增长，还要注意空气污染和城市化进程中的某些因素，如体力活动的减少、饮食结构改变和各方面压力的增加等。因此降低心血管死亡率的有效策略不仅要包括政府启动的以人群为基础的主要预防措施，还要调动社区力量来合力改善环境，从而促进心血管健康。

5．什么是冠心病的一级预防、二级预防、三级预防？

（1）冠心病一级预防，是指针对尚未患有冠心病，但存在冠心病高危因素的患者，采取预防疾病发生的行为措施。由于冠心病是一个多因素疾病，主要危险因子包括高血压、高血脂、吸烟、糖尿病，次要危险因子包括体重超标、缺少体力活动、A 型性格等，故一级预防就是针对这些危险因素的干预控制，这是在人群中的主要预防类型。有人主张一级预防应从幼儿，甚至婴儿时做起。

（2）二级预防亦称继发性预防，其概念是指对已患冠心病者采用药物或非药物性措施，以防止疾病复发或病情加重。近年来，冠心病二级预防的概念与范围发生了重大变化：冠心病二级预防最初涵盖的内容仅仅是心肌梗死后的患者，随后冠心病二级预防的目标扩大到具有冠心病、脑血管病和外周血管疾病客观证据的患者。最近，人们认识到糖尿病患者在预后意义上是冠心病的等危症，使冠心病二级预防进一步扩展到冠心病高危人群。包括：①有多重危险因素，将在未来 10 年发生心血管事件危险的可能性＞20% 的患者；②糖尿病（尤其合并其他心血管危险因素者）；③动脉粥样硬化性血管疾病；④既往有过心肌梗死，此类为心血管疾病最高危的人群。

冠心病二级预防主要包括 A、B、C、D、E 方案。A 方案：阿司匹林，75mg（稳定时），≥150mg（不稳定时）；血管紧张素转化酶抑制药；（低分子）肝素抗凝血（不稳定时）。B 方案：β 受体拮抗药，血压控制至理想水平。C 方案：他汀类，彻底戒烟。D 方案：控制糖尿病，清淡饮食。E 方案：健康教育（对患者）和继续教育（对医护人员），适量体力运动（有氧性）。

（3）冠心病的三级预防指预防或延缓冠心病慢性并发症的发生和患者的死亡，包括康复治疗等。

冠心病患者如果不注意保健，很容易并发心肌梗死和心力衰竭，进而危及生命。目前有相当多的老百姓中间存在着三个误区：一是忽略心肌梗死的紧急信号——胸痛。因为心肌梗死的发生常常在后半夜至凌晨，患者往往因不愿意影响别人而等到天亮，失去抢救机会。二是身体一直较好或没有胸痛的患者突发胸痛时，误认为是胃痛而放松警惕，但这一放松可能导致致命性的危险。三是心肌梗死发生在白天时，患者也去了一些条件差的诊所或基层医疗单位，主要是顾虑转诊有危险未能及时转到有条件的大医院，从而错过了宝贵的"时间窗"。因此有胸痛要上医院，而不是上医务室，要尽快呼叫急救系统，去有条件的大医院进行救治。另外，慢性心力衰竭是患心肌梗死 10～15 年后常见的一个"结局"，由于慢性心力衰竭预后差，花费巨大，已成为全球最沉重的医疗负担。目前对慢性心力衰竭有很多新的方法，慢性心力衰竭的用药需逐步调整剂量。因此，早期诊断和早期治疗常可预防并发症的发生，使患者生活质量得到改善。除二级预防中谈到的强化治疗外，需采取抗凝血、溶栓疗法。肝素及抗血小板制剂，如阿司匹林对抗血小板黏附和聚集，对稳定心绞痛有肯定的疗效，有预防心肌梗死或再梗死的作用。

6. "2013年中国专家共识"对冠心病预防要抗血小板的看法如何？

"2013年中国专家共识"全面、系统地制订了急性冠状动脉综合征药物及血运重建治疗中的抗血小板建议，并关注了出血风险评估和血小板多样性等问题，为急性冠状动脉综合征（ACS）规范化抗血小板治疗提供了重要指导。共识对于强调无论是 ST 段抬高型心肌梗死（STEMI）或是非 ST 段抬高型心肌梗死（NSTEMI），还是不稳定型心绞痛（UA），都要尽早、充分、持久的抗血小板治疗，对于急性冠状动脉综合征患者的疾病进展及预后均具有重要意义。同时强调了血小板反应多样性（VPR）的问题，血小板反应多样性是指不同个体对抗血小板药物治疗反应存在差异。低反应性可能存在高血栓风险，反正亦然。

对 UA/NSTEMI 的抗血小板治疗为：①对所有缺血事件中、高危（如肌钙蛋白水平升高）而无出血高风险的患者，替格瑞洛 180mg 负荷剂量后，90mg 每日 2 次维持；②年龄≤75 岁且无卒中或短暂性脑缺血发作（TIA）病史等高出血风险的患者，普拉格雷 60mg 负荷剂量后，每日 10mg 维持。

对 STEMI 的抗血小板治疗为：①对拟行直接经皮冠状动脉介入治疗而无出血高风险的患者，替格瑞洛 180mg 负荷剂量后，90mg 每日 2 次维持；②在年龄≤75 岁、无卒中或短暂性脑缺血发作病史等高出血风险且拟行直接经皮冠状动脉介入治疗的患者，用普拉格雷 60mg 负荷剂量后，每日 10mg 维持。

对于冠状动脉血运重建术后，抗血小板治疗，共识详细制订了经

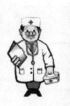

皮冠状动脉介入治疗和冠状动脉旁路移植术两种冠状动脉血运重建术的抗血小板策略。

对于经皮冠状动脉介入治疗后抗血小板治疗，共识指出：双联抗血小板治疗（阿司匹林与氯吡格雷）是预防支架围术期及术后血栓事件的常规方法。

7. "2013 年中国专家共识"如何建议阿司匹林在冠心病的一级预防中的应用？

死亡是不可避免的，但早死是可以避免的。在高危人群中合理使用抗血小板药阿司匹林，就可以在很大程度上避免过早死亡的发生。30 多年阿司匹林用于心脑血管疾病的预防积累了许多确凿的循证医学的证据。从 1988 年的英国医师研究（BMD），到 2011 年的日本阿司匹林用于糖尿病患者动脉粥样硬化一级预防研究（JPAD），大量的相关研究一致证实了阿司匹林能有效降低心脑血管事件风险，降低高危缺血性心脑血管疾病中人群的发病率及病死率。

关于阿司匹林的临床应用 2013 年中国专家共识建议如下。

（1）阿司匹林在动脉硬化性心血管疾病中的临床应用：建议下列高危人群应用阿司匹林（每日 75～100mg）进行一级预防。①患有高血压但血压控制满意（＜150/90mmHg），同时有下列情况之一者：年龄在 50 岁以上；具有靶器官损害，包括血浆肌酐中度增高；糖尿病。②患有 2 型糖尿病，40 岁以上，同时有心血管危险因素者：有早发冠心病家族史；吸烟；高血压；超重与肥胖，尤其腹型肥胖；白蛋白尿；血脂异常。③10 年缺血性心血管病风险≥10%的人群或合并下述三项及以上危险因素者：血脂紊乱；吸烟；肥胖；≥50 岁；早发冠心病家族史（男＜55 岁、女＜65 岁发病史）。

（2）在缺血性心脏病患者应用阿司匹林治疗的建议。适合于阿司匹林单药应用的情况：①慢性稳定型心绞痛。口服阿司匹林每日100mg（每日 75～150mg），长期应用。对阿司匹林不能耐受或过敏者，建议选用氯吡格雷每日 75mg 作为替代治疗。②既往心肌梗死史（ST 段抬高和不抬高的急性心肌梗死后）。口服阿司匹林每日 100mg（每日 75～150mg）长期服用。对阿司匹林不能耐受或过敏者，建议选用氯吡格雷每日 75mg 作为替代治疗。③冠状动脉旁路移植术。建议术前不必停用阿司匹林，术后 24h 开始口服阿司匹林每日 100mg（每日 75～150mg），长期应用。④外周血管疾病。慢性肢体缺血患者无论是否接受介入治疗，颈动脉狭窄患者无论是否接受颈动脉内膜切除术，长期服用阿司匹林每日 100mg（每日 75～150mg）。对阿司匹林不能耐受或过敏者，可选用氯吡格雷每日 75mg 替代治疗。⑤冠心病合并糖尿病患者。常规应用阿司匹林每日 100mg（每日 75～100mg）。⑥心房颤动。建议阿司匹林每日 300mg，用于非瓣膜性心脏病心房颤动的中低危患者或不宜应用华法林的高危患者。

（3）服用阿司匹林时的注意事项：对合并胃肠道不良反应的患者可以合并使用胃黏膜保护药或者质子泵抑制药。当使用低剂量阿司匹林治疗的患者需要长期应用非甾体消炎药（COX-2 抑制药）时，应注意其可能存在的对心血管的影响。

8. 冠心病二级预防的策略是什么？

冠心病二级预防的策略为：①评估每一个预防对象的全身综合危险因素；②干预所有的危险因素；③从改变治疗性生活方式启动，其内容包括限制饮食摄入的热量、控制体重、有氧代谢运动、戒烟和控制血压。

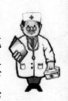

冠心病防治策略的重点是综合评估与干预多重危险因素，而不是针对单一危险因素。在高危人群，除将血浆低密度脂蛋白胆固醇（LDL-C）应降至<2.6mmol/L（100mg/dl），还要推荐使用阿司匹林（每日 75～150mg），目前已有关于阿司匹林随机临床试验（randomized clinical trial，RCT）的荟萃分析表明，与安慰剂比较，阿司匹林可使联合的心血管终点减少 25%。CURE（clopidogrel in unstable angina and recurrent event）试验显示，在使用阿司匹林的基础上，加用氯吡格雷使心血管事件进一步减少 16%。在 HOPE（heart outcome and prevention evaluation）试验，血管紧张素转化酶抑制药（ACEI）显著使冠心病高危患者的死亡率降低 25%。

30 多年前提出的动脉粥样硬化不是老龄化的必然后果，动脉粥样硬化可预防可逆转的假说，已被以他汀类为代表的调脂干预的前瞻性随机临床试验证实。

9. 在冠心病的预防他汀类治疗中，女性同样可以获益吗？

研究表明，女性应用他汀类可以降低大约 1/3 的心血管疾病（CVD）危险性，这与在男性中的研究结论相近。2008 年 Mora 博士及同事对 JUPITE 研究中的性别特异性结果进行了分析，并进行了一个关于女性应用他汀类试验的荟萃分析。

JUPITE 试验纳入了 6801 例 60 岁及以上年龄的女性，以及 11 001 例 50 岁及以上年龄的男性。他们的 C 反应蛋白水平（CRP）均偏高，低密度脂蛋白胆固醇水平均正常或偏低。受试者接受每日瑞舒伐他汀或安慰剂治疗。荟萃分析入选了 7 项一级预防试验，包括 13 154 例女性，其中发生 240 例心血管疾病事件和 216 例死亡。在 JUPITE 试验中，与男性相比，女性的每 100 人年绝对心血管疾病发生率更低，但两个性别的人群相对危险度均降低了约 44%。进一步分析显示他汀类显著减少了女性的血供重建和不稳定心绞痛发生，但没有影响其他心血管疾病事件。在荟萃分析中，他汀类使女性原发性心血管疾病事件发生率降低了 37%（$P<0.001$），但对总死亡率无显著影响。

当把 JUPITE 研究和荟萃分析结果进行整合分析后，研究者得出这样的结论：他汀类治疗可使女性原发性心血管疾病相对危险度降低约 1/3，这与以往对男性的荟萃分析结果相近。

10．怎样才能有效地预防心肌梗死的发生？

要有效地预防心肌梗死的发生，除坚持冠心病的一、二级预防措施外，还应注意以下几点：①冠心病高危人群应禁止搬抬重物，尽量少做屏气动作，注意保持排便通畅；②冠心病患者心身要放松，生活愉快，心态平静，可以适当参加一些体育运动，避免过度剧烈；③防止过饱，不要在餐后或饥饿时洗澡，水温不宜过冷或过热，洗澡时间不宜过长，严重患者应在家人帮助下洗澡；④注意气候变化，适当保温，防止受凉；⑤随时注意心肌梗死的先兆症状，如近期频繁发作或明显加重的心绞痛；胸痛性质发生改变并含服硝酸甘油无效；胸痛时伴随出汗、恶心、呕吐或明显心动过缓等症状；心绞痛发作时出现心衰，或原有心力衰竭加重；心电图出现 ST-T 特征性改变；老年患者出现不明原因的心律失常、心力衰竭、休克、呼吸困难或晕厥等症状，要及时治疗，不要错过心肌梗死后的黄金 6h，时间就是生命，时间就是心肌。

11．如何预防心肌梗死患者再梗死？

心肌梗死患者再梗死发生率较高：国外研究表明，再梗死的发生率为 10%～20%，并且这些再梗死的发生多数是在上一次梗死后的第

1年内出现。再梗死的特点是：病情比上次心肌梗死更加严重，容易并发心力衰竭或心源性休克，甚至猝死；再梗死次数愈多，间隔时间愈短，其病死率也愈高。由于再梗死上述的高发病率及其严重性，故防治再梗死对于改善患者的长期预后极为重要。根据国内外研究资料表明，预防再梗死要注意以下几点：①注意识别容易发生再梗死的高危人群，如急性非ST段抬高型心肌梗死患者，多支冠状动脉血管病变患者，以及合并高血压病、血脂异常、情绪激动、糖尿病、吸烟及代谢综合征患者；②梗死后心绞痛的发生可以作为预示再梗死发生的危险因素之一，心绞痛频发患者发生再梗死概率是梗死后无心绞痛患者的2.5倍；③坚持冠心病二级预防原则，避免各种诱发因素，如感染、饱餐、大量饮酒、疲劳、情绪激动、突然的寒冷刺激等；④改变生活方式，合理运动，合理饮食，减肥，戒烟，限酒；⑤控制危险因素，如高血压、高血脂和糖尿病。

12. 心肌梗死的诱发因素有哪些？怎样预防这些危险因素？

心肌梗死经常是在冠状动脉粥样硬化病变基础上，在一些诱发因素的作用下发生的，这些诱发因素主要有：①休克、脱水、出血、外科手术等，均可以使冠状动脉灌注严重不足；②严重的心律失常可以导致血流动力学障碍，从而影响冠状动脉循环；③繁重体力劳动、用力大便、情绪波动、血压不稳，以及便秘等因素使腹内压增加，心脏负荷加重，儿茶酚胺分泌增加，心肌耗氧量相应增加；④进食过多脂肪食物后，血黏度增高，血流缓慢，血小板易聚集而致冠状动脉内血栓形成；⑤睡眠时迷走神经张力增高，易造成冠状动脉严重而持久的痉挛；⑥天气骤然变化或冷、热刺激等诱发冠状动脉痉挛，心搏过快，心肌耗氧量增加等。

预防这些诱发因素的主要方法有：①按规定、按时服用冠心病二级预防药物，如阿司匹林、β受体拮抗药、他汀类调血脂药等；②避免剧烈的体力活动和情绪过度波动；③注意保暖，防止受凉；④应注意预防脱水、出血、休克等情况的发生，外科大手术前应及时请心内科医师会诊；⑤有效控制心律失常和高血压；⑥合理安排膳食，避免暴饮暴食，坚持低脂、低盐饮食等；⑦保持大便通畅，生活规律。

13．冠心病患者家庭应必备些什么？

冠心病患者除选择几种随身携带药物的药物（包括复方丹参滴丸、硝酸甘油或单硝酸异山梨酯等）和应急保健卡片外，其家庭还应作如下准备。

（1）急救备用药物：①复方丹参滴丸、硝酸甘油或硝酸异山梨酯1盒（硝酸甘油瓶打开6个月后必须更换，没有打开过的硝酸甘油每年更换1次）；②硝苯地平10～20片；③美托洛尔10片；④地西泮片10片，有镇静、抗焦虑作用；⑤阿托品片10片，当出现严重心动过缓、血压降低时应用，阿托品针剂3支，必要时可肌内注射0.5～1.0mg；⑥阿司匹林片和必要的护胃药物。

（2）常用医疗器械：体温表、血压计、听诊器、氧气袋。

14．冠心病患者怎样对待心脏病事件发生？

冠心病患者最常出现的心脏病事件发生为心绞痛和心肌梗死发作，如果患者感觉到发生这些情况时，就要尽量做到：①停止一切工作和活动，原地休息，迅速含服硝酸甘油；②不要紧张，保持镇静，闭目养神，用鼻孔呼吸，必要时可口服5mg地西泮或艾司唑仑（舒乐安定）2～5mg镇静；③迅速联系"120急救中心"或附近医院；④尽量缩短转送医院过程，保持心情尽量放松，避免主动用力。

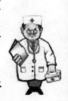

273

患者家属也要做到：①尽量就地抢救，根据病情使用一些熟悉的抢救药物；②迅速联系"120急救中心"或附近医院；③及时给患者含服硝酸甘油片，有条件的可以先予吸氧，并注意观察心率、心律、脉搏、呼吸等生命体征；④想方设法安慰患者，使其心情放松；⑤具备下列条件者可直接转送到医院进行诊治：患者安静，心绞痛不明显；尽量维持血压稳定、呼吸正常；维持心率 60～100/min，无心律失常；迅速联系到有监护和抢救设备的救护车。

15. 海鱼可预防冠心病吗？

鱼类味鲜肉嫩，利于消化，其蛋白质含量高，其脂肪含量明显低于动物肉。流行病学资料，曾公布过动脉硬化和冠心病的发病情况：欧洲和美洲的居民发病率最高，亚洲的日本人较少见，而北极的爱斯基摩人几乎不患这种病。分析表明，这3个地区居民的饮食最为显著的区别：欧、美居民平均每天吃鱼20g，日本人吃100g，爱斯基摩人吃400g。随后，科学家集中对鱼肉的细胞进行分析和研究，发现原来是鱼油，尤其是海产鱼油中，含有一种特殊作用的必需脂肪酸 ω-3 多不饱和脂肪酸。结果表明：ω-3 脂肪酸具有影响人体脂质代谢的作用。ω-3 脂酸可使血三酰甘油和总胆固醇降低，高密度脂蛋白稍增高，肝合成极低密度脂蛋白减少，因此有防止动脉硬化和冠心病的作用。ω-3 脂酸还有抑制血管炎性反应的作用，延缓动脉硬化的形成。此外，ω-3 脂酸还可抑制血小板的释放、集聚。因此 ω-3 脂肪酸对预防动脉硬化和冠心病极为重要，科学家把发现 ω-3 脂肪酸具有预防冠心病的作用，称为近年冠心病研究中的三大进展之一。

此外，鱼类食品所含的无机盐也比一般畜肉高，含碘、钙也很多，这对防治冠心病都有好处。

16. 海藻食物对预防冠心病有益处吗？

流行病学调查表明，沿海的渔民冠心病患病率较低。可能与食用海产食物较多有关。近年来海藻类的提取物上市较多，已在冠心病的防治方面显示功效。如藻酸双酯钠（PSS）、褐藻淀粉硫酸酯（LS）等。

研究表明，海藻提取物具有多方面的生理功能，可以有效地降低血脂、降低血液黏度、抗血小板凝集、改善血液流变学指标，提高血中高密度脂蛋白（HDL）水平，起到预防冠心病及心肌梗死的功效。

有人给 Wistar 大鼠饲以高脂饮食造成高脂血症，然后给褐藻淀粉硫酸酯，结果使大鼠的血脂显著下降，高密度脂蛋白上升。藻酸双酯钠也有抗凝血、抗血小板的功能，可防止微血栓形成，因此在临床广泛用于冠心病心肌梗死的防治，起到良好效果。

17. 低热量饮食和低脂饮食降低心脏病风险哪个更优？

美国 Tulane 大学 Lydia A. Bazzano 博士等选取 148 例基线时无糖尿病或心血管疾病的受试者，随机分配至低热量饮食组或低脂饮食组。研究发现，1 年时，低热量饮食组患者体重与脂肪含量降低比例均显著高于低脂饮食组。两组受试者总胆固醇和低密度脂蛋白胆固醇均无统计学意义的改变，血压也无统计学意义的降低。低热量饮食组受试者 C 反应蛋白、10 年冠心病风险、总胆固醇与高密度脂蛋白胆固醇比值和三酰甘油水平均有统计学意义的降低。

研究者总结：对于肥胖人群，低热量饮食的体重和心血管危险因素降低幅度比脂饮食更大。其共同作者 Tian Hu 博士认为希望减肥并有心血管危险因素者应考虑低热量饮食以减轻体重，改善危险因素。

18. 如何判断冠心病患者的预后？

由于冠心病病理变化的复杂性和心脏事件发生的不预见性，造成冠心病的预后与其临床表现并不一定平行，故有时临床医师很难预断。统计资料表明，冠心病的预后一般如下。

（1）与动脉粥样硬化病变累及冠状动脉的范围和程度有关：冠心病心绞痛患者每年死亡率为 1%～4%；其中冠状动脉 3 支病变或冠状动脉主干病变伴有左心室射血分数显著下降者明显增加，年均死亡率为 10%～15%；经过冠状动脉手术干预后，如行冠状动脉旁路移植后，年死亡率可下降至 5%；急性冠状动脉综合征患者发生心源性猝死的发生率为 10%～15%，其中血管痉挛型心绞痛（变异型心绞痛）患者 3～6 个月发生急性心肌梗死和心源性猝死的概率在 10% 以上。

（2）如果在静息状态下心电图正常并且血压得到良好控制的心绞痛患者年死亡率为 2%；而静息状态下心电图异常并且血压未能得到良好控制的心绞痛患者年死亡率为 8%。

（3）心绞痛反复发作并且疼痛加剧等（恶化型心绞痛）或休息时出现心绞痛者（自发型心绞痛）3 个月内发生心肌梗死的概率为 16%，其死亡率为 20%；新发的不稳定型心绞痛（初发型心绞痛）3 个月内发生心肌梗死的概率为 2%，其死亡率为 10%；冠状动脉旁路移植术 5～10 年后，约有 33% 的患者发生移植血管的粥样硬化病变。

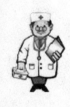

（4）患者整体健康状况：年龄越大预后越差；心肌缺血和坏死的范围越大预后越差；左心室射血分数<30%者预后差；患冠心病的同时合并有其他器官或系统的严重疾病，如冠心病并发高血压及糖尿病预后较差，并发心源性休克者死亡率在 50% 以上；心脏扩大者预后差。

19. 为什么说心脏性猝死是一个不容忽视的临床问题？

心脏性猝死是指因心脏性原因导致的，在急性症状发作后 1h 内的自然死亡，其特点是自然发生、突然性和不能预期。心脏性猝死发作过程中经历心脏停搏，但心脏停搏不能与心脏性猝死等同，因其是一个可逆的或经过积极治疗干预可以被逆转的过程，而心脏性猝死是不可逆的生物学死亡。

各种心脏病都有发生心脏性猝死的可能，但最常见的病因是冠心病，在西方国家可占心脏性猝死的 80%，第二位是心肌病，一些先天性心脏病或遗传性疾病如长 Q-T 综合征等也是猝死的原因，现阶段我国冠心病发病率尚低于西方国家，但近年来发病率增加很快，因此，心脏性猝死也呈上升势头，值得引起重视的是无论心脏病因如何，一旦心力衰竭发生，心脏性猝死的机会大为增加，因此，心力衰竭患者心脏性猝死的预防也是当前研究的重点。

目前，对心脏性猝死的病理及病理生理过程的认识仍未完全清楚，研究提示，大约 80% 的心脏性猝死是由恶性心律失常引起的，而严重的心脏病，如心肌梗死、严重心力衰竭，都是产生恶性心律失常的原因。所以对冠心病合并心律失常，尤其是室性心律失常的有效治疗可减少心脏性猝死发生。其中，最易被接受的是应用抗心律失常药，尤其是对死亡率呈中性影响的 Ⅲ 类抗心律失常药。然而，虽然抗心律失常药能减少心律失常的发作，但却不能最终降低心脏性猝死的发生，近年来，国内外陆续报道了射频消融治疗室性期前收缩和室性心动过速从而预防心脏性猝死的新方法，疗效正在临床验证中。

总之，心脏性猝死是一个不容忽视的临床问题，防治工作除着眼于积极预防和治疗心血管疾病外，急需开展心脏性猝死的预防和急救知识的普及，积极研究如何识别高危人群，针对高危患者，遵循个体化原则，根据心律失常的类型选择不同的预防和治疗手段。

20．怎样预防猝死？

猝死的概念是指在 6h 内发生意想不到的突然死亡，特指是患者自身疾病引起，而不是由外伤或事故所致。其中在发病 1h 以内死亡的患者，绝大多数为心脏性猝死。要预防猝死尤其是心脏性猝死，应做到以下几点：①加强宣传教育，尤其是心血管疾病的宣教，严格按冠心病一级、二级和三级预防要求进行防治；②开展心肺复苏培训，学会复苏技能；③避免过度劳累和激动；避免暴饮暴食，避免过度受凉，避免吸烟和酗酒等；④及时处理高危因素，如曾有心室颤动发作史者，有阵发性室性心动过速，心绞痛时出现室性期前收缩，急性心肌梗死 6 个月内发生频发室性期前收缩或不稳定型心绞痛，或患者处于应激状态同时伴有频发室性期前收缩者。对于这些患者要给予适当的药物治疗或埋藏式复律除颤器（ICD）。

21．如何紧急救护猝死者？

医学上的心脏性猝死是指单纯由于心脏病发作而导致的出乎人们意料的突然的死亡。心脏性猝死的主要直接原因是心脏停搏和心室颤动。心脏停搏或心室颤动后心脏泵血功能均已停止，在 4min 后即可造成脑组织不可逆的损害，10min 后就可造成脑死亡。故对于心脏性猝死患者来说对，抢救是否成功的关键是时间，而抢救生命的黄金时间是 4min，家属现场抢救非常重要，尤其是注意如下的心肺复苏步骤。①判断意识：轻拍患者肩膀等部位，高声呼喊："喂，听到吗？"②高声呼救："救人啊，有人病倒了，赶快拨打 120。"③触摸颈动脉或桡动脉搏动，迅速将患者翻身形成仰卧姿势，并放在坚硬的平面上。④打开气道：抢救者位于患者左侧，左手置于患者颈后，向上托起，

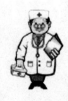

右手按压前额使其后仰，此是通气的最佳位置。⑤判断呼吸：包括看胸部有无起伏；听有无呼吸声；感觉有无呼出气流拂面（注意判断呼吸时间应在 5～10s 以上）。⑥人工呼吸：右手掌放在患者的前额上（左利手者相反），其拇指和示指捏紧患者鼻翼左右两侧，吸一口气后，用双唇紧密贴紧患者的双唇，缓慢持续将气体吹入，注意吹气时间为 1s 以上，吹气量 700～1100ml（吹气使患者胸部隆起即可，避免过度通气），首先连呼 4 次之后，以每分钟 8～10 次的频率进行通气。⑦胸外心脏按压：患者仰卧在硬板上，下肢可稍抬高以利回流，抢救者位于患者的一侧，将一手掌根部放在患者胸骨下段，另一手掌根部压在前一手背上，两臂伸直，以上身的重力垂直下压，使胸骨下端下移 3～5cm，之后放松，胸骨复原，但手掌始终不离开患者的胸骨下端，手指不触及胸骨，如此反复按压，每分钟 100 次，按压与通气之比为 30∶2，做 5 个循环后可以观察一下患者的呼吸和脉搏。此外，按压无效或胸骨部有严重创伤无法按压的，需要专人进行胸内按压，但要有一定条件。

经过上述抢救后，患者心肺复苏有效指征有：患者面色、口唇由苍白、青紫转为红润；出现恢复自主呼吸及触及脉搏搏动；患者眼球出现活动，手足开始抽动，有呻吟音。

22．心肌梗死患者在入院后应注意什么？

急性心肌梗死患者在住院后，患者除必须严格按规定卧床休息，配合医护人员进行心电监护和血流动力学监测和治疗外，还要注意：①睡硬板床，平卧，吸氧；②保持安静，避免情绪激动，精神刺激，必要时可要求服用镇静药或镇痛药（疼痛剧烈时）；③不能大声谈话，尽量不要用力咳嗽、翻身、大小便，不要强行自己活动；④饮食要清

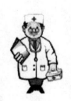

淡，少量多餐，每日可分 4～6 餐，不可过饱；⑤严禁饮酒、吸烟；⑥主动配合医护人员真实反映病情变化，如主诉症状、发现的体征等，配合定时测血压及体温；⑦开始严格按计划进行安排活动的时间和活动量，不可盲目活动；⑧患者要尽量配合医护人员所采取保护性医疗措施，解除恐惧和紧张心理，树立战胜疾病的信心；⑨患者不得擅自离开病房，不得随意改变饮食，不得随意翻阅病历，以免误解病情引起不必要的恐慌等。

此外，陪护人员也要服从医务人员的安排，尽量减少探视者，保证病房安静有序，注意不要谈及影响患者健康的话题。帮助患者在住院期间学习一些冠心病基本防治常识，有助于疾病的康复和治疗。

23. 心肌梗死患者出院后应注意哪些事项？

由于许多心肌梗死患者在出院后，不注意按医嘱或正确的医疗预防常识进行防护，使得其病情复发或加重。为了防止病情反复，心肌梗死患者应注意以下事项。

（1）保持心理健康：尽量使其心情愉快、心态平静、性格开朗，避免感染，情绪激动和过度疲劳。

（2）尽快改变生活方式：①饮食要清淡，多食新鲜的蔬菜和水果，提倡低脂、低盐、低热量、低胆固醇、易消化饮食，要少食多餐勿过饱；②定时排便，保持大便通畅；③合理的饮食结构；④戒烟限酒、运动要适量；⑤节制房事、切忌纵欲；⑥保持情绪稳定，避免情绪过喜过悲，防止过度劳累，保持足够的睡眠。

（3）坚持合理用药：患者出院后多数要继续服药治疗，减少再梗死的发生，这属于冠心病的二级预防范畴。要充分了解各种药物的作用、用法、剂量、不良反应及注意事项等，按时服药，不要擅自随意增减或停药。注意随身携带常用的硝酸甘油、二硝酸异山梨酯（消心痛）等药物，以防急用，要注意避光防潮保存。此外，保健盒要经常检查，及时更换，防止过期失效。

（4）出院后定时复查：要定期检查心电图，当出现典型或不典型症状时，要随时到医院就诊，及时调整用药。

24．心肌梗死患者如何实施康复计划？

急性心肌梗死康复计划是指在规范的专业治疗基础上，对患者进行运动训练、生活方式、精神和心理上的综合指导，以安全有效地预防心脏病的并发症，减少心脏病恶化的危险性，提高患者的生存质量。包括运动、教育、社会和心理支持。原则是发病后早下床、早活动和早出院。早期实施康复计划对于防止肌肉和血管神经的调节紊乱，以及稳定患者情绪，均有明显的益处。一般将急性心肌梗死实施的康复计划分成4个阶段或时期，概括起来如下。阶段Ⅰ：发病后3～5d，病情较危重，住在监护病房；阶段Ⅱ：病情相对稳定，在普通病房住院期间；阶段Ⅲ：病情缓解，出院至8周内，在家休息；阶段Ⅳ：患者康复，恢复工作以后的任何时间。

康复计划各阶段的具体实施方案如下。

（1）康复计划阶段Ⅰ：患者刚发病入院，这时病情危重，除抢救治疗外，该阶段的康复计划的重点如下。①针对患者进行心理治疗，包括进行有关健康知识教育；②选择恰当的时机开始康复活动：对于无并发症、无胸痛、病情相对稳定的患者，在向其本人和家属解释后，可以逐渐开始递增的体力活动，如先被动肢体活动，再主动肢体活动，逐渐进行自行喝水、床上洗脸、进餐，床边便桶大小便，床边坐椅子等。需要指出的是，进行这些康复计划时应有医护人员在场监护，并

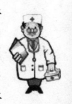

配有抢救设备。要注意避免以下情况出现：心率超过 110/min；胸痛、呼吸困难症状不缓解或过度疲劳；心电血压监护出现心律失常、有心肌缺血性改变以及收缩压升高超过 30mmHg、舒张压下降等。

（2）康复计划阶段Ⅱ：这一阶段患者病情相对稳定，可以转入普通病房，临床治疗项目也相对减少许多，体力活动允许相应的增多，如逐步肢体活动、坐起、增加下床活动的量并延长其时间，再进行散步，上、下楼梯。这阶段应注意：①活动前后要有充分的休息时间，餐后要休息半小时以上。②各项活动要有专人的指导，避免做等长性活动（即肌肉持续性收缩，肌肉长度不变而张力增加），如举重、俯卧撑等；开展新的活动项目，应有监护。③活动前、后要注意数脉搏、测血压，必要时要常规心电图检查，活动中仔细观察患者的症状和体征。④认真实施康复活动计划，注意宣传教育如冠心病常识、饮食、活动、戒烟、用药等。

（3）康复计划阶段Ⅲ：这一阶段病情缓解，患者可以出院并在家疗养，这期间为一直持续到患者恢复工作时期。其特点为患者久病出院，精神相对兴奋，急于社会交往，饮食相对过多等，对此应加以注意：患者回家后的短期内，要应维持在出院前活动水平，不能过劳，在病情允许的情况下，可做一些简单的轻活儿，但应避免重体力运动。

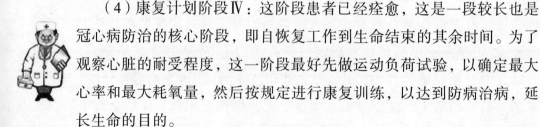

（4）康复计划阶段Ⅳ：这阶段患者已经痊愈，这是一段较长也是冠心病防治的核心阶段，即自恢复工作到生命结束的其余时间。为了观察心脏的耐受程度，这一阶段最好先做运动负荷试验，以确定最大心率和最大耗氧量，然后按规定进行康复训练，以达到防病治病，延长生命的目的。

25. 血脂升高的原因及其危害性有哪些？

血脂包括三酰甘油、胆固醇、磷脂和游离脂肪酸，来源主要有两条途径：一是食物，二是体内合成。通常谈及的血脂主要指血中的三酰甘油和胆固醇。由于胆固醇和三酰甘油都不溶于水，它们必须被能溶于水的磷脂和蛋白质包裹才能在血液中循环运输，其中的蛋白质叫作载脂蛋白，密度高、颗粒小的脂蛋白称为高密度脂蛋白（HDL），能降低心血管事件发生率；而密度低、颗粒稍大的脂蛋白称为低密度脂蛋白（LDL），会增加心血管事件的发生率。

人体内大部分胆固醇依靠自身合成。肝是胆固醇的主要合成部位，胆固醇合成的原料主要来自糖及食物脂肪和体内脂肪的分解。肝脏和小肠是合成三酰甘油的主要场所，脂肪组织如皮下脂肪及肌肉间的脂肪也是合成三酰甘油的重要部位。

除遗传基因外，饮食是影响血胆固醇水平的最重要因素，可提供胆固醇合成所需的原料。中国人以淀粉类食品为主食，三酰甘油的主要来源是淀粉。猪肥肉、动物油脂、烤鸭、各种煎炸食品、奶油糕点也均含大量饱和脂肪酸。

此外，不良生活方式，如长期静坐、酗酒、吸烟、精神紧张或焦虑等，都能引起血脂升高。通过控制饮食和体重、运动、戒烟等自我调节，可消除以上有害因素。

血脂是人体中重要的物质，有许多非常重要的功能，但是不能超过一定的范围。如果血脂过多，容易造成"血稠"，在血管壁上沉积，逐渐形成小"斑块"（就是我们常说的"动脉粥样硬化"），这些"斑块"增多、增大，逐渐堵塞血管，使血流中断。这种情况如果发生在心脏，就引起冠心病；发生在脑部，就会出现脑卒中；如果堵塞眼底血管，将导致视力下降、失明；如果发生在肾脏，就会出现肾动脉硬

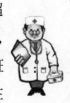

化，肾衰竭；发生在下肢，会出现肢体坏死、溃烂等。此外，高血脂可引起高血压，诱发胆结石、胰腺炎，加重肝炎，导致男性性功能障碍、老年痴呆等疾病。

26. 高脂血症患者的饮食应注意什么？

高脂血症无其他并发症时，患者大多没有不适感觉，但是，因为它是动脉硬化、冠心病的预警信号，所以，这时患者应该开始管住自己的嘴，注意控制饮食、拒绝高脂食物。高血脂者在饮食上应注意"一个平衡"和"五个原则"。

"一个平衡"即平衡饮食，人们从饮食中获得的各种营养物质应该种类齐全、比例适当，若一个人在两星期内所吃的食物种类未超过20种，则说明其饮食结构失平衡。

"五个原则"即低热量、低胆固醇、低脂肪、低糖、高纤维饮食。低热量即控制饮食的量，达到和维持理想体重。体重指数的理想值为22。低胆固醇即每日胆固醇总摄取量低于300mg。胆固醇只存在于动物性食品中，植物性食品不含胆固醇。在各种肉类中，每50g平均含20～30mg 胆固醇。低脂肪即尽量少吃含饱和脂肪酸的食物。烹调用油宜选择不饱和脂肪酸含量较高的油。鱼类及豆类的饱和脂肪酸含量较少，可考虑取代肉类作为蛋白质的来源。不吃或尽量少吃高油食品（腰果、花生、瓜子、蛋糕、西点、中式糕饼、巧克力、冰淇淋等）。高纤维的食物包括各类水果、豆类、燕麦片、木耳、海带、紫菜、菇类、瓜类、荚豆类及蔬菜茎部。

27. 坚果具有降脂作用吗？

美国加州 Loma Linda 大学 Sabaté 教授的研究结果分析显示，食用坚果可显著改善血脂水平，其疗效甚至与他汀类相当，Sabaté 等检索出来自 7 个国家的 25 项临床干预试验，共入组 583 例血脂正常者或高胆固醇血症患者，这些患者均未使用调血脂药，主要给予坚果食物，其主要成分为杏仁和核桃，每日食用量 23～132g，平均 67g，坚持食用 3～8 周。

分析结果显示，平均每日食用坚果 67g 者，血脂指标分别下降如下：总胆固醇 0.28mmol/L（5.1%），低密度脂蛋白胆固醇 0.26mmol/L（7.4%），LDL-C/HDL-C 值 0.22（8.3%），总胆固醇/高密度脂蛋白胆固醇值 0.24（5.6%）。单纯高三酰甘油血症患者（基线水平 ≥ 3.9mmol/L），其三酰甘油水平平均降幅为 0.53mmol/L（10.2%），而高密度脂蛋白胆固醇水平似乎不受影响。

研究分析发现，坚果摄入量与血脂水平改善程度呈剂效关系：如果日常饮食中 20% 的能量来自坚果，则总胆固醇及低密度脂蛋白胆固醇水平分别下降 4.5% 和 6.5%；如果 10% 的能量来自坚果，则两者降幅分别为 2.8% 和 4.2%。按照依据 FDA 的建议，每日食用坚果 43g，则总胆固醇及低密度脂蛋白胆固醇水平分别下降 3.2% 和 4.9%。

对于低密度脂蛋白胆固醇基线水平较高而体重指数（BMI）较低的患者，如果这些患者采用典型西方饮食（总胆固醇和饱和脂肪大量摄入）方式，这时食用坚果的降脂效果会更显著。研究者指出，与他汀类相比，坚果的降低低密度脂蛋白胆固醇作用虽然稍逊于他汀类，但坚果除具有降血脂作用外，还可以通过改善血管内皮功能、降低氧化应激和脂蛋白水平方面来预防心血管疾病。

28. 常见食物中的胆固醇含量如何？

日常生活中食物胆固醇的含量见表 7-1。

表 7-1　食物胆固醇含量（每 100g 食物）（90U 以上尽量少食）

名称	胆固醇含量	名称	胆固醇含量	名称	胆固醇含量	名称	胆固醇含量
猪脑	3100	甲鱼	77	羊肺	215	鸡肉	117
牛脑	2670	带鱼	97	猪心	158	填鸭	101
羊脑	2099	平鱼	68	牛心	125	广东腊肠	123
鹅蛋黄	1813	大黄鱼	79	羊心	130	北京腊肠	72
鸡蛋黄	1705	马哈鱼	86	猪舌	116	火腿肠	70
鸭蛋黄	1522	鳗鱼	186	羊舌	147	粉肠	69
皮蛋黄	2015	梭鱼	128	牛舌	125	蒜肠	61
鹅蛋	704	水发鱿鱼	265	猪肾	405	羊奶	34
鸡蛋	680	墨鱼	275	牛肾	340	牛奶	13
鹌鹑蛋	3640	黄鳝	117	羊肾	340	酸牛奶	12
皮蛋	69	鳓鱼子	495	猪肚	159	炼乳	39
鸭蛋	634	鲫鱼子	460	羊肚	124	全脂奶粉	104
虾子	896	鱼肉松	240	牛肚	340	脱脂奶粉	28
小虾米	738	螃蟹	235	猪肥肠	159	炼羊油	110
青虾	158	海蜇皮	16	羊肥肠	111	炼鸡油	107
虾皮	608	水发海蜇皮	5	牛肥肠	148	奶油	163
对虾	150	羊肝	161	牛肥肉	194	人造奶油	0
凤尾鱼	330	牛肝	257	羊肥肉	173	花生油	0
鳓鱼	96	鸭肝	515	猪肥肉	107	水果	0
鲫鱼	93	鸡肝	429	猪瘦肉	77	蔬菜	0
鲤鱼	83	猪肝	158	牛瘦肉	63	马铃薯	0
青鱼	90	猪肺	314	羊瘦肉	65		
草鱼	81	牛肺	234	兔肉	83		

29．科学饮水有益于防治冠心病吗？

冠心病患者不仅要坚持以清淡的食物为主，还应该适当地补充体内的水分，特别是在晚上，最好喝上 3 杯水。第一杯水要在睡觉前的半小时喝，一定是温开水；第二杯水要在深夜醒来时喝；第三杯水一般在早晨醒来后喝。

水能够稀释血液、补充血容量。患者在一夜的休息之后，不仅仅从尿中排出了大量的水分，而且经过呼吸道也丢失了很多的水分。由于体内水分的缺乏，会导致血液变得黏稠，可以促进形成血栓。而在早晨，人体的血压升高，患者的血小板活性增加，容易使平时附着在血管壁上的脂肪沉积块脱落，从而阻塞血管。早晨起床后的 2～3h 是心脑血管事件的好发时间段。专家建议，患者在早晨起床后，应该适当活动四肢，及时喝一些温水或者凉开水，不仅可以促进胃肠的蠕动和肝肾的新陈代谢，保证大便的畅通，而且对稀释血液、补充血容量、改善脏腑器官血液循环、防止病情发作等也有更为直接的功效。

水能防止心肌梗死。水不仅有止渴、镇静、散热、润滑、利尿、运输营养物质、稀释血液的作用，还可和防治冠心病发作有着极大的关系。由于老年人生理衰老，新陈代谢变得缓慢，都在不同程度上患有动脉粥样硬化等心血管病症，同时老年人血液的黏稠度也比较高，而大多数老年人由于神经中枢对缺水的反应不太敏感，常常因为"不渴"而不愿意喝水，故老年人身体时常已经处于轻度脱水的状态，最好在临睡前喝 200ml 水。

30．有预防冠心病作用的药食两用中草药有哪些？

有些草药既可以做药，又可以当作食物来吃，还可以作为药膳来用。常见冠心病患者的药膳食物主要有以下几种。

（1）大蒜：可用做药食两用的中草药。具有降低血脂、血黏度、降血糖、降血压等功效。

（2）仙人掌：对高血压、糖尿病、动脉硬化、肥胖症、高脂血症、冠心病的疾病有非常显著的功效，也是一种药食两用的绿色保健食品。

（3）马齿苋：可用于防治冠心病及高脂血症等疾病，不仅能够降低血压、抑制血清胆固醇和三酰甘油，而且具有抗炎止痛、散血消肿、清热解毒的作用。

（4）山药：既富含营养成分又能够预防多种疾病，它所具有的皂苷具有抗肝脏脂肪浸润的功效，预防脂肪肝和胶原病的形成，而且可以降低血糖。还能够用来防治动脉粥样硬化和冠心病。

（5）槐花：富含多种营养，具有清热泻火、软化血管、改善心肌血液循环、凉血止血、降低血压、治疗痔疮出血、扩张冠状动脉等作用。

（6）桂圆：具有补气、补血、安神、益脾的作用。还能够用来降低血脂、加大冠状动脉的血流量，对冠心病患者有很好的疗效。

（7）葛根：味辛凉，既是一种中药，又是营养丰富的蔬菜。能够用来防治高血压、冠心病、动脉粥样硬化、糖尿病等症状。

（8）薤白：属百合科，是多年生草本植物小根蒜和薤的球型鳞茎，可用于治疗冠心病和动脉粥样硬化等症状。

（9）昆布：就是日常生活中常见的海带，具有止血、软坚、清热的功效。而且广泛地用于冠心病、高血压、动脉硬化、高脂血症等疾病的治疗。